Herzlich willkommen in der LACOCINA

mehr als nur eine Kochschule ...

kochen. lernen. erleben.

2
STANDORTE
Kochen, lernen, erleben ...
in Hamburg und Hannover

4
LOCATIONS
Erleben Sie unsere High End
Locations mit der Liebe zum Detail.

17
JAHRE
Seit 17 Jahren beste Qualität,
einzigartiger Service und
unverwechselbarer Gourmet Genuss.

295.000
ZUFRIEDENE GÄSTE
LaCocina sagt
„Danke für 17 Jahre Vertrauen“

9000/7500
EVENTS/KURSE
Atemberaubende Events
und Kurse der Extraklasse.

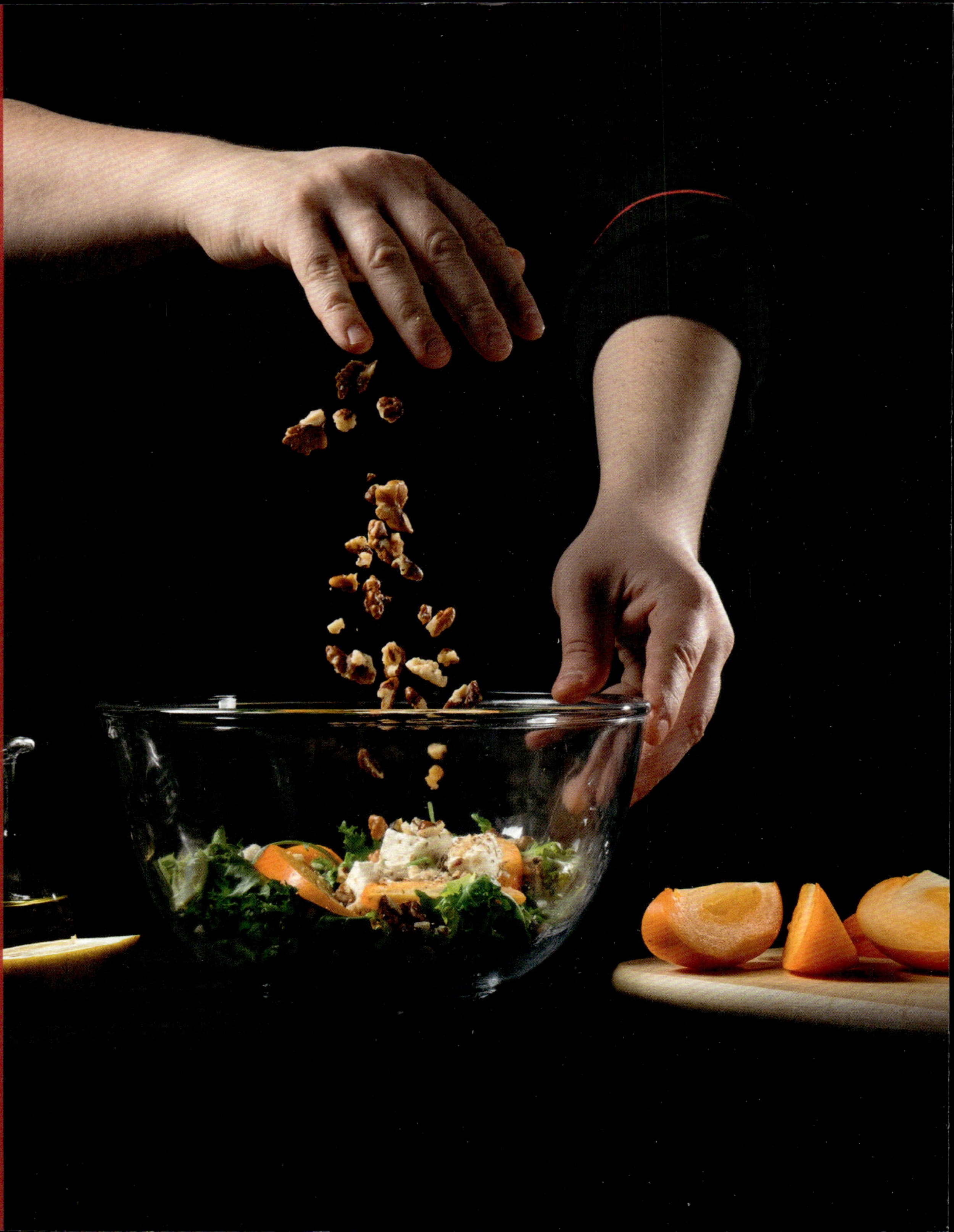

INHALT

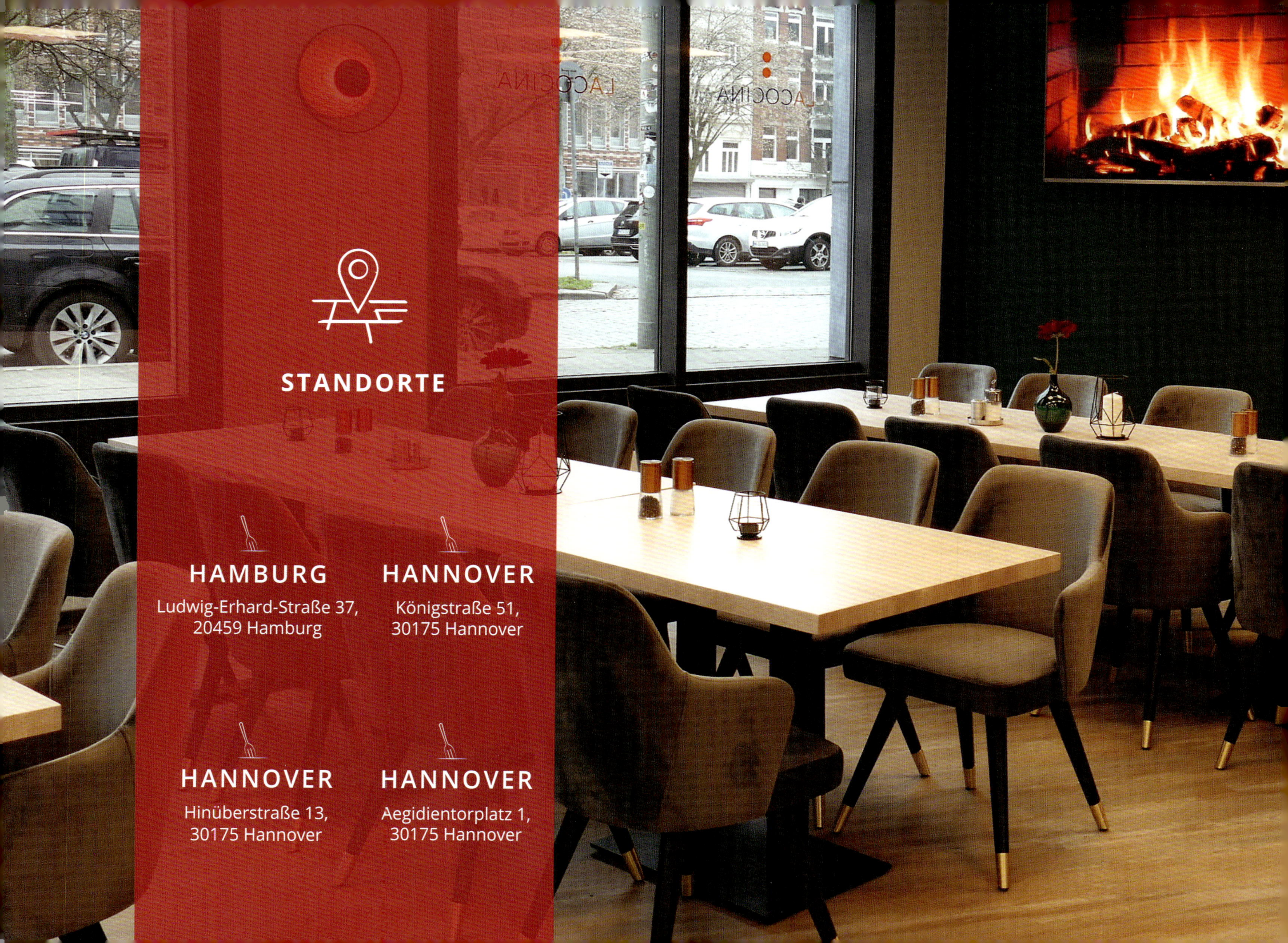

STANDORTE

HAMBURG
Ludwig-Erhard-Straße 37,
20459 Hamburg

HANNOVER
Königstraße 51,
30175 Hannover

HANNOVER
Hinüberstraße 13,
30175 Hannover

HANNOVER
Aegidientorplatz 1,
30175 Hannover

Was ist LACOCINA?

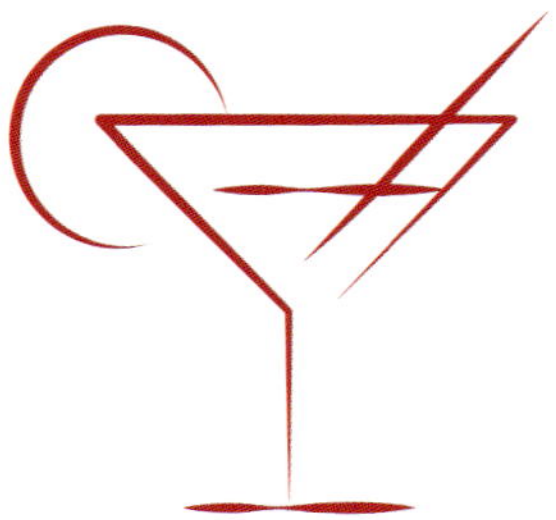

EVENTS

Firmenfeiern aller Art,
Geburtstagsfeiern,
Junggesellenabschiede,
private Dinner

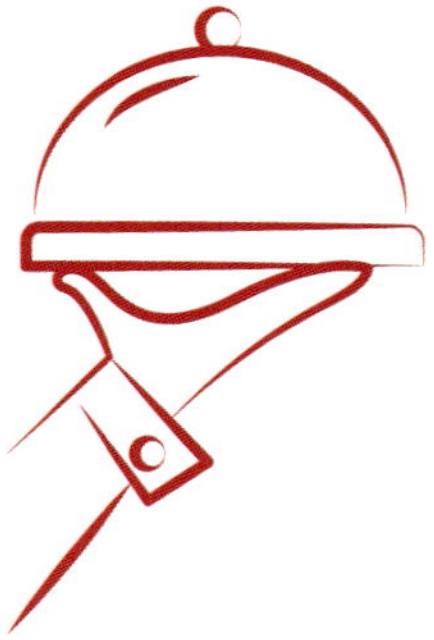

CATERING

Leckeres Catering
von bester Qualität und
ausgezeichnetem Service

KURSE

Kochen wie ein Profi,
kulinarische Abenteuer
erleben und genießen

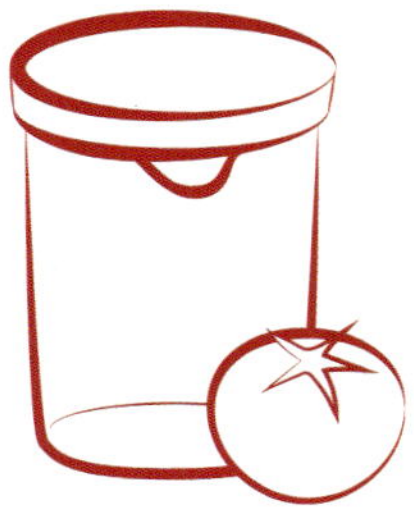

MANUFAKTUR

LaCocina Premium-Qualität
für Zuhause und
Firmenkunden

LACOCINA Hannover

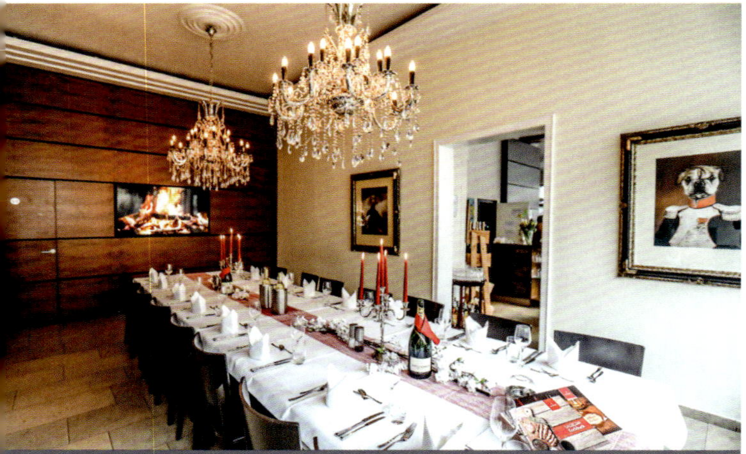

LACOCINA Hannover Hauptlocation

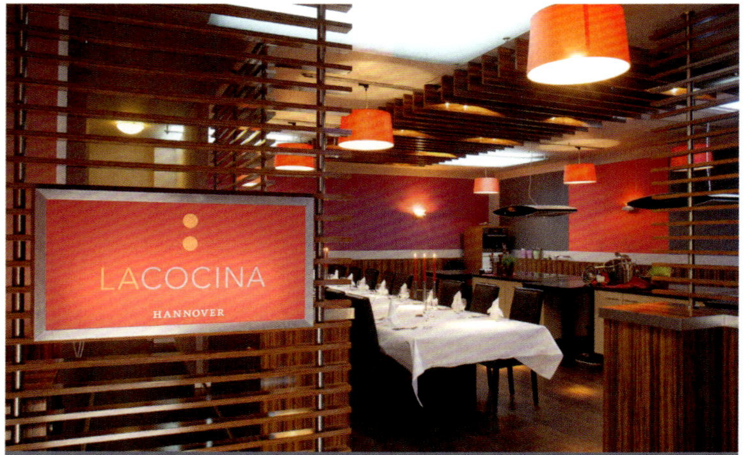

Cooking Lounge

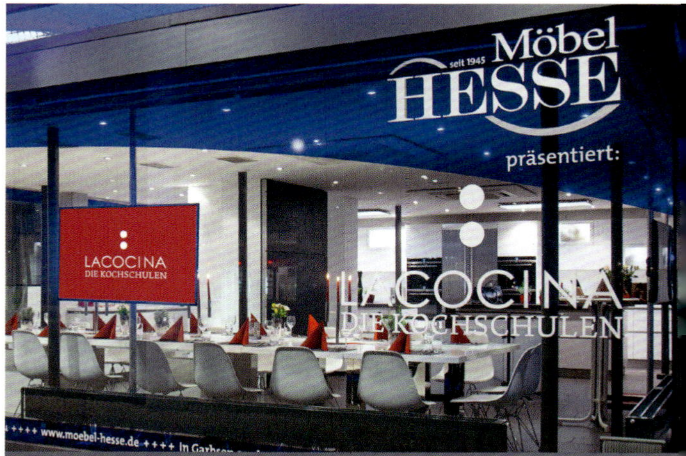

LACOCINA am Aegi

LACOCINA Hauptlocation

- ✔ Kochinsel mit Arbeitsplätzen für bis zu 30 Personen
- ✔ Tafel mit Platz für bis zu 44 Personen
- ✔ Kapazität ohne Bestuhlung für bis zu 80 Personen, mit Terrasse für 120 Personen
- ✔ hochwertige Küchenausstattung, Kombidampfgarer, Backöfen, Induktionskochfelder, etc.

Außenbereich, Hauptlocation

- ✔ Außenbestuhlung für bis zu 40 Personen
- ✔ Markisenüberdachung für Terrassenbereich
- ✔ Holzofen

Cooking Lounge

- ✔ Kochinsel mit Arbeitsplätzen für bis zu 17 Pers.
- ✔ technische Ausstattung wie Hauptlocation
- ✔ Bar
- ✔ Tafel mit Platz für bis zu 24 Personen
- ✔ Kapazität ohne Bestuhlung für bis zu 40 Pers.

Kochschule am Aegi

- ✔ Kochinsel mit Arbeitsplätzen für bis zu 15 Personen
- ✔ hochwertige Küchenausstattung Kombidampfgarer, Backöfen, Grill
- ✔ Tafel mit Platz für bis zu 28 Personen (ohne Bestuhlung für 40 Personen)

LACOCINA Hamburg

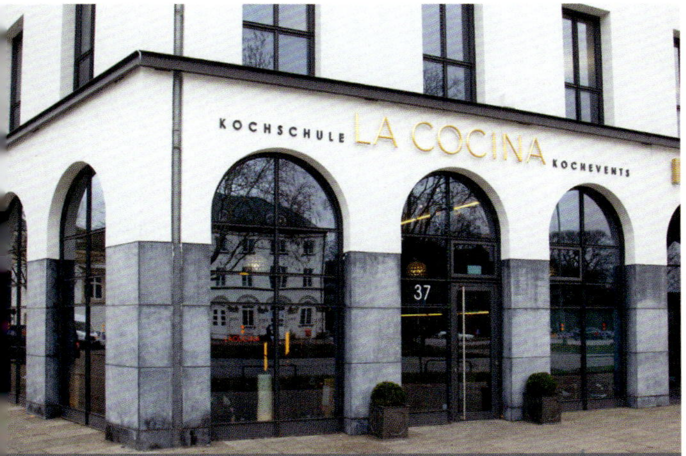

LACOCINA Hamburg

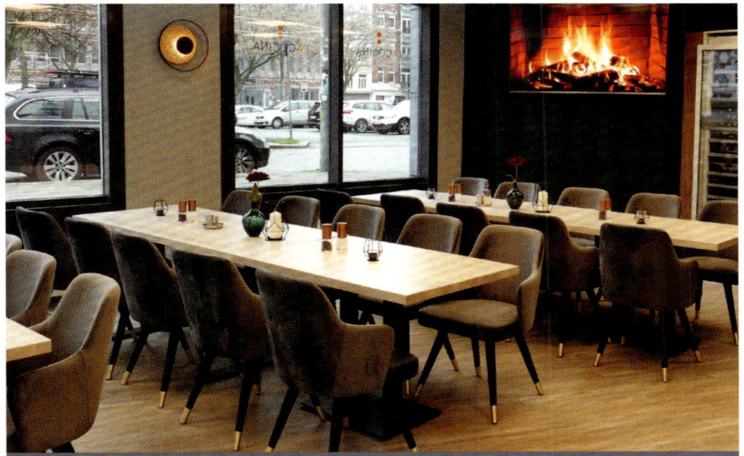
Untere Ebene

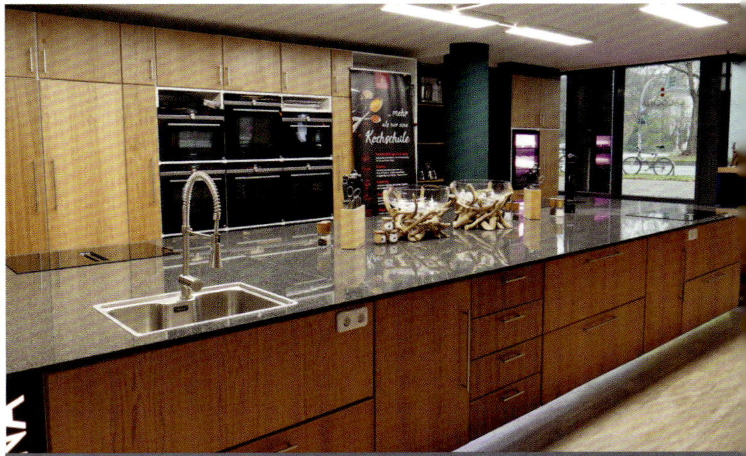
Die Küche

Untere Küche

- ✔ Kochinsel mit Arbeitsplätzen für bis zu 25 Personen
- ✔ Tafel mit Platz für bis zu 25 Personen
- ✔ Kapazität ohne Bestuhlung für bis zu 80 Personen
- ✔ hochwertige Küchenausstattung, Kombidampfgarer, Backöfen, Induktionskochfelder, etc.

Obere Küche

- ✔ Kochinsel mit Arbeitsplätzen für bis zu 60 Personen
- ✔ Tafel mit Platz für bis zu 60 Personen
- ✔ Kapazität ohne Bestuhlung für bis zu 120 Personen
- ✔ hochwertige Küchenausstattung, Kombidampfgarer, Backöfen, Induktionskochfelder, etc.

EXKLUSIVE KÜCHENPARTY

IN DER GANZEN LOCATION FÜR BIS ZU **250** PERSONEN!

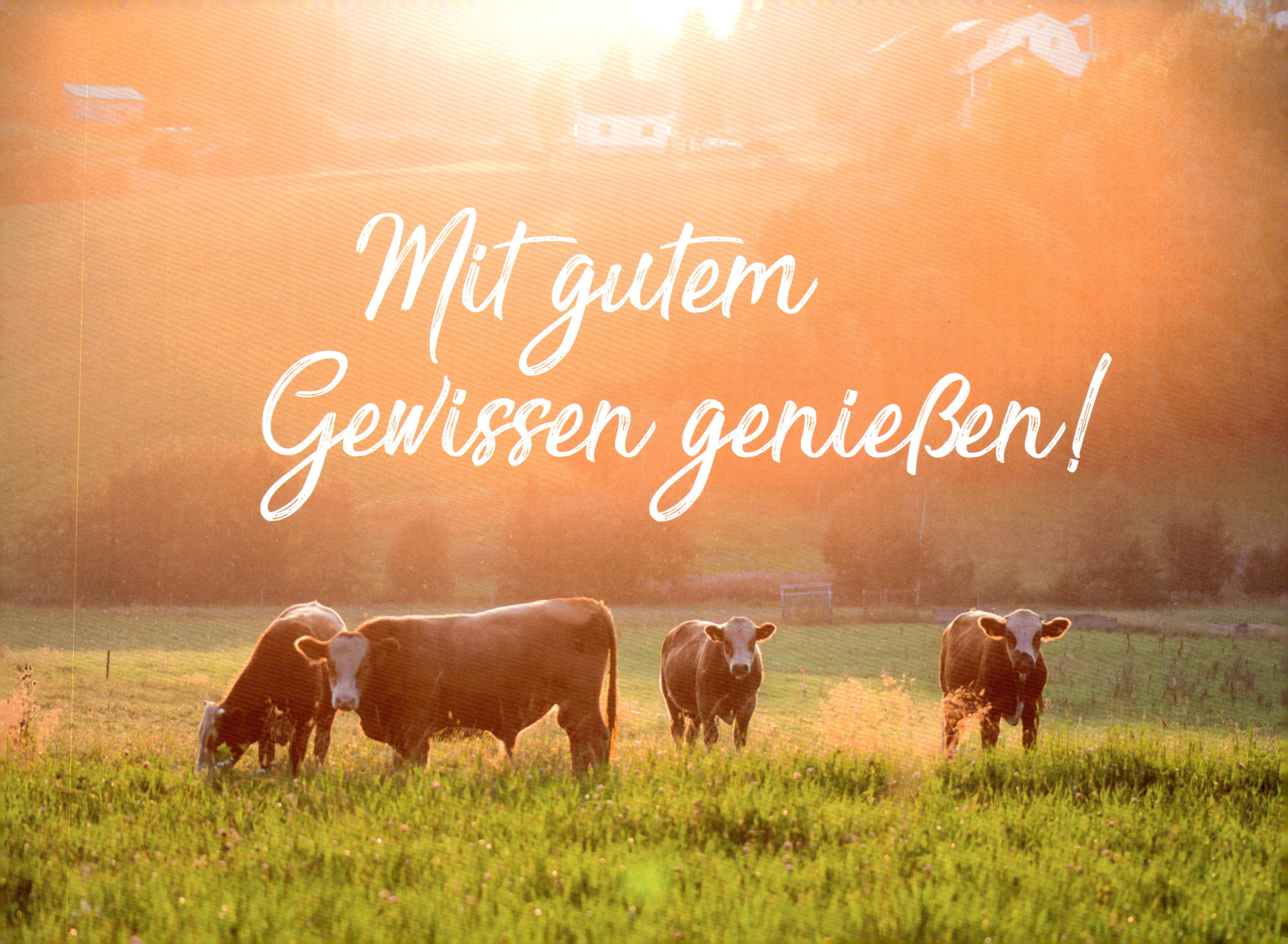
Mit gutem Gewissen genießen!

WIR SETZEN AUF QUALITÄT UND SERVICE!

LACOCINA Kochschulen – mit den hohen Qualitätsstandards und der angenehmen Atmosphäre sorgt unser qualifiziertes Servicepersonal für ein unvergessliches Eventerlebnis.

Wir bieten:

- ✓ Exklusive Lage im Herzen der Stadt
- ✓ Professionelle und persönliche Beratung im Vorfeld
- ✓ Beste Zutaten und Produkte von regionalen Spitzenlieferanten
- ✓ Erstklassige Köche und Servicekräfte mit Herz
- ✓ Modern ausgestattete Küchen mit hochwertigem Equipment
- ✓ Unvergesslichen Abend in einem exklusiven Ambiente

Außergewöhnliche High-End-Eventlocation in Hannover und Hamburg erleben, abgerundet durch gutes Essen und frische Zutaten – man schmeckt den Unterschied.

Natürliches Futter und artgerechte Haltung wie reichlich Weidegang und meist ganzjährige Freilandhaltung sind das A und O für bestes Fleisch.

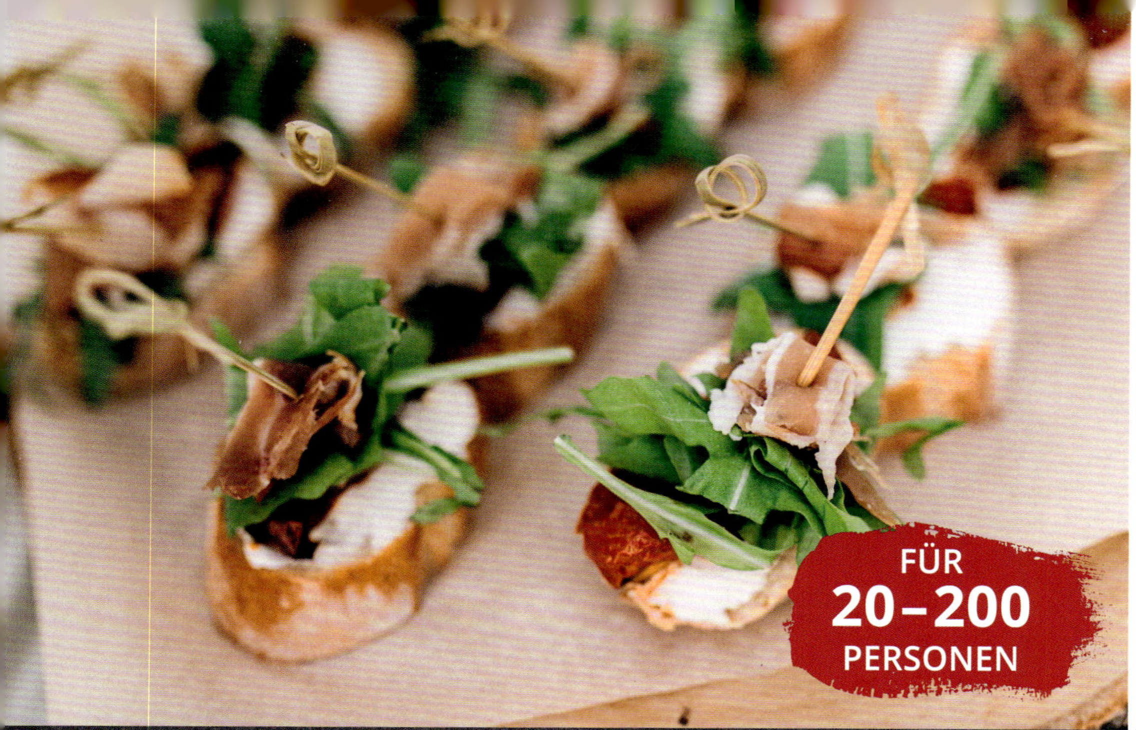

LaCocina Catering

MIT DER ZUFRIEDENHEITSGARANTIE,
DENN NUR, WENN SIE ZUFRIEDEN SIND,
SIND WIR ES AUCH.

Unternehmensfeiern, Tagungen bis zu Großevents – mit uns ist Catering ein Erlebnis, so individuell wie unsere Gäste.

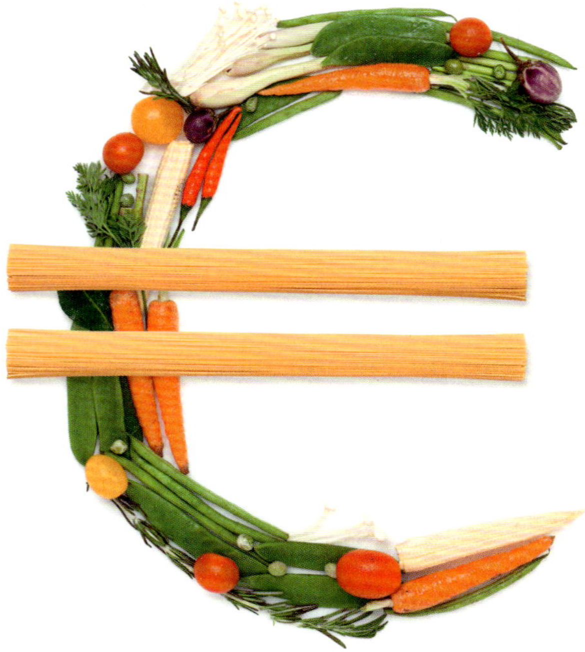

GELD ZURÜCK GARANTIE

Über 11.000 zufriedene Kunden pro Jahr, das macht uns stolz! Wir arbeiten mit Menschen und den besten Produkten, die es gibt. Ab 2020 haben wir uns entschlossen, die **„Geld zurück Garantie“** einzuführen.

Wenn Sie eine begründete Beschwerde haben, hilft uns diese, noch besser zu werden. Bitte tragen Sie Ihren Unmut an unsere Filialleiterin persönlich vor. Sie erhalten umgehend Ihre bezahlte Kochkursgebühr zurück.

Wir würden uns natürlich freuen, wenn Sie uns die Gelegenheit geben, Sie von unserer Leistung zu überzeugen.

LACOCINA
DIE KOCHSCHULEN

WAS IST WAS?

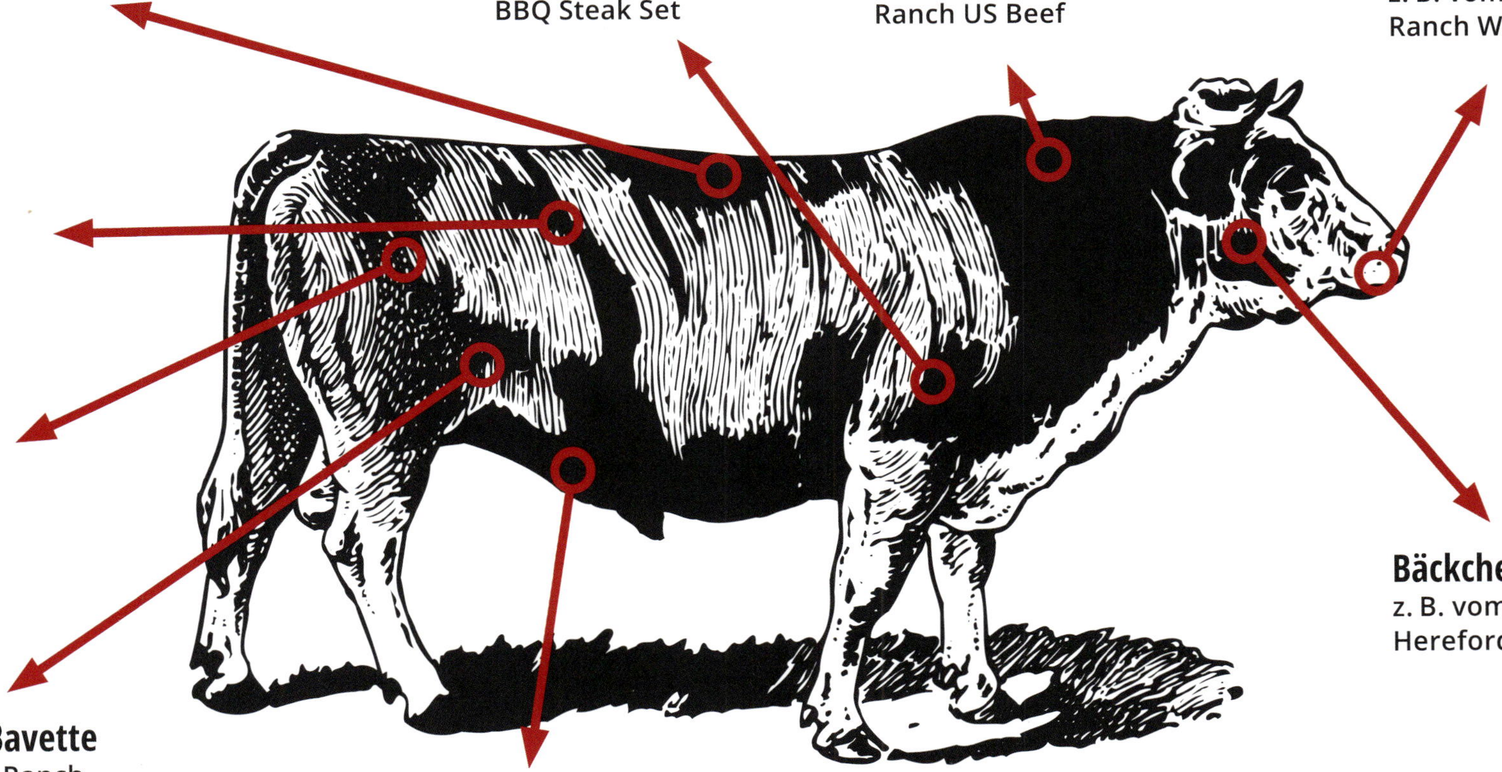

LACOCINA Kochschule Hannover
Telefon: 0511 - 642 86 27
hannover@lacocina.de

LACOCINA Kochschule Hamburg
Telefon: 040 - 63 65 08 11
hamburg@lacocina.de

Kulinarisch um die Welt

Reisen Sie mit uns einmal um die Welt und entdecken Sie neue Spezialitäten und Gerichte – die Rezeptvielfalt in den verschiedenen Kulturen ist vielfältig und grenzenlos.

Die internationale Küche macht nicht nur im Urlaub, sondern auch in den eigenen vier Wänden viel Spaß.

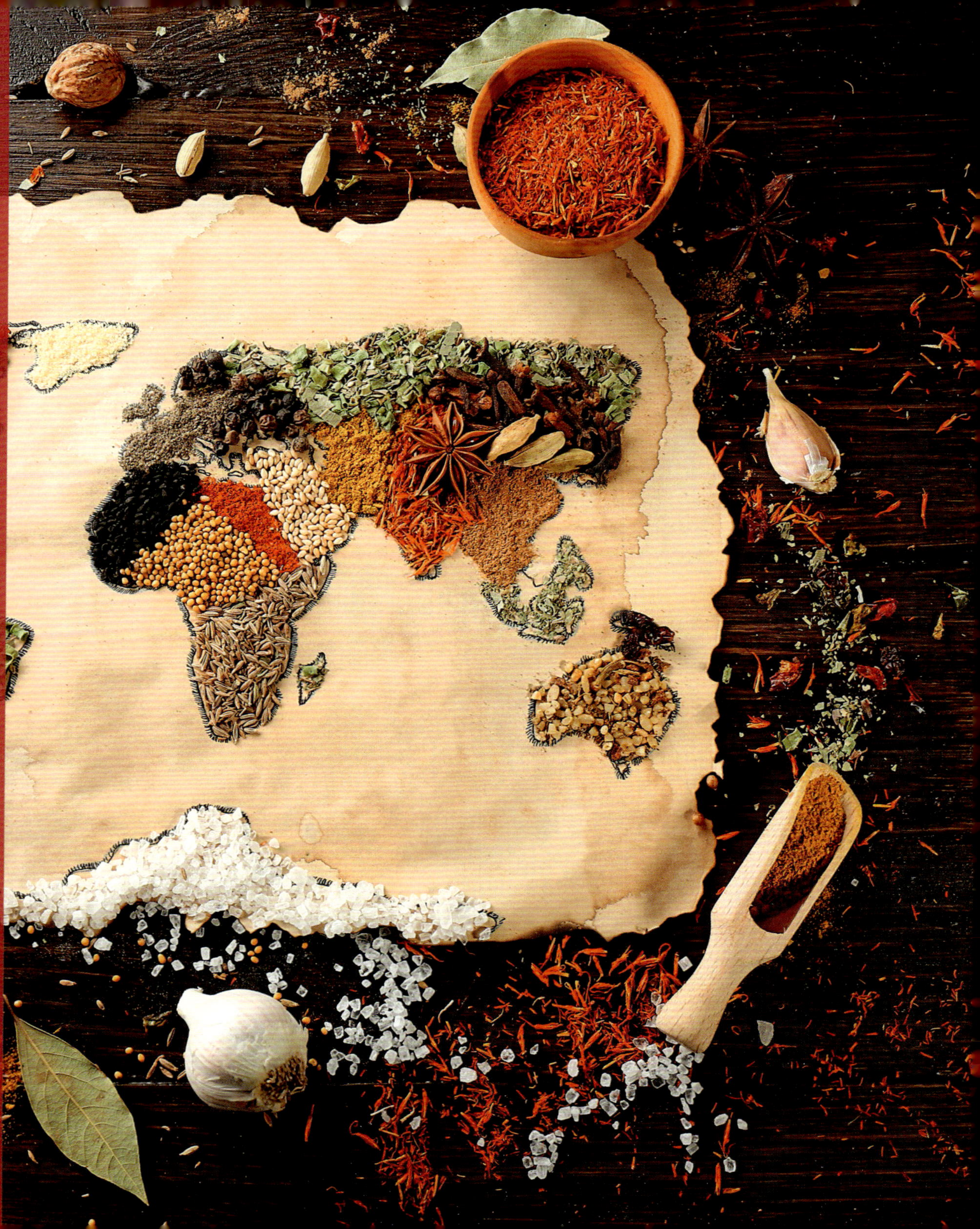

Sushi – ganz einfach

Bevor es losgeht, die Sushi-Matte mit Klarsichtfolie einwickeln, so bleibt die Matte sauber und der Reis kann sich nicht in den Zwischenräumen der dünnen Bambusstangen verkleben.

Die Anzahl der Nigiris im Verhältnis zu den Makis hängt ganz von Ihren Präferenzen ab. Mögen Sie lieber Makis, machen Sie einfach mehr Sushirollen. Hier kann eine Rolle selbstverständlich auch komplett vegetarisch befüllt werden, z. B. nur mit Avocado, Gurke und Frischkäse oder Shitake Pilzen oder eben nach eigenem Gusto auch bunt variiert mit Gemüse und Fisch.

Natürlich können Sie auch für Ihre Nigiris andere Meeresbewohner verwenden, z. B. Lachs, Oktopus, Makrele, Jacobs Muschel etc. Generell gilt „erlaubt ist, was gefällt." Bedenken Sie nur vorab beim Einkauf, die Menge der Meereszutaten Ihren Wünschen anzupassen. Und achten Sie darauf, immer frischen Fisch zu kaufen, für die Sushi-Zubereitung zu Hause niemals tiefgekühlte Fisch- bzw. Meeresfrüchteprodukte verwenden. Weisen Sie ihren Händler am besten darauf hin, dass ihr Einkauf zur Sushi-Zubereitung verwendetet werden soll. Wenn es ans Anrichten geht, die Rollen (je nach Füllmenge) in 6 bzw. 8 Stücke schneiden. Hierzu ein scharfes Messer nehmen und die Klinge vor jedem Schnitt leicht befeuchten, dadurch gleitet das Messer besser und es bleibt nicht so viel Reis an der Klinge kleben. Die Stücke mit den Nigiris auf einem Teller anrichten. Den eingelegten Ingwer und die Sojasauce in separaten Schalen dazu reichen. Sowohl Nigiris als auch Makis können in die Sojasauce getunkt werden, das gibt noch mal zusätzlichen Geschmack, ebenso kann die Wasabi Paste nochmals extra dazu gereicht werden. Der Ingwer dient zur Geschmacksneutralisation zwischen zwei verschiedenen Sushi Häppchen, manch einer isst ihn aber auch einfach dazu.

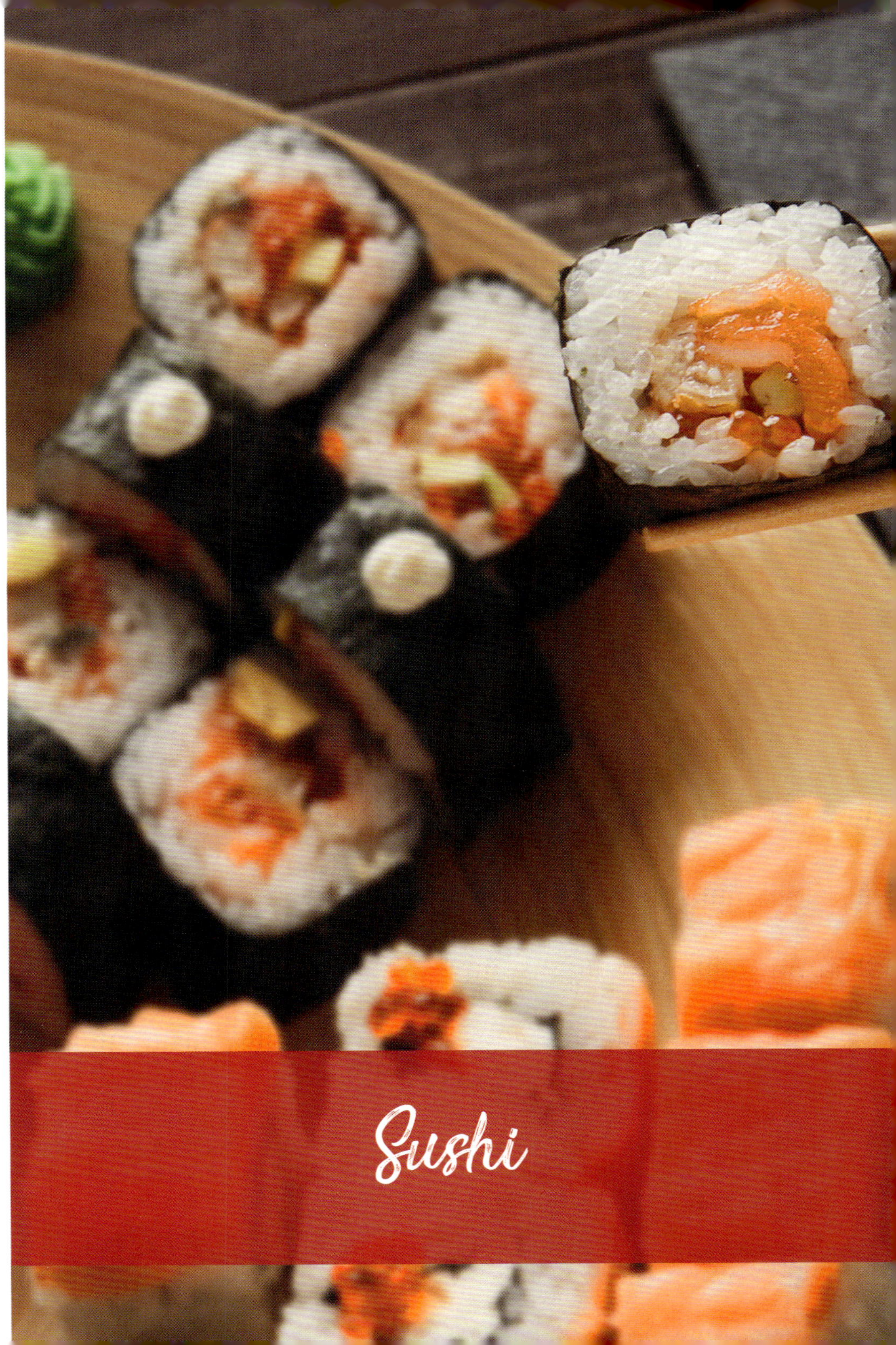

Maki

Ein Nori-Blatt nehmen und mit einem Messer halbieren. Das Blatt mit der rauen Seite nach oben auf die Bambusmatte legen, so bleibt der Reis besser daran haften. Nun die Finger in einer Schale mit Wasser leicht befeuchten und eine kleine Menge abgekühlten Reis auf dem Nori Blatt so verteilen, dass das Algenblatt mit Reis bedeckt ist, nur unten sollte ein freier Rand bleiben, damit man später die Rolle kleben kann. Nun die Füllung in Stiftform schneiden und der Länge nach auf den Reis legen. Die Füllung mit Wasabi bestreichen, aber nur dünn, da Wasabi recht scharf ist. Dann den unbedeckten Rand des Nori-Blattes anfeuchten, und von der anderen Seite beginnend die Bambusmatte einschlagen, sodass eine Rolle entsteht. Drückt man die eingerollte Bambusmatte von oben und den Seiten an, erhält man eine viereckige Form.

California Roll oder Inside-Out

Ein halbes Algenblatt nehmen, auf den vorderen Bereich der Matte legen und die raue Seite komplett mit Reis bedecken, Sesam auf den Reis streuen. Die freie Seite der Bambusmatte nehmen, über das Algenblatt mit dem Reis schlagen, andrücken und umdrehen, so haben wir nun die andere Seite des Algenblattes vor uns liegen, der Reis ist unten. Ein wenig Mayonnaise längs auf dem Algenblatt verteilen, Füllung ebenfalls längs auf die Mayo geben. Mit etwas Wasabi bestreichen und mithilfe der Bambusmatte einrollen.

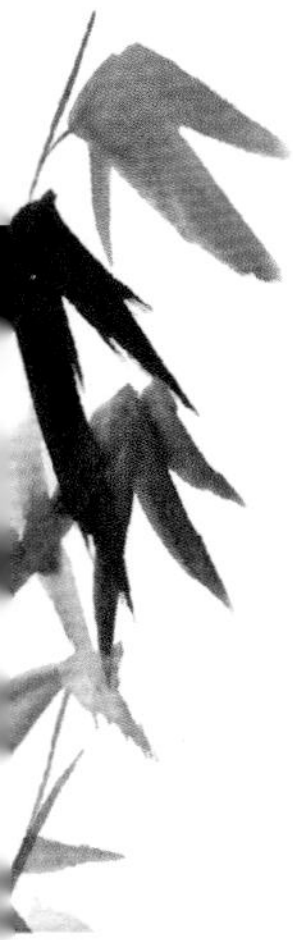

Nigiris

Dafür den Thunfisch in mundgerechte dünne Scheiben schneiden, Garnelen von ihrem Panzer befreien. Beides mit etwas Wasabi einstreichen. Die Hände befeuchten, etwas Reis nehmen und diesen erst oval im Handrücken rollen und dann zu einer Kastenform drücken. Den Fisch auf dem Reis platzieren.

Temaki Sushi

Essig und Wasser in einer kleinen Schale vermengen. Ein Nori-Blatt in der Mitte halbieren. Die Hände in das Essigwasser eintauchen, damit der Reis nicht daran kleben bleibt. In die linke Hälfte des Algenblattes einen gehäuften EL Sushi-Reis geben. Den Reis verteilen und ein wenig Wasabi-Paste darauf streichen. Verschiedene Füllungen diagonal auf dem Reis arrangieren. Sie sollten zur linken oberen Ecke des Nori-Blattes zeigen. Die linke untere Ecke zur oberen rechten Ecke des Nori-Blattes klappen. Das Blatt weiter zu einer Tüte aufrollen. In die rechte untere Ecke einen Reiskorn kleben und die Ecke so an der Tüte befestigen. Mehrere Sushi-Tüten in einem Glas oder Schälchen arrangieren und mit Sojasauce und eingelegtem Ingwer servieren.

Futo Maki

Reisessig und Wasser in einer kleinen Schale vermengen. Eine Bambusmatte auf die Arbeitsfläche legen. Ein Nori-Blatt mit der glänzenden, glatten Seite nach unten auf die Bambusmatte legen. Die Hände in das Essigwasser tauchen, damit der Reis nicht daran klebt. Eine Handvoll Reis nehmen und einen länglichen Block formen. 2 Reisblöcke in die Mitte des Nori-Blattes legen und mit den Fingerspitzen gleichmäßig darauf verteilen. Oben einen 4 cm breiten Streifen frei lassen. Den Reis in der Mitte mit etwas Wasabi Paste bestreichen, dabei nicht übertreiben, der Wasabi Geschmack soll den der Zutaten nicht überdecken. Einen Streifen Fisch auf den mit Wasabi bestrichenen Reis legen. Beidseitig mit Gemüsestreifen einrahmen. Das vordere Ende der Bambusmatte anheben und langsam mit dem Aufrollen beginnen. Dabei die Füllung mit Mittel-, Ring- und kleinem Finger an ihrem Platz halten. So weit aufrollen, dass das Ende des Nori-Blattes auf die Reiskante trifft. Leichten Druck ausüben, um die Rolle zu formen. Jetzt schaut nur noch der freie Nori-Streifen heraus. Die Rolle mit beiden Händen vorsichtig in Form bringen. Die Sushi-Rolle beiseitelegen und die restlichen Rollen formen. Ein Geschirrtuch in das Essigwasser tauchen und damit ein scharfes Messer feucht abwischen. Die Rollen mit dem Messer halbieren. Die Klinge nach jedem Schnitt erneut mit dem Tuch befeuchten. Beide Rollenhälften hintereinander legen und zweimal so durchschneiden, dass 6 gleich große Stücke entstehen. Auf einem Teller anrichten und mit Sojasauce und eingelegtem Ingwer servieren.

Kokossüppchen mit Ingwer und Hühnchen

30 Minuten | für 4 Personen | Vorspeise

Kokossüppchen

30 g	*Currypaste rot*
2	*Schalotten*
2	*kleine Karotten*
½	*Staudensellerie*
½	*Lauchstange*
1	*Mango*
1	*Knoblauchzehe*
1	*kleine Ingwerknolle*
3	*Zitronengras-stangen*
400 ml	*Kokosmilch*
400 ml	*Geflügelfond*
50 ml	*Weißwein*
1 TL	*Butter*
2	*Hähnchenbrüste*

Kokossüppchen: Schalotten und Sellerie schälen und mit Karotte und Stangensellerie in haselnussgroße Stücke schneiden. Knoblauch und Ingwer schälen, Knoblauch mit der Handfläche zerdrücken, Ingwer klein schneiden. Die Mangos filetieren und klein schneiden. Zitronengras mit einem Plätter oder Hammer klopfen. Einen breiten Topf mit Pflanzenöl erhitzen und alle vorbereiteten Zutaten darin glasig anschwitzen. Nun die Butter zugeben, diese schmelzen lassen und die Currypaste hinzugeben. Alles einige Minuten, langsam, anrösten. Mit Weißwein ablöschen und vollständig reduzieren lassen. Dann mit Geflügelfond aufgießen, die Hähnchenbrüste dazugeben und aufkochen, bei mittlerer Hitze das Gemüse weich kochen. Kokosmilch aufgießen und aufkochen lassen. Das Zitronengras und Hähnchen aus der Suppe nehmen. Anschließend alles fein pürieren, sodass das Gemüse die Bindung gibt. Die Suppe mit Salz, Pfeffer und Zitronensaft abschmecken und mit einem Pürierstab aufschäumen. Zum Schluss die in Streifen geschnittenen Hähnchenbrüste zu der Suppe geben und für etwa 10 Minuten garen. Die Suppe kann mit frischem Thai-Basilikum garniert werden.

Erdnussbrot

300 g	*Weizenmehl z. B. 405*
200 g	*Vollkornmehl z. B. Dinkel*
100 g	*gemahlene Erdnüsse*
100 g	*Erdnüsse*
1 Stk.	*Hefe*
60 g	*Erdnussbutter*
1 EL	*Honig*
550 ml	*Wasser*
etwas	*Salz*

Erdnussbrot: Das Weizen- und Vollkornmehl zusammen mit den gemahlenen Erdnüssen in eine Schüssel geben, die ganzen Erdnüsse grob zerkleinern und zufügen. Die Hefe zusammen mit dem Honig, dem lauwarmen Wasser sowie der Erdnussbutter gut verrühren und etwas gehen lassen, dann das Salz zugeben und mit dem Mehl zu einem glatten Teig verkneten. Brot oder Brötchen formen und auf einem Backblech im Ofen bei 60 °C etwa 30 Minuten lang gehen lassen, dann bei 200 °C zu Ende backen.

Die Backzeit hängt von der Größe des Brotes ab.
- ganzer Teig zu einem Brot: etwa 30 Minuten
- Brötchen: etwa 15 Minuten

Sushi-Reis und verschiedene Dips

30 Minuten | für 4 Personen | Hauptspeise

Sushi-Reis

500 g	*Sushi-Reis*
550 ml	*Wasser*
100 ml	*Reisessig*
75 g	*Zucker oder Mirin*
15 g	*Salz*

Chirizu-Dip

2 EL	*Sake*
125 g	*Meerettich*
100 g	*Schalottenwürfel*
80 ml	*Sojasauce*
80 ml	*Zitronensaft*
etwas	*Pfeffer*

Sesam-Limetten-Dip

200 ml	*Dashibrühe*
5 EL	*schwarzer Sesam*
5 EL	*Erdnüsse*
1 TL	*Wasabipaste*
1 EL	*Sojasauce*
1 TL	*Sweet Chili Sauce*
1	*Limette*

Tempurateig

200 g	*Mehl*
200 g	*Speisestärke*
1	*Orange*
1 TL	*Currypulver*
½ TL	*Ingwer, gerieben*
1 TL	*Koriander, gemahlen*
100 ml	*Eiswasser*

Sushi-Reis: Den Reis gut waschen, bis das Wasser ganz klar ist. Den Reis mit dem Wasser 2 Minuten lang sprudelnd aufkochen. Dann die Hitze auf die kleinstmögliche Stufe reduzieren und weitere 15 Minuten quellen (nicht kochen!) lassen. Den Topf vom Herd nehmen und mit einem sauberen Tuch abgedeckt 10 Minuten lang ausdämpfen lassen. In der Zwischenzeit die Reismarinade zubereiten. Dazu Reisessig, Mirin oder Zucker und Salz in einen Topf geben, leicht erwärmen und so lange rühren, bis sich das Salz und der Zucker aufgelöst haben. Den Reis mit einem Löffel oder Spatel aus Holz oder Kunststoff zum Abkühlen vorsichtig in eine weite Form geben. Eine Auflaufform oder Ähnliches ist optimal. Reis vorsichtig mit dem Spatel umwenden und dabei die Essigwürze einarbeiten. Der Reis sollte jetzt möglichst schnell abkühlen, um den typischen Glanz zu erhalten.

Chirizu-Dip: Sake in einem Topf erwärmen, vom Herd nehmen und mit einem Streichholz anzünden. Den Topf vorsichtig hin- und herbewegen, bis die Flamme erlischt. Anschließend den Sake mit dem Meerrettich und den Schalotten in einer Schüssel verrühren. Mit Sojasauce, dem Zitronensaft und Pfeffer abschmecken.

Sesam-Limetten-Dip: Die Dashibrühe in einem Topf zum Kochen bringen. Die restlichen Zutaten einrühren und mit Wasabipaste abschmecken.

Tempurateig: Mehl und Stärke in einer großen Schüssel kräftig mit Salz und Pfeffer würzen. Die Orange heiß abwaschen. Die Schale und den Saft zum Mehl geben. Die Gewürze dazugeben und nach und nach das Eiswasser hinzufügen, bis der Teig eine Ausbackteig-Konsistenz hat. Die Sushirollen in den Tempurateig tunken und ca. 5 Minuten goldbraun frittieren. Weiterhin benötigt man z. B.: Algenblätter, Lachs/ Thunfisch/ Garnelen, Surimi, Rauchtofu, Avocados, Gurken, Frühlingslauch, Paprika, Frischkäse, Mayo und vieles mehr...

Cremiges Kokoseis mit Mandelkrokant

60 Minuten | für 4 Personen | Dessert

Kokoseis
400 ml Kokosmilch
150 g Zucker
1 Vanilleschote
1 Limette (Zeste und Saft)
100 ml Sahne
6 Eigelbe

Kokoseis
Die Vanilleschote halbieren und das Mark mit dem Messer herausschaben. Die Kokosmilch und die Sahne mit dem Zucker zusammen in einem Topf erhitzen und 1 Minute kochen lassen. Die Eigelbe vorsichtig einrühren, Limettenabrieb und Saft sowie Vanillemark hinzufügen. Die Masse abkühlen lassen, und in die Eismaschine füllen (alternativ: in einen gefrierfesten Behälter füllen und für 3–4 Stunden in den Tiefkühler stellen. Zwischendurch immer wieder herausnehmen und die Masse mit einem Löffel umrühren, damit sie gleichmäßig gefriert).

Mandelkrokant
200 g Zucker
1 EL Wasser
50 g Mandeln gerieben
50 g Butter

Mandelkrokant
Zucker und Wasser in einem Topf karamellisieren. Er sollte bernsteinfarben aussehen. Die Hitze nicht zu hoch wählen, damit nichts verbrennt. Im Zweifel den Topf schnell von der Hitze ziehen. Butter und Mandeln dazugeben und gut rühren. Nicht mehr erhitzen. Nun alles aus dem Topf auf ein Backpapier laufen lassen. Wenn die Masse etwas ausgekühlt ist, kann man sie mit einem Pizzaroller in Streifen und dann in kleine Rechtecke teilen. Wenn der Krokant ausgekühlt ist, lässt er sich so schnell in Stücke brechen. Und jetzt genießen!

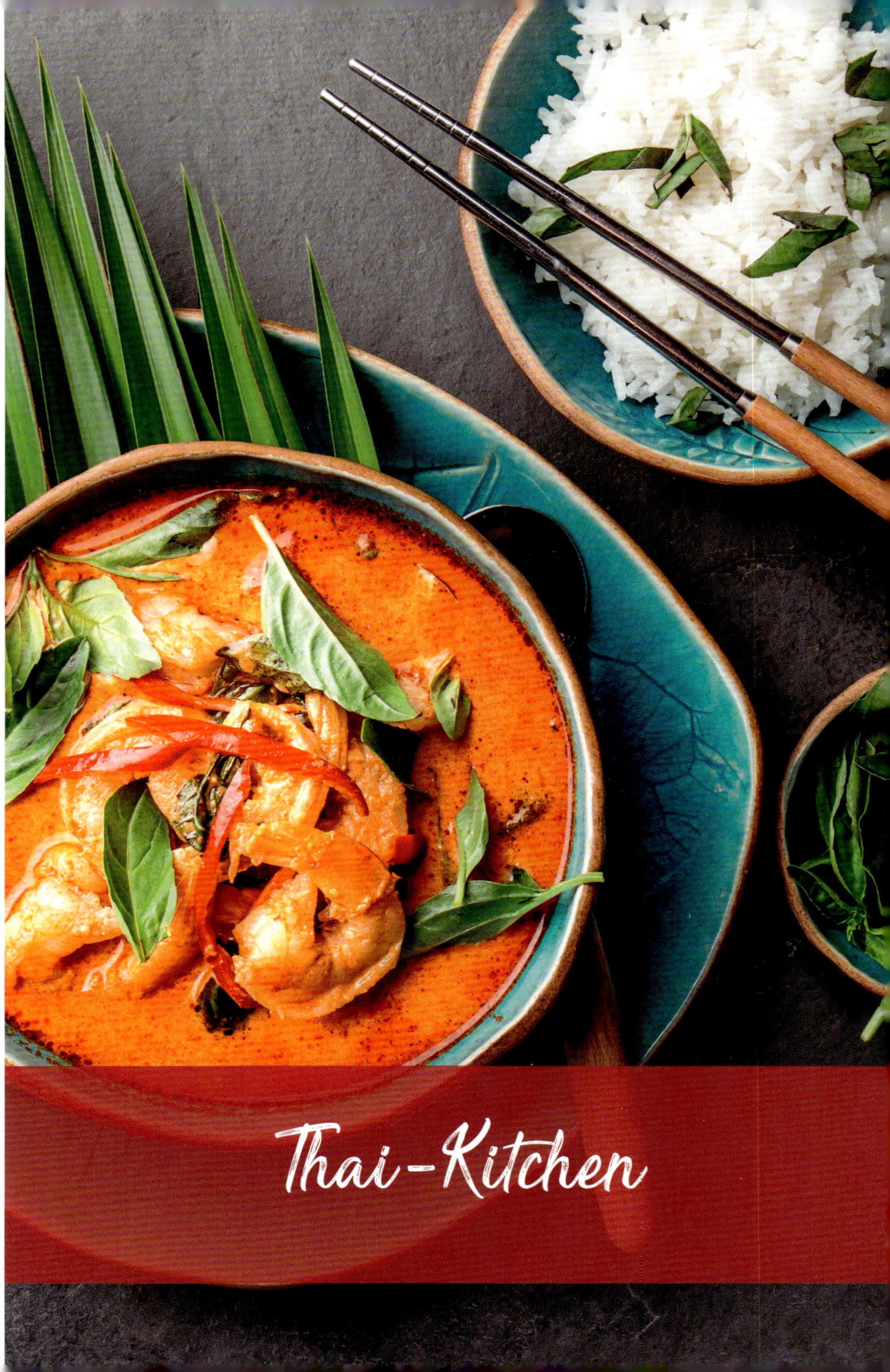

„Som Tam Thai“ – Fruchtiger Green Papaya Salat mit Chili-Garnelen und Erdnüssen

30 Minuten | für 4 Personen | Vorspeise

Green Papaya Salat

1	grüne Papaya (fest)
50 g	Spargelbohnen
2	Chilis
2	Tomaten
80 g	Erdnüsse, geröstet
3 EL	Fischsauce
2	Limetten
1	Möhre
1	Knoblauchzehe
20 g	brauner Zucker
100 g	Koriander
etwas	Sojasauce zum Nachwürzen

Chili-Garnelen

8	Garnelen (geschält und entdarmt)
½ Bund	Koriander
1	Chili
etwas	Salz, Pfeffer, Sesamöl

Green Papaya Salat

Die Chili und die Knoblauchzehe in einen Mörser geben und zu einen Brei verarbeiten, die Fischsauce dazugeben, den Zucker sowie die Schale und den Saft von den Limetten. Die Spargelbohnen in ca. 2 cm große Stücke schneiden, die Möhren schälen und in feine Stifte schneiden, die Tomaten entkernen und dann in feine Streifen schneiden. Den Koriander waschen und grob mit den Stängeln klein schneiden (nicht nur die Blätter verwenden, in den Stängeln steckt der meiste Geschmack). Die grüne Papaya mit einem Sparschäler schälen und dann mit dem Sparschäler breite Bandnudeln abschneiden. Wer will, schneidet diese dann noch in feine Julienne. Das Gemüse in einer Schüssel mit der Marinade aus dem Mörser vermengen und dem Koriander hinzufügen und im Kühlschrank 15 Minuten ziehen lassen.

Chili-Garnelen

Die Garnelen unter kaltem Wasser abspülen und trocken tupfen. Die Garnelen anschließend in mundgerechte Größe schneiden und mit dem Sesamöl in einem Topf anbraten. Den Chili und den Koriander fein hacken und dazugeben. Mit Salz und Pfeffer würzen und unter den Papaya Salat mischen. Den Salat dann zügig servieren, damit die Garnelen beim Verzehr noch warm sind.

„Tom Ka Gai“ mit selbst gemachter Lemon-Chilipaste und Huhn

45 Minuten | für 4 Personen | Vorspeise

Lemon-Chilipaste

1	Schalotte
2	Knoblauchzehen
30 g	Ingwer
1	Zitronengras
5	Kafir-Limettenblätter
½ Bund	Koriander mit Wurzel
3	grüne Chilis
5 EL	Sesamöl
1 EL	Koriandersamen
1 TL	Kreuzkümmelsamen
1 TL	Kurkuma
1 TL	Schrimp-Paste

Tom Ka Gai

400 g	Hähnchenbrust
100 g	Zuckerschoten
1	rote Paprika
100 g	Thai-Auberginen
400 ml	Kokosmilch
200 ml	Geflügelbrühe
3 TL	Lemon-Chilipaste
2	Limetten
etwas	Sojasauce zum Nachwürzen

Lemon-Chilipaste

Schalotte und Knoblauch schälen und grob hacken. Das Zitronengras in feine Ringe schneiden und von den Limonenblättern den Mittelstrang entfernen. Wer es nicht so scharf mag, entfernt von den grünen Chilis die Kerne. Alle Zutaten mit dem Öl, den Gewürzen und der Shrimp-Paste in eine Moulinette geben und zu einer gleichmäßigen Paste verarbeiten (alternativ den Pürierstab oder einen Mörser benutzen).

Tom Ka Gai

Die Paprika und Zuckerschoten in feine Streifen schneiden, von der Thai-Aubergine den Strunk abschneiden und diese dann vierteln. Die Hähnchenbrust in kleine Würfel oder feine Streifen schneiden. In einem Topf die Limonen-Chili-Paste in etwas Öl anrösten und mit der Kokosmilch und Geflügelbrühe aufgießen. Die Suppe köcheln lassen und das Hähnchen hineingeben und langsam gar ziehen. Das Gemüse erst 5 Minuten vor dem Servieren dazugeben. Mit Schale und Saft der Limette und Sojasauce abschmecken.

„Thaicurry vom Rind" mit Cashewnüssen, Brokkoli, Zwiebeln und Pilzen, dazu Kokosreis

60 Minuten | für 4 Personen | Hauptspeise

Thaicurry vom Rind

400 g Rinderrücken oder Hüfte
½ Brokkoli
2 rote Zwiebeln
100 g Shiitakepilze
100 g Cashewkerne
100 g Sojasprossen
2 EL rote Currypaste
4 EL Fischsauce
150 ml Kokosnussmilch
etwas Zucker, Limette, Koriander
etwas Sojasauce

Thaicurry vom Rind

Zwiebel schälen und in Streifen schneiden. Brokkoli waschen, putzen und in mundgerechte Stücke schneiden. Die Pilze putzen und halbieren. Die Cashewkerne ohne Öl goldbraun rösten. Öl im Wok (oder in einer Pfanne) erhitzen. Chilipaste und Zwiebeln in den Wok geben, für ca. 5 Minuten braten und mit der Kokosnussmilch ablöschen (Vorsicht, kann spritzen!). Brokkoli und Fischsauce zufügen, 2 Minuten unter Rühren kochen. Pilze, Sojasprossen, Cashewkerne und Sojasauce zugeben, 2–3 Minuten durchkochen lassen. Das Rinderfilet in mundgerechte Streifen schneiden und in einem separaten Wok scharf anbraten, dann zum Gemüse geben und noch kurz warm rühren. Mit Salz, Zucker, Limettensaft und Sojasauce nachwürzen.

Kokosreis

200 g Jasmin Reis
200 ml Kokosmilch
200 ml Wasser
4 Limettenblätter
1 TL Salz
2 EL Kokosflocken

Kokosreis

Den Reis mehrfach unter klarem Wasser abspülen. Das Wasser, Limettenblätter, Kokosmilch, Reis und Salz in einem Topf auf hoher Stufe zum Kochen bringen. Dabei ab und an umrühren. Sobald das Wasser kocht, den Herd auf niedrige Stufe regeln und den Deckel auf den Topf geben. Sobald alles Wasser aufgenommen ist, kann der Reis serviert werden. Die Kokosflocken in einer Pfanne ohne Öl hellbraun rösten und final unter den gekochten Reis mischen.

Sticky Rice Pudding mit frischer Mango und gepufftem Mais

60 Minuten | für 4 Personen | Dessert

Sticky Rice mit Mango

200 g Basmatireis
200 ml Wasser
300 ml Kokosmilch
2 reife Mangos
2 Passionsfrüchte
150 g Zucker
½ TL Salz
½ TL Kardamom, gemahlen

Sticky Rice mit Mango

Den Reis gründlich mit kaltem Wasser abspülen und in Wasser 20 Minuten quellen lassen. Dann erneut ausspülen und mit dem Rest des Wassers und dem Salz zum Kochen bringen. Die Kokosmilch mit dem Zucker aufkochen. Wenn das Wasser vom Reis vollständig aufgesogen ist, die gezuckerte Kokosmilch dazugeben und den Reis bei kleiner Hitze langsam unter gelegentlichem Rühren gar kochen lassen. Die Mango schälen und das Fruchtfleisch in Würfel schneiden. Die Passionsfrucht halbieren und das Fruchtfleisch mit der Mango und dem Kardamom vermengen und mit dem Milchreis servieren.

Frische Früchte

¼ Ananas
1 Mango
1 Orange
1 Vanilleschote
1 Limette
Wahlweise Erdnüsse

Frische Früchte

Die Früchte schälen, ggfs. von Häuten und Kernen befreien und in mundgerechte Stücke schneiden. Die Vanilleschote auskratzen und zu den Früchten geben. Die Limette heiß waschen, abtrocknen und mit einer Reibe die Schale abnehmen. Den Limettenabrieb und den Saft ebenfalls zu den Früchten geben, alles miteinander vermengen und zum Marinieren 30 Minuten in den Kühlschrank stellen. Wer mag, mischt noch frische Minze darunter und gibt zum Servieren Erdnüsse darüber.

Gepuffter Mais

100 g Maiskörner
1 TL Matchatee
1 TL Kakaopulver
1 TL Zimt & Zucker
etwas Öl

Gepuffter Mais

Öl mit den Maiskörnern in einem großen Topf mit Deckel erhitzen und dabei nicht den Deckel öffnen! Wenn das „Ploppen" aufhört, den Topf vom Herd nehmen und 2 Minuten ruhen lassen. Das Popcorn auf 3 Schüsseln aufteilen und jeweils mit einem der Pulver vermengen und warm servieren.

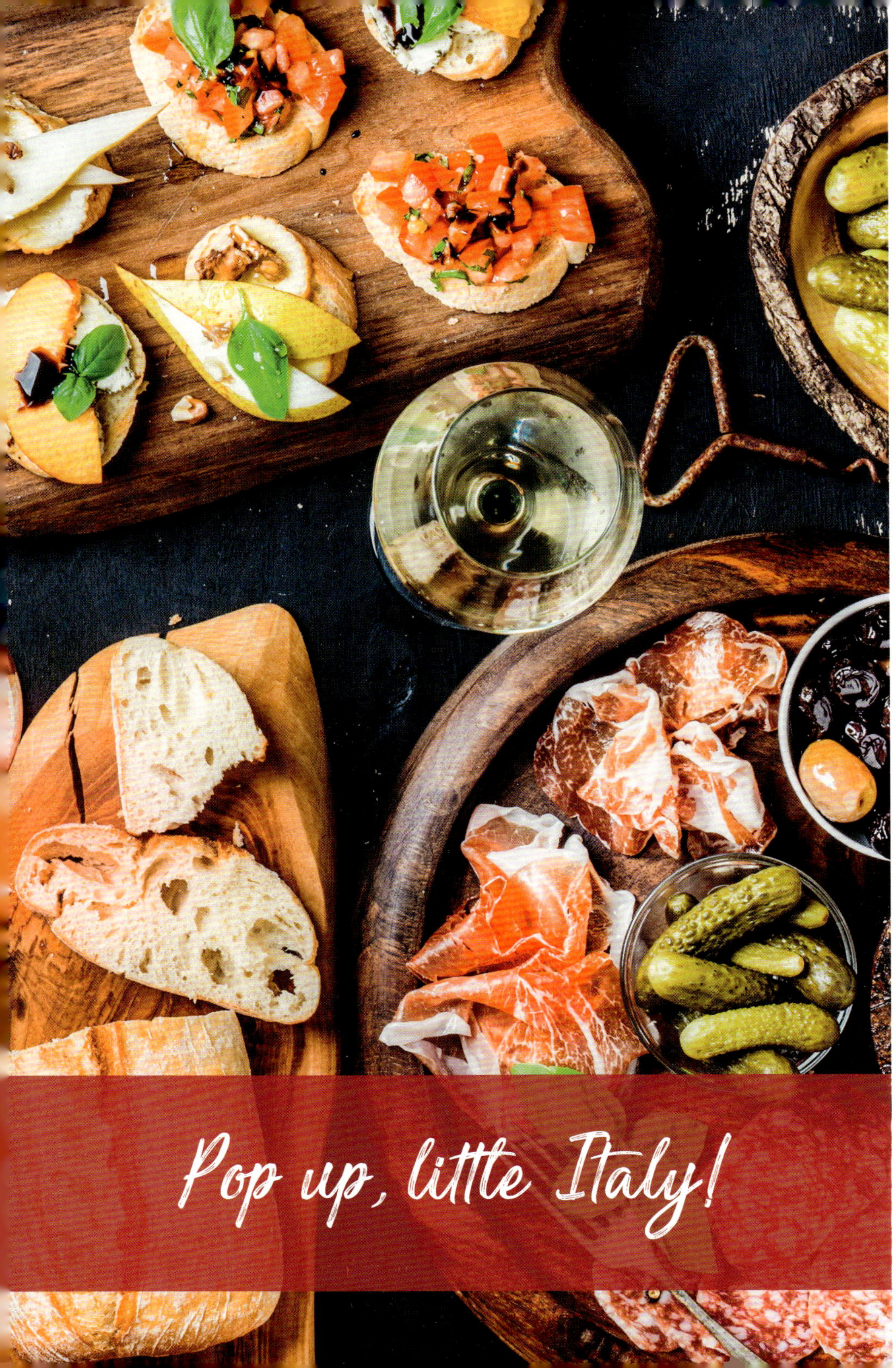

Pop up, little Italy!

60 Minuten | für 6 Personen | Alle an einen Tisch

Thunfischeintopf mit Weißwein

Thunfischeintopf mit Weißwein

2 Knoblauchzehen
2 rote Zwiebeln
1 frischer Ingwer (ca. 2cm)
4 EL Olivenöl
500 g Kartoffeln
½ Bund glatte Petersilie
½ frische Minze
1 TL Fenchelsamen
250 ml trockener Weißwein
2 L Gemüsebrühe
20 reife Kirschtomaten
300 g frischer Thunfisch
1 Bio Zitrone
1 Bio Limette
etwas Salz, Pfeffer

Zunächst Knoblauch, Zwiebeln und Ingwer schälen und fein hacken. Die Petersilie und Minze waschen, trocken schütteln und die Blättchen abzupfen. Petersilienblätter ebenfalls fein hacken. Die Kartoffeln waschen, schälen und in 1 cm große Würfel schneiden.

Knoblauch, Zwiebeln und Ingwer in einem Topf mit etwas Olivenöl farblos anbraten. Fenchelsamen dazugeben. Den Topfinhalt mit Weißwein ablöschen und die Flüssigkeit einkochen lassen. Die Gemüsebrühe angießen und aufkochen lassen. Sobald die Brühe kocht, die Kartoffeln dazugeben und offen bei mittlerer Hitze ca. 10 Minuten leicht bissfest kochen. Inzwischen die Tomaten waschen und halbieren. Den Thunfisch kalt abbrausen, trocken tupfen und in 1 cm große Würfel schneiden. Beides in den Topf geben und diesen 5 Minuten weitergaren. Den Topf vom Herd nehmen und weitere 5 Minuten ziehen lassen. Währenddessen die Zitrone und Limette heiß waschen, abtrocknen, jeweils die Schale fein abreiben und den Saft auspressen. Beides mit der Petersilie dazugeben und mit Salz und Pfeffer abschmecken.

Den Eintopf auf den Esstisch stellen und mit den Minzblättern garnieren.

Antipasti – italienischer Aufschnitt

Antipasti – italienischer Aufschnitt

4	*reife Tomaten*
4	*reife Feigen*
1	*Honigmelone*
½ Bund	*Basilikum*
100 g	*italienische Salami*
100 g	*Mortadella*
100 g	*Parmaschinken*
100 g	*Bresaola*
1 Glas	*schwarze Oliven*

Tomaten waschen, von den Stielansätzen befreien und in dünne Scheiben schneiden. Die Feigen waschen und vierteln. Die Melone halbieren, entkernen und in Spalten schneiden. Das Basilikum waschen, trocken schütteln und die Blätter abzupfen. Den Aufschnitt auf zwei große Platten anrichten und mit Tomaten, Feigen, Melone, Basilikumblättern und den Oliven garnieren.

Pizzette mit Rucola

Pizzette mit Rucola

10 g	*frische Hefe*
750 g	*Weizenmehl*
450 ml	*lauwarmes Wasser*
1 EL	*Honig*
1 TL	*Meersalz*
400 g	*stückige Dosentomaten*
10	*Basilikumblätter*
500 g	*Mozzarella*
150 g	*Rucola*
6 TL	*Olivenöl*
etwas	*Pfeffer, Mehl für Arbeitsfläche*

Hefe in 450 ml lauwarmes Wasser bröckeln und mit dem Honig darin auflösen. Mehl und 1 TL Salz in eine große Schüssel geben und langsam das Hefewasser dazugeben. Mit einer Gabel die Zutaten in der Schüssel gut vermischen, bis ein gleichmäßiger Teig entsteht. Diesen zugedeckt an einem warmen Ort ca. 15 Minuten gehen lassen. Anschließend den Teig auf eine bemehlte Arbeitfläche geben und mit den Händen zu einem glatten Teig verkneten. Wenn der Teig zu feucht ist, noch etwas Mehl dazugeben. Den Teig in sechs gleiche Portionen teilen, diese zu Kugeln formen und zugedeckt 15 Minuten ruhen lassen. Inzwischen die Dosentomaten in einen Topf geben, mit Salz würzen. Die Basilikumblätter dazugeben und die Sauce pürieren. Den Backofen auf 225 °C vorheizen. Mozzarella abtropfen lassen und klein würfeln. Die Teigkugeln 0,5 cm dünn ausrollen und auf Backbleche geben. Die Tomatensauce auf die Teigfladen verstreichen und die Mozzarellawürfel darauf verteilen. Die Pizzette nacheinander im heißen Ofen ca. 10 Minuten goldbraun und knusprig backen. Auf einem Holzbrett anrichten, Rucola darauf verteilen, mit Olivenöl beträufeln und mit Salz und Pfeffer übermahlen.

Caponata auf insalata mista

Caponata auf insalata mista

3	*Auberginen*
6 EL	*Olivenöl*
1	*rote Zwiebel*
2	*Knoblauchzehen*
8	*grüne Oliven (entsteint)*
3 EL	*Kapern*
4 EL	*Weißweinessig*
6	*reife Tomaten*
¼ Bund	*glatte Petersilie*
etwas	*Salz, Pfeffer*

1	*Chicorée*
1	*Friséesalat*
1	*Radicchio*
½	*Salatgurke*
½	*Fenchel*
20	*reife Kirschtomaten*
¼ Bund	*glatte Petersilie*
5 EL	*Olivenöl*
3 EL	*Weißweinessig*
etwas	*Salz, Pfeffer*

Für die Caponata Auberginen waschen, putzen und in 2 cm große Stücke schneiden. Olivenöl in einer Pfanne erhitzen und die Auberginenstücke darin goldgelb anbraten. Zwiebeln und Knoblauch schälen und in ca. 0,5 cm große Stücke schneiden. Beides zu den Auberginen geben und circa 2 Minuten weitergaren. Oliven und Kapern dazugeben und mit Essig ablöschen. Die Tomaten waschen, von Stielansätzen befreien und in ca. 2 cm große Stücke schneiden. Wenn der Essig verkocht ist, Tomaten dazugeben und alles ca. 15 Minuten bei mittlerer Hitze weitergaren. Die Petersilie fein hacken und ganz zum Schluss dazugeben. Mit Salz und Pfeffer abschmecken. Die Caponata kann kalt oder warm gegessen werden.

Für die Insalata von Chicorée, Frisée und Radicchio den Strunk entfernen, die Blätter waschen, trocken schleudern und in mundgerechte Stücke zupfen und in eine Schüssel geben. Die Gurke waschen, längs halbieren und das Kerngehäuse mit einem Löffel herauskratzen. Das Fruchtfleisch quer in 1 cm dicke Scheiben schneiden. Die Fenchelknolle waschen, längs halbieren, vom Strunk befreien und in feine Scheiben schneiden. Die Kirschtomaten waschen und halbieren. Petersilie waschen, trocken schütteln und die Blätter abzupfen. Alles in die Schüssel geben, mit Olivenöl, Essig, Salz und Pfeffer abschmecken und alles gut vermengen. Den Salat auf einer großen Platte anrichten. Dann die warme oder kalte Caponata darauf arrangieren. Alles noch einmal mit etwas Olivenöl, Salz und Pfeffer garnieren.

Aioli

Aioli

3	*Eigelbe*
50 ml	*Milch*
2	*Knoblauchzehen*
250 ml	*Öl*
1 EL	*Paprikapulver*
etwas	*Salz, Pfeffer, Zitronensaft*

Die Eigelbe mit den Knoblauchzehen und der Milch pürieren. Dann nach und nach langsam unter ständigem Pürieren das Öl einlaufen lassen, sodass sich eine Emulsion entwickelt. Wenn die Aioli die gewünschte Konsistenz hat, mit Salz, Pfeffer, Zitronensaft und Paprikapulver abschmecken.

Ricotta-Basilikum-Cannelloni

Ricotta-Basilikum-Cannelloni
300g TK-Spinat (aufgetaut)
1 rote Paprika
4 Frühlingszwiebeln
500 g Ricotta
etwas Salz, Pfeffer
500 g Cannelloni
700 ml fertige Tomatensauce
300 ml Gemüsebrühe
350 g Pecorino
½ Bund Basilikum
2 EL Olivenöl
Außerdem:
Auflaufform 25×35 cm
Olivenöl für die Form
Spritzbeutel ohne Tülle

Den Spinat ausdrücken. Paprika halbieren, von Kernen und Gehäuse befreien und in feine Würfel schneiden. Die Frühlingszwiebeln putzen und in feine Ringe schneiden. Beides zusammen mit dem Spinat und dem Ricotta in einer Schüssel vermengen. Mit Salz und Pfeffer abschmecken. Die Auflaufform mit etwas Olivenöl einfetten. Die Ricottamasse in einen Spritzbeutel geben und in die Cannelloni füllen. Diese nebeneinander in die Form legen. Die Tomatensauce zusammen mit der Gemüsebrühe in einen Topf geben und aufkochen. Kurz abkühlen lassen und über die Cannelloni geben. Den Backofen auf 200 °C vorheizen. Den Pecorino reiben. Basilikumblätter auf den Cannelloni verteilen und mit dem Pecorino bestreuen. Circa 25–30 Minuten im Ofen goldgelb backen.

Vitello Tonnato

Vitello Tonnato
800 g Kalbsfleisch
1 Suppenbund
1 Zwiebel
3 Lorbeerblätter
2 Nelken
3 Wacholderbeeren
1 EL Pfefferkörner
1 EL Salz
1 Rosmarinzweig
200 g Thunfisch, Dose
3 Eier
1 Zitrone
200 ml Olivenöl
100 g Joghurt
3 Sardellenfilets
3 EL Kapern
1 EL Senf
150 g Rucola
etwas Salz, Pfeffer, Zucker

Karotte, Zwiebel und Sellerie schälen und mit dem gewaschenen Porree in mundgerechte Stücke schneiden. Fett und Sehnen vom Kalbsfleisch entfernen und mit dem Gemüse (Karotte, Sellerie, Porree, Zwiebeln), Lorbeerblättern, Nelken, Wacholderbeeren, Rosmarinzweig, Meersalz und den Pfefferkörnern in einen Topf geben. Mit kaltem Wasser bedecken und für ca. 90 Minuten bei leicht bewegter Oberfläche köcheln lassen.
Zwischenzeitlich die Eier trennen und das Eigelb mit dem Senf und dem Saft der Zitrone in eine hohe Schüssel (Messbecher) geben. Mit Hilfe eines Stabmixers das Olivenöl langsam hinzugeben, bis eine dickliche Mayonnaise entsteht. Den Joghurt, die Sardellenfilets, den Thunfisch und die Kapern zugeben, nochmal kurz durchmixen und mit Salz, Pfeffer und Zucker abschmecken.

Nun den Rucola waschen und trocken legen. Das gegarte Kalbsfleisch zum Auskühlen aus dem Fond nehmen und in dünne Scheiben schneiden, auf die Teller fächerartig verteilen. Mit der Thunfischsauce und dem Rucola servieren.

Garnelen Saltimbocca

Garnelen Saltimbocca
12 Garnelen, geschält und entdarmt
6 Parmaschinkenscheiben
1 Zweig Salbei
1 Zitrone
etwas Pfeffer

Die Garnelen mit Zitronensaft beträufeln und pfeffern. 1–2 Salbeiblätter auf die Garnele legen und mit dem Parmaschinken straff umwickeln. Im Ofen backen bei 180 °C circa 10 Minuten.

Karamell-Tiramisu

Karamell-Tiramisu
10 Blatt Gelatine
1 Vanilleschote
6 Eier
180 g Zucker
1 TL Ras el Hanout
500 g zimmerwarme Mascarpone
300 g Sahne, kalt
100 ml Espresso
200 g Löffelbiskuit
100 ml Sherry
100 ml Karamellsauce
6 Minzblätter
200 g Bitterschokoladenraspel

Die Gelatine ca. 5 Minuten in kaltem Wasser einweichen. Die Vanilleschote längs aufschneiden und mit einem spitzen Messer das Mark herauskratzen. Die Eier vorsichtig trennen. Eigelbe, Vanillemark, 90 g Zucker, Mascarpone und nach Belieben Ras el Hanout in eine Schüssel geben und mit einem Schneebesen zu einer homogenen Masse verrühren. Die Gelatine gut ausdrücken, zusammen mit 5 EL Wasser in einen kleinen Topf geben und bei kleinerer bis mittlerer Hitze auflösen. Die flüssige Gelatine zu der Mascarponemasse geben und rasch unterrühren. Die Sahne steif schlagen. Die Eiweiße steif schlagen, zum Schluss den restlichen Zucker einrieseln lassen und weiterschlagen, bis sich der Zucker aufgelöst hat und der Eischnee glänzt. Sahne und Eischnee vorsichtig mit einem Teigschaber unter die Mascarponecreme heben.

Den Espresso und Sherry in einen tiefen Teller geben und die Löffelbiskuits kurz darin wenden, nach Belieben in Stücke brechen und in die Gläser legen. Die Karamellsauce und Mascarponecreme darauf verteilen und kalt stellen. Mit der geraspelten Schokolade und Minze garnieren.

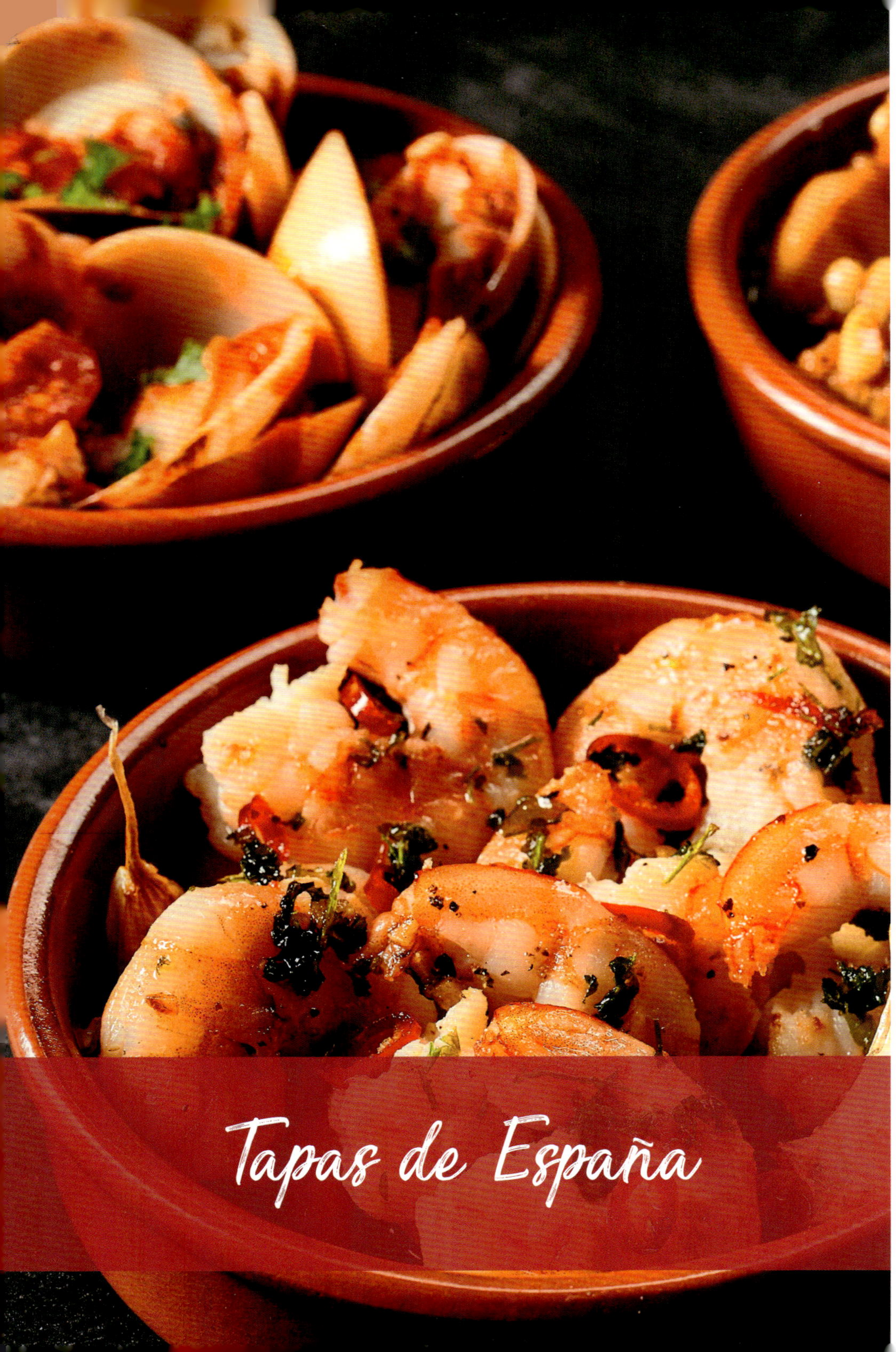

Tapas de España

60 Minuten | für 6 Personen | Alle an einen Tisch

Pimentos de Padron

Pimentos de Padron
200 g kleine grüne Paprikaschoten
etwas Meersalz, Olivenöl

Pimentos de padron, so der Name für die kleinen Paprikaschoten aus der Region Padron, werden nicht nur auf Mallorca gern gegessen. Die Zubereitung ist kinderleicht: Die kleinen Paprikaschoten werden je nach Größe ca. 2–3 Minuten bei starker Hitze gebraten, danach mit grobem Meersalz bestreut.

Gefüllte Champignons

Gefüllte Champignons
8 große braune Champignons
200 g Feta
1 Knoblauchzehe
1 Schalotte
etwas Olivenöl, Salz und Pfeffer
50 g Manchego

Die geputzten Champignons von den Stielen befreien und nur die Stiele sehr fein hacken. Die Schalotte und die Knoblauchzehe ebenfalls sehr fein hacken. In einem kleinen Topf etwas Olivenöl geben und zuerst den Knoblauch, die Schalotte und die Champignonwürfel anschwitzen. Mit Salz und Pfeffer würzen. Ist die Champignonmasse schon trocken gegart, den Feta hinzugeben und schmelzen lassen.
Achtung: Die Hitze im Topf ist völlig ausreichend. Mit dieser Creme die mit Salz und Pfeffer gewürzten Champignonköpfe füllen. Auf die Füllung noch etwas geriebenen Manchego geben und im Backofen bei 180 °C etwa 15 Minuten backen.

Gefüllte Zucchinitaler

Gefüllte Zucchinitaler
1½ Zucchini
1 Knoblauchzehe
1 Dose Thunfisch in Öl
50 g Manchego
etwas Salz und Pfeffer

Die gewaschene Zucchini in ca. 3 cm hohe Stücke schneiden und mit einem Löffel so aushöhlen, dass ein Töpfchen entsteht. Diese Töpfchen mit Salz und Pfeffer würzen. In jedes Töpfchen eine dünne Scheibe Knoblauch legen und mit dem Thunfisch auffüllen. Den geraspelten Manchego auf den Thunfisch geben und die Zucchinitöpfchen im Backofen bei 180 °C ca. 15 Minuten garen. Der Käse sollte appetitlich braun werden.

Karamellisierte Möhren mit Chili

Karamellisierte Möhren mit Chili

200 g	*Möhren*
2 EL	*Honig*
1	*Zitronengras*
1	*Ingwer*
1	*Knoblauchzehe*
1	*Chili*
etwas	*Salz und Pfeffer*

Den Knoblauch, etwas Ingwer, 1 kleines Stückchen Zitronengras und die Chilischote sehr fein hacken. Die Möhren schälen und in gleichmäßige Stifte schneiden. Den Honig in einem kleinen Topf erhitzen und karamellisieren.
Achtung: Sehr heiß! In den gebräunten heißen Honig die gehackten Gewürze geben und kurz anschwitzen. Sofort die Möhrenstifte dazugeben und mit Salz und Pfeffer würzen. Den Möhren wird nun durch den Zucker „Wasser" entzogen. In diesem eigenen Sud die Möhren gar dünsten und warm servieren.

Grüner Spargel in Pergament

Grüner Spargel in Pergament

600 g	*Grüner Spargel*
50 g	*Oliven*
50 g	*Kapern*
1	*Knoblauchzehe*
100 g	*Manchego*
etwas	*Rosmarin und Thymian, Salz, Pfeffer, Olivenöl*

Den grünen Spargel nur am Ende etwas schälen und das Ende der Spargelstangen etwas kürzen. Den Spargel portionsweise auf Pergament oder Backpapier legen und mit Olivenöl beträufeln. Mit Salz und Pfeffer würzen. Alle anderen Zutaten portionsweise auf dem Spargel verteilen. Mit dem frisch geriebenen Käse bestreuen. Den Spargel mit dem Pergament als kleines Paket verschließen. 30 Minuten bei 180 °C Umluft im Ofen backen.

Gebackene Tomaten

Gebackene Tomaten

3	*reife Tomaten*
200 g	*Feta*
1	*Knoblauchzehe*
4	*Basilikumblätter*
etwas	*Olivenöl, Salz, Pfeffer*

Die Tomaten quer halbieren und die Kerne mit einem Löffel entfernen. Jede Tomatenhälfte mit Salz und Pfeffer würzen und in jede Hälfte eine feine Scheibe Knoblauch und ein Blatt Basilikum legen. Die Hälften nun mit zerkrümelten Feta randvoll füllen und im Ofen bei 180 °C ca. 15 Minuten garen. Der Käse soll etwas schmelzen und die Tomate noch Struktur haben.

Melonenperlen mit Serano

Melonenperlen mit Serano

1	*Galiamelone*
100 g	*Seranoschinken in Scheiben*
5 cl	*Portwein*

Die Melone quer halbieren und von allen Kernen befreien. Mit einem Kugelausstecher so viele Kugeln wie möglich aus der halben Melone ausstechen.
Achtung! Nicht so dicht an der Schale ausstechen, denn die Schale ist sehr hart und es sollen in der Schale keine Löcher entstehen. Diese „Melonenperlen" mit dem Portwein marinieren. Das restliche Fruchtfleisch mit einem Löffel aus der Melone kratzen, fein hacken und zu den Perlen geben. Den Seranoschinken in feine Streifen schneiden. Die Perlen mit dem Fruchtfleisch und dem Portwein in die leeren Melonenschalen geben und mit dem Seranoschinken garnieren.

Röllchen mit Feta, Banane und Speck

Röllchen mit Feta, Banane und Speck

300 g	*Schweinerücken*
50 g	*Feta*
1	*Banane*
1	*Knoblauchzehe*
etwas	*Salz und Pfeffer*
8	*Bacon in Scheiben*

Aus dem Schweinerücken möglichst feine Scheiben schneiden und diese platieren wie ein kleines Schnitzel. Mit Salz, Pfeffer und etwas gehacktem Knoblauch würzen. Jeweils ein Stück Banane und ein Stück Feta auf eine Scheibe geben und eng aufrollen. Mit einer Scheibe Bacon umwickeln und mit einem Zahnstocher fixieren. Von allen Seiten kurz anbraten und im Backofen bei 180 °C fertig garen.

Datteln und Aprikosen im Speckmantel

Datteln und Aprikosen im Speckmantel

8	*Datteln entkernt*
8	*Aprikosen entkernt*
50 g	*Frischkäse*
16	*halbe Scheiben Bacon*

Die Datteln und Aprikosen anstelle des Kerns nun mit etwas Frischkäse füllen. Mit den halben Scheiben Bacon eng umwickeln und im Backofen bei 180 °C solange backen, bis der Bacon schön knusprig ist.

Kaninchen in Sahne

Kaninchen in Sahne
300 g Kaninchenrückenfilet
100 ml Sahne
1 Knoblauchzehe
etwas Salz und Pfeffer, Öl

Die Kaninchenrückenfilets mit einem scharfen Messer von den Silberhäuten befreien und in gleichmäßige Stücke schneiden. Mit Salz und Pfeffer und dem gehackten Knoblauch marinieren. Die Kaninchenstücke scharf in einer Pfanne anbraten und sofort wieder herausnehmen. In die noch heiße Pfanne nun die Sahne geben und damit den Bratensatz vom Kaninchenfleisch vom Pfannenboden ablöschen. Ständig rühren bis die Sahne etwas eingekocht und dicklich geworden ist. Das Kaninchenfleisch nun wieder dazugeben, kurz erwärmen und sofort servieren.

Gebackene Kartoffelschiffchen

Gebackene Kartoffelschiffchen
200g g Drillinge
50 g Feta
50 g Manchego
1 Knoblauchzehe
etwas Rosmarin, Olivenöl, Salz und Pfeffer

Die kleinen Kartoffeln waschen und der Länge nach halbieren. Mit Salz und Pfeffer, dem gehackten Knoblauch würzen und mit etwas Olivenöl beträufeln. Im Backofen bei 180 °C etwa 30 Minuten garen. In der Zwischenzeit den geriebenen Manchego und den zerkrümelten Feta mit dem gehackten Rosmarin vermischen. Leicht pfeffern. Die noch heißen Kartoffelschiffchen mit der Käsemasse füllen und weitere 15 Minuten garen. Heiß servieren.

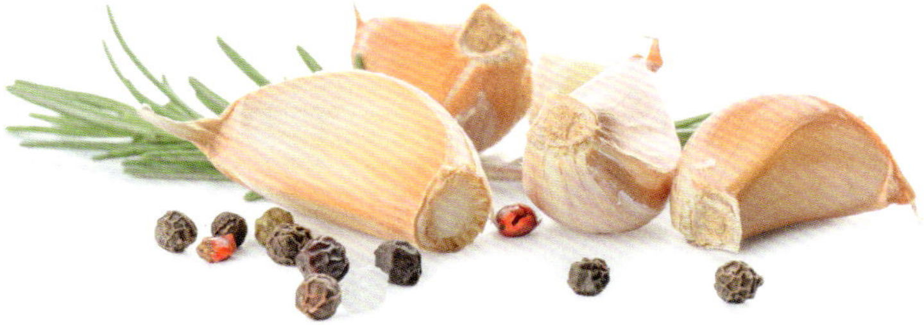

Auberginenröllchen

Auberginenröllchen
2 Aubergine
8 getrocknete Tomaten
50 g Frischkäse
100 g Rucola
50 g Manchego
etwas Olivenöl
1 Knoblauchzehe
etwas Salz und Pfeffer

Den Strunk der Aubergine entfernen. Aubergine der Länge nach in dünne Streifen schneiden (6–8 Scheiben). Diese Scheiben mit Salz und Pfeffer und der gehackten Knoblauchzehe würzen. Auf einen Grill oder in eine Grillpfanne legen, dabei die gewürzte Seite nach oben zeigen lassen. Nach etwa 2 Minuten wenden und nochmals etwa 2 Minuten grillen. Die Scheiben etwas abkühlen lassen und mit Frischkäse bestreichen. Je nach Größe eine getrocknete Tomate in die Mitte und etwas Rucola dazulegen.

(***Tipp:*** am schönsten sieht es aus, wenn die Rucolablätter etwas herausstehen.) Von der Strunkseite aus einrollen und auf einer ofenfesten Platte platzieren. Mit ein paar Tropfen Olivenöl beträufeln und mit etwas Manchego bestreuen. Im Ofen kurz erwärmen, sodass der Käse etwas schmilzt.

Süßkartoffel mit Ananas und Chili

Süßkartoffel mit Ananas und Chili
2 Süßkartoffeln
½ Ananas
1 Knoblauchzehe
1 milde Chilischote
etwas Olivenöl, Salz und Pfeffer

Die Süßkartoffeln schälen und in gleichmäßige kleine Würfel schneiden. Die Ananas ebenfalls schälen, vom Strunk befreien und auch in gleichmäßige kleine Würfel schneiden Die Chilischote entkernen und sehr fein hacken. Den Knoblauch ebenfalls sehr fein hacken. Alle Zutaten mit Olivenöl vermischen und mit Salz und Pfeffer würzen. Im Backofen bei 180 °C ungefähr 30 Minuten backen.

Achtung: Öfter umrühren, da die Süßkartoffeln sehr schnell braun werden.

Thunfischbutter

Thunfischbutter
- 150 g Butter, weich
- 100 g Dosenthunfisch
- ½ Bund Petersilie, gehackt
- 1 Zitrone (Saft und Abrieb)
- 1 EL geräuchertes Paprikapulver
- etwas Salz, Pfeffer

Die weiche Butter mit Salz und Pfeffer würzen und circa 5 Minuten mit dem Handrührgerät cremig schlagen. Dann den abgetropften Thunfisch, Zitronenschale und Saft, Petersilie und Paprikapulver hinzugeben, gut verrühren und nochmal abschmecken.

Blaue Kartoffeln mit Rucola und Feta

Blaue Kartoffeln mit Rucola und Feta
- 200 g Trüffelkartoffeln
- 100 g Feta
- 50 g Rucola
- 1 Granatapfel
- 1 Schalotte
- etwas Olivenöl, Balsamico, weiß, Salz und Pfeffer

Die Trüffelkartoffeln als Pellkartoffeln garkochen und abziehen. In der Zwischenzeit ein sehr kräftiges Dressing aus dem Öl, Balsamico, der gewürfelten Schalotte, Salz und Pfeffer herstellen. Den geviertelten Granatapfel unter Wasser aufbrechen und die Kerne trocken stellen. Die erkalteten Kartoffeln in gleichmäßige Scheiben schneiden und mit dem Dressing so lange wie möglich marinieren. Kurz vor dem Anrichten den gerupften Rucola, die Granatapfelkerne und den zerkrümelten Feta hinzugeben. Sofort servieren.

Brot

Brot
- 500 g Mehl
- 1 Hefewürfel
- 300 ml lauwarmes Wasser
- 20 ml Olivenöl
- 100 g Zutaten n. Wahl
- 2 EL Honig
- etwas Salz

Den Würfel Hefe mit Honig im lauwarmen Wasser auflösen. Die Flüssigkeit in das Mehl geben und zu einen Teig verkneten. Die gehackten Zutaten nach Wahl unterkneten. Den Teig in zwei schöne Brotlaibe formen und für 25 Minuten im Backofen bei 60 °C aufgehen lassen. Dann ca. 30 Minuten bei 200 °C backen.

Patatas bravas

Patatas bravas
- 400 g kleine Frühkartoffeln
- 60 ml Olivenöl
- ½ Bund Thymian
- 5 Knoblauchzehen
- 2 Chilischoten
- etwas Salz, Pfeffer

Die Kartoffeln waschen, trocknen und der Länge nach halbieren. Die Blätter vom Thymian abzupfen und zusammen mit dem Olivenöl, Knoblauch und Chili (Kerne entfernen) fein pürieren. Das Olivenöl zu den Kartoffeln geben, alles mit Salz und Pfeffer würzen und gut vermengen. Die Kartoffeln auf ein Ofenblech geben und bei 220 °C (Ober-/Unterhitze) für etwa 35–45 Minuten backen.

Aioli

Aioli
- 3 Eigelbe
- 50 ml Milch
- 2 Knoblauchzehen
- 250 ml Öl
- 1 EL Paprikapulver
- etwas Salz, Pfeffer, Zitronensaft

Die Eigelbe mit den Knoblauchzehen und der Milch pürieren. Dann nach und nach langsam unter ständigem Pürieren das Öl einlaufen lassen, sodass sich eine Emulsion entwickelt. Wenn die Aioli die gewünschte Konsistenz hat, mit Salz, Pfeffer, Zitronensaft und Paprikapulver abschmecken.

Garnelen Saltimbocca

Garnelen Saltimbocca
- 12 Garnelen, geschält und entdarmt
- 6 Parmaschinkenscheiben
- 12 Salbeiblätter
- 1 Zitrone
- etwas Pfeffer

Die Garnelen mit Zitronensaft beträufeln und pfeffern. 1–2 Salbeiblätter auf die Garnele legen und mit dem Parmaschinken straff umwickeln. Bei 180 °C ca. 10 Minuten im Ofen backen.

Crema Catalana

Crema Catalana
400 ml Sahne
200 ml Milch
100 g Zucker
1 Limone
1 Orange
7 Eigelbe
10 g Speisestärke
etwas brauner Zucker zum Flambieren

Die Schale von den Früchten abreiben und den Saft auspressen. Milch, Sahne, Zucker, Speisestärke und Abrieb+ Saft der Früchte in einem Topf zum Kochen bringen. Unterdessen die Eigelbe trennen und in eine Schüssel geben. Wenn die Milchmasse aufkocht, diese langsam (unter ständigem Rühren) in das Eigelb laufen lassen. Danach in kleinen Auflaufformen gleichmäßig verteilen und bei 120 °C im Ofen im Wasserbad fertig backen.
Aus dem Ofen nehmen, auf Zimmertemperatur abkühlen lassen und im Anschluss mit einer dünnen Zuckerschicht versehen. Mit einem Bunsenbrenner goldbraun flambieren und servieren.

Frische Früchte

Frische Früchte
400 g frische Früchte nach Saison

Die Früchte ganz nach Saison und Geschmack auswählen. Gründlich waschen und dekorativ portionieren.

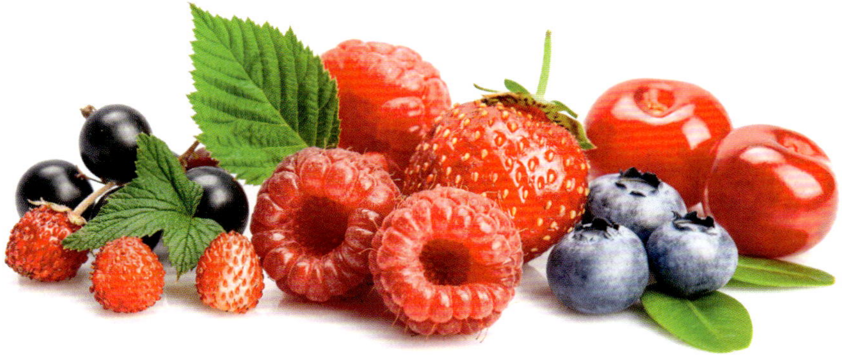

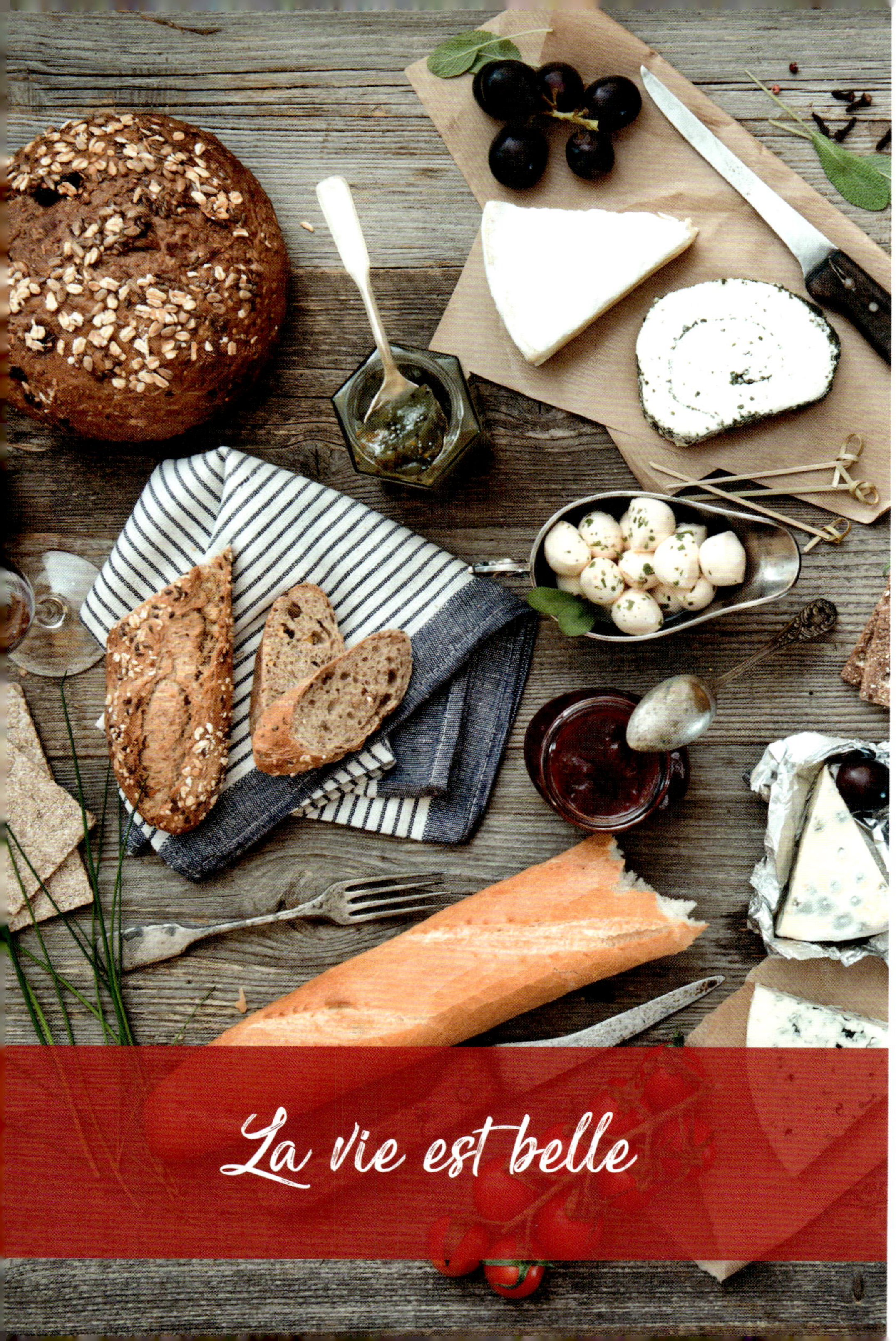

Bouillabaisse von Edelfischen mit Sauce Rouille und ofenfrischem Baguette

55 Minuten | für 4 Personen | Suppe

Bouillabaisse

1	*Dorade o. Ä.*
1	*Red Snapper o. Ä.*
200 g	*Miesmuscheln*
2	*Schalotten*
½	*Lauchstange*
1	*Karotte*
2 EL	*Tomatenmark*
1	*Staudenselleriestange*
2 g	*Safran*
200 ml	*Weißwein*
600 ml	*Fischfond*
2 EL	*Hummerpaste*
etwas	*Olivenöl, Salz, Pfeffer*

Bouillabaisse

Die Dorade und den Red Snapper filetieren. Die Schalotten, Karotte und Staudensellerie schälen und in kleine Würfel schneiden. Den Lauch in feine Ringe schneiden. Die Fischkarkassen, Gemüseabschnitte und Schale zusammen mit Wasser in einem Topf zum Kochen bringen und anschließend etwa 20 Minuten ziehen lassen. Etwas Olivenöl in einen Topf geben und das klein geschnittene Gemüse darin andünsten. Sobald das Gemüse anfängt Farbe zu bekommen, das Tomatenmark und die Hummerpaste dazugeben und mit dem Weißwein ablöschen. Anschließend den Fischfond und den Safran dazugeben und alles für etwa 10 Minuten köcheln lassen, dabei schon einmal mit Salz und Pfeffer abschmecken. D e mundgerecht geschnittenen Fischfilets sowie die Miesmuscheln dazugeben und etwa 8 Minuten köcheln lassen. Zum Ende noch einmal abschmecken. Nach Wunsch und Geschmack kann die Bouillabaisse noch mit einem Schuss Vermouth (z. B. Noilly Prat) abgerundet werden.

Sauce Rouille

1	*Knoblauchzehe*
2	*Paprika, rot*
20 ml	*Olivenöl*
1	*Kartoffel*

Sauce Rouille

Die Paprika vom Strunk und Kerngehäuse befreien und die Hautseite nach oben mit Öl einpinseln. Nun bei 220 °C auf Oberhitze so lange im Ofen rösten, bis die Haut der Paprika schwarze Blasen schlägt. Ein Handtuch mit kaltem Wasser tränken und dieses auf die Paprika legen und 15 Minuten warten (so lässt sich die Haut besser lösen). Die Kartoffel mit Schale gar kochen, anschließend pellen. Die Haut der Paprika entfernen. Die Paprika mit der Kartoffel, etwas Olivenöl und dem Knoblauch zu einer Creme pürieren. Mit Salz und Pfeffer abschmecken.

Baguette
500 g Mehl
300 ml Wasser, lauwarm
1 Stk. Hefe
10 g Salz
2EL Honig
3 EL Olivenöl

Baguette
Den Hefewürfel zusammen mit dem Honig in das lauwarme Wasser geben und sich auflösen lassen. Dann die Flüssigkeit zusammen mit dem Olivenöl und Salz in das Mehl einarbeiten und für etwa 5 Minuten gründlich durchkneten. Denn Teig an einem warmen, nicht zugigem Ort mit einem Tuch bedeckt für etwa 30 Minuten aufgehen lassen, dann noch einmal gut durchkneten und in die gewünschte Form geben. Das Brot nun im Ofen bei 200 °C für etwa 12–14 Minuten backen. Nach Geschmack können dem Brot auch weitere Zutaten wie Kräuter, Körner u. Ä. zugegeben werden.

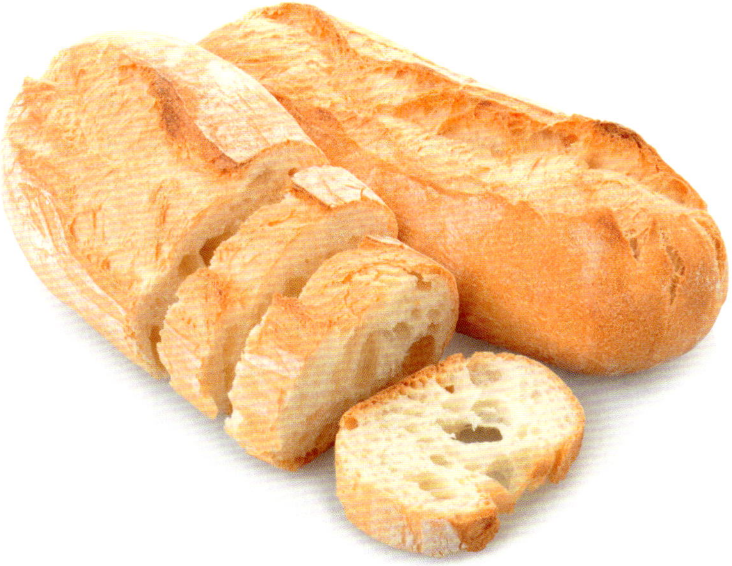

Geschmorte Kalbsbäckchen mit Vichy-Karotten und Pommes Duchesse

1,5 Stunden | für 4 Personen | Hauptspeise

Kalbsbäckchen
8 Kalbsbacken
2 Zwiebeln
½ Selleriestange
½ Lauchstange
2 Karotten
20 g Tomatenmark
500 ml Rotwein
500 ml Brühe
2 Knoblauchzehen
1 Rosmarinzweig
1 Thymianzweig
etwas Limettenöl

Kalbsbäckchen
Möhren, Staudensellerie und Zwiebeln putzen und grob würfeln. Die Kalbsbacken sorgfältig von Fett und Sehnen befreien. Salzen, pfeffern und leicht mit Mehl bestäuben. Das Öl in einem Bräter erhitzen. Die Kalbsbacken hineinlegen und von allen Seiten anbraten. Das Öl abgießen, die Butter dazugeben und die Zwiebeln darin anrösten. Möhren, Sellerie und Tomatenmark dazugeben und mitrösten. Dann das restliche Mehl darüber stäuben und leicht anrösten. Mit dem Rotwein ablöschen. Thymian, Knoblauch und Petersilie dazugeben. Mit 200 ml Brühe auffüllen und im vorgeheizten Backofen 2 Stunden bei 180 °C schmoren.
Das Fleisch aus dem Bräter nehmen und warm stellen. Die Sauce durch ein feines Sieb passieren. Die Speisestärke mit etwas kaltem Wasser anrühren und die Sauce damit binden. Die Kalbsbäckchen mit der Sauce übergießen, anschließend etwas Limettenöl drüber träufeln und servieren.

Vichy-Karotten
400 g Bunte Karotten
50 g Butter
½ Bund Blattpetersilie
Mineralwasser
etwas Salz, Pfeffer, Muskatnuss

Vichy-Karotten
Die bunten Karotten (je nach Saison) schälen und in schräge Scheiben schneiden. Die Butter in einem Topf schmelzen, die Karottenscheiben für einige Minuten darin schwenken, dann etwas Mineralwasser dazu geben und mit geschlossenem Deckel gar kochen. Mit Salz, Pfeffer und etwas Muskatnuss abschmecken. Die in feine Streifen geschnittene Blattpetersilie einrühren.

Pommes Duchesse
500 g Kartoffeln mehlig
50 g Butter
3 Eigelbe
etwas Salz, Pfeffer, Muskatnuss

Pommes Duchesse
Die Kartoffeln schälen und in Salzwasser gar kochen, anschließend abgießen und ausdämpfen lassen, durch eine Kartoffelpresse geben und die Butter sowie zwei Eigelbe einarbeiten und mit Salz, Pfeffer und Muskatnuss würzen. In einen Spritzbeutel geben und mit einer Sterntülle rund aufspritzen. Mit dem letzten Eigelb einstreichen und bei 180 °C etwa 10 Minuten backen.

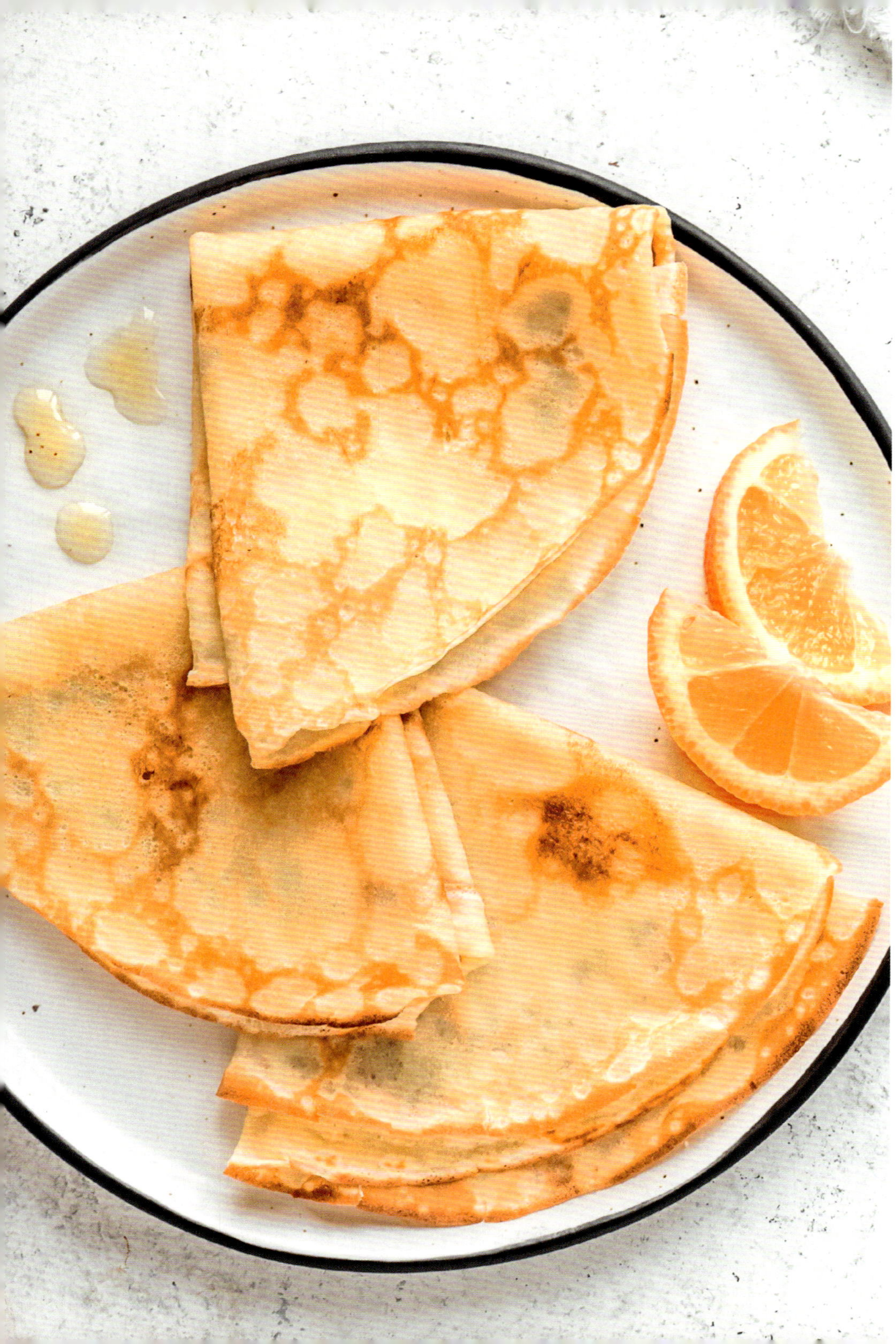

Crêpes Suzette mit Tonkabohnenparfait

1 Stunde | für 6 Personen | Dessert

Crêpes Suzette

250 g	*Mehl*
2	*Eier*
8	*Orangen*
320 ml	*Milch*
150 g	*Zucker*
120 g	*Zucker zum Karamellisieren*
300 ml	*Orangensaft*
50 ml	*Orangenlikör*
1	*Vanilleschote*
3 EL	*Butter*

Crêpes Suzette

Die Vanillestange längs halbieren und das innere Mark herauskratzen. Die Butter in einem Topf verflüssigen. Zwei Orangen waschen und mit Hilfe einer feinen Reibe die äußere, orange Schale abreiben. Alle Zutaten (Mehl, Eier, Orangenschale, Milch, Zucker und Butter) in eine Schüssel geben und mit Hilfe eines Handmixers die Masse vermengen. Zum Durchziehen für ca. 15 Minuten in Kühlschrank stellen. Die Crêpes in einer flachen, heißen beschichteten Pfanne von jeder Seite dünn ausbacken. Herausnehmen, und zu Dreiecken zusammenklappen. Mit Hilfe eines kleinen Messers die Orangen schälen und keilförmig die Filets herausschneiden. Den restlichen Zucker zum Karamellisieren in eine Pfanne geben und goldbraun werden lassen. Mit dem Orangenlikör ablöschen evtl. anzünden und den Orangensaft, das Vanillemark und Schote hineingeben. Für ca. 5 Minuten leicht köcheln lassen. Die Orangenfilets und die Crêpes in die Pfanne geben und nochmal erwärmen. Herausnehmen und servieren.

Tonkabohnenparfait

3	*Eier*
2	*Gelatineblätter*
120 g	*Zucker*
300 g	*Sahne*
3 EL	*Mandellikör*
100 g	*Haselnusskrokant*
2	*Tonkabohnen*

Tonkabohnenparfait

Die Sahne mit Hilfe eines Handmixers cremig schlagen und kaltstellen. Die Eier trennen. Die Tonkabohnen fein reiben. Die Gelatine in kaltem Wasser einweichen. Die Eigelbe, Tonkabohne und den Zucker in eine Schüssel geben und über einem Wasserbad cremig schlagen. Wenn die Eimasse ca. 50 °C erreicht hat, die ausgedrückte Gelatine und den Mandellikör hineingeben und solange weiterrühren bis sich alles miteinander vermengt hat. Die Schüssel mit der Masse vom Wasserbad nehmen und kaltrühren. Die Schüssel mit der Masse vom Wasserbad nehmen und kaltrühren.

Die geschlagene Sahne mit dem Krokant in die Tonkabohnen-Eimasse unterheben und in Förmchen abfüllen. Für ca. 6 Stunden ins Gefrierfach stellen. Wenn das Parfait fest geworden ist, herausnehmen und servieren.

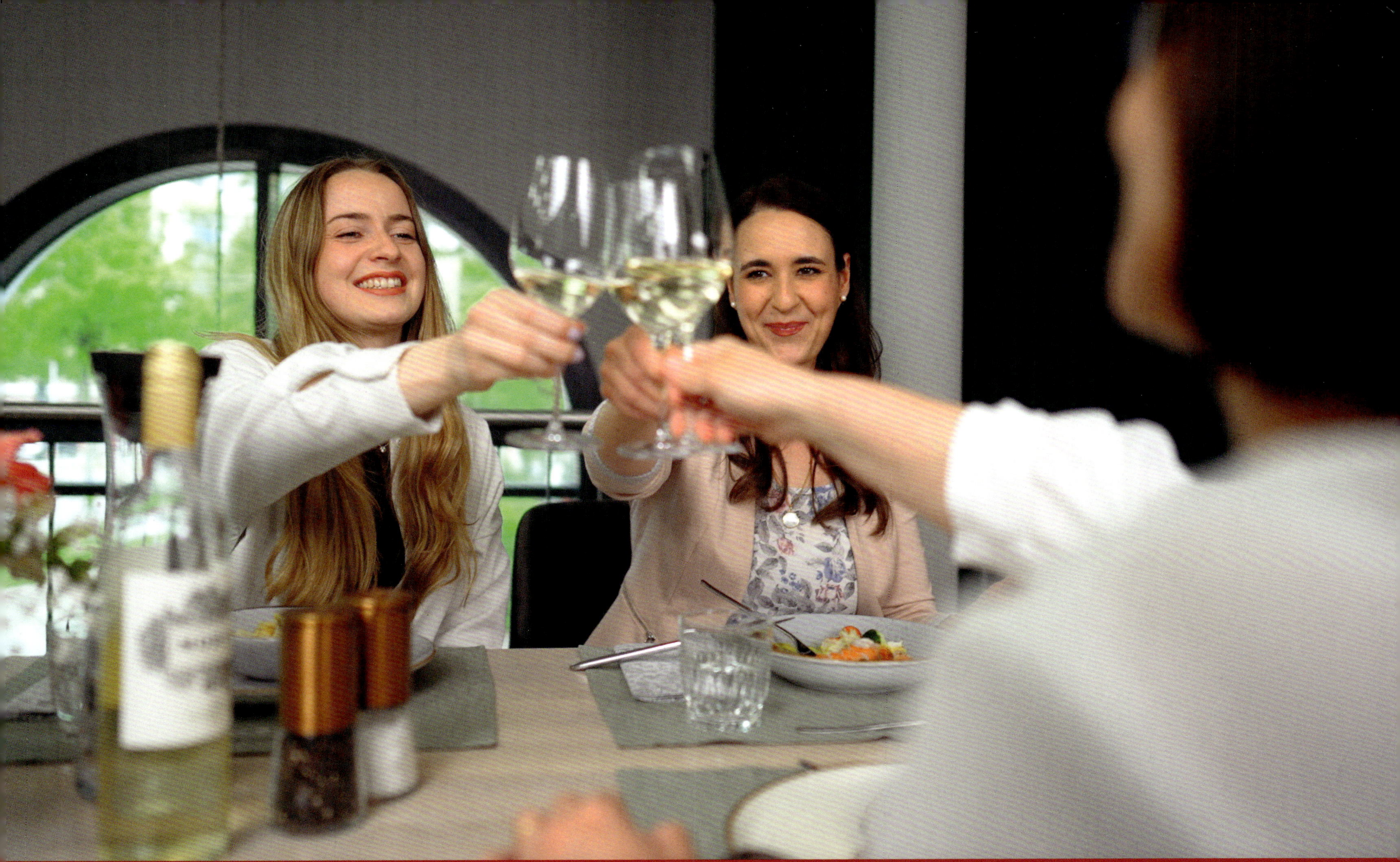

Küchenparty

Die LACOCINA Küchenparty vereint Essengehen und Ausgehen in einer Veranstaltung. Live-Cookings, Gin und Whisky Tastings, Cocktails und erlesene Weine so viel Sie mögen, dazu stimmungsvolle Live-Musik und kommunikative Atmosphäre.

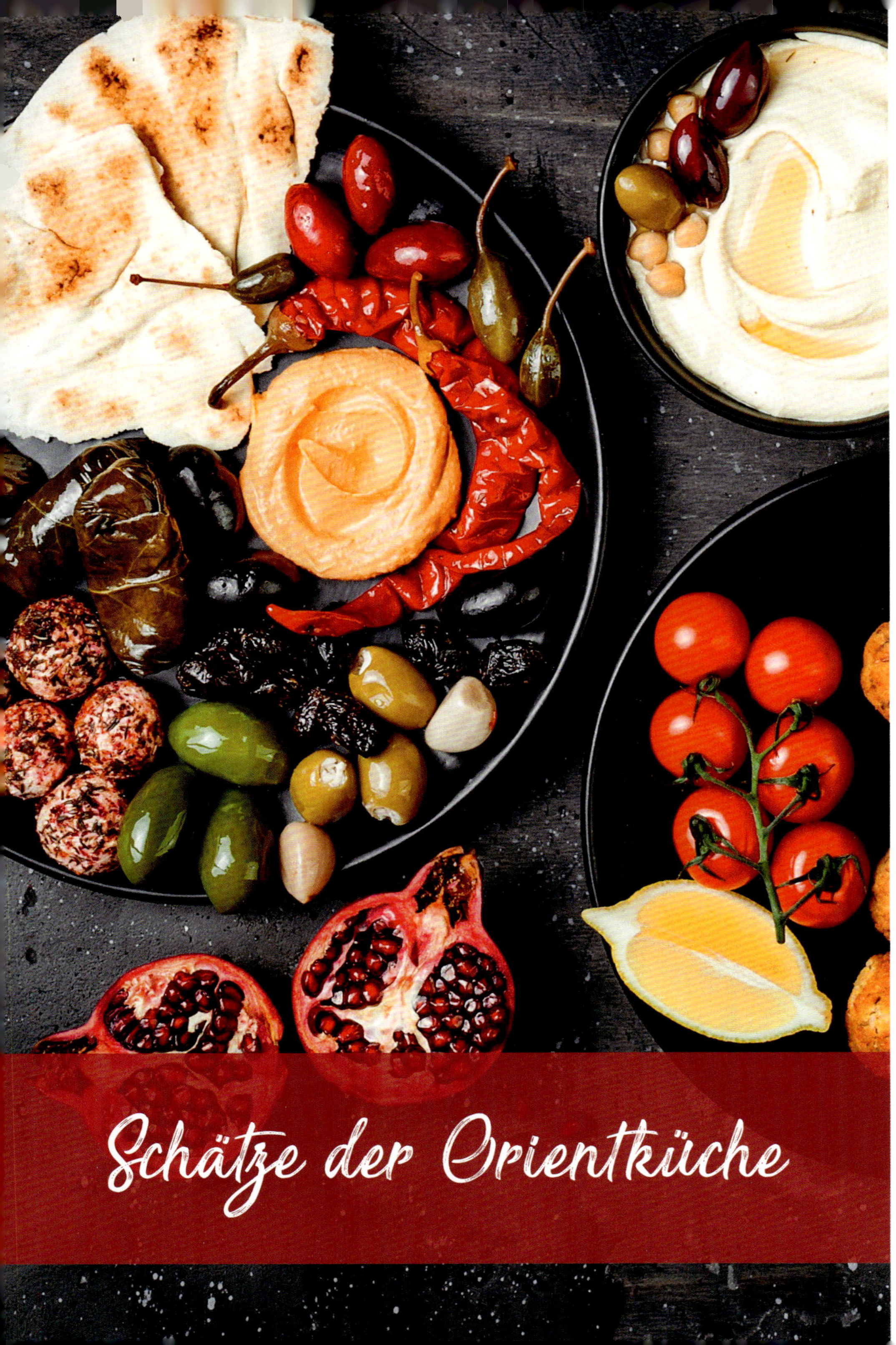

Mezzevariation

60 Minuten | für 4 Personen | Vorspeise

Baba Ganusch

1	*Aubergine*
½ Bund	*Petersilie*
3	*Rosmarinzweige*
3	*Thymianzweige*
2	*Knoblauchzehen*
50 ml	*Olivenöl*
etwas	*Salz, Pfeffer, Kreuzkümmel*

Baba Ganusch

Die Auberginen längs halbieren und rautenförmig einritzen. Knoblauch pellen und fein hacken. Die Kräuter abzupfen. Rosmarin, Thymian und Knoblauch mit dem Olivenöl vermengen und auf die eingeritzte Seite der Aubergine pinseln. Salzen und bei 140 °C circa 45 Minuten im Ofen backen. Nach kurzer Abkühlphase das Innere der Aubergine mit einem Löffel auskratzen und hacken, bis eine dicke Masse entsteht. Mit Salz, Pfeffer, Kreuzkümmel und der fein gehackten Petersilie abschmecken.

Fladenbrot

500 g	*Mehl*
300 ml	*lauwarmes Wasser*
1	*Hefewürfel*
3 EL	*Olivenöl*
1 TL	*Zucker*
etwas	*Salz*

Fladenbrot

Hefe, Wasser und Zucker in eine mittelgroße Schüssel geben. Für 5 Minuten an einen warmen Platz stellen, bis sich Bläschen bilden. Mehl, Hefemischung und Öl mit den Händen zu einer Kugel kneten. Den Teig auf ein gut bemehltes Brett setzen und kneten, bis er sich glatt und elastisch anfühlt. Den Teig in eine sorgfältig geölte Schüssel legen, mit Klarsichtfolie abdecken und ein sauberes Küchentuch darüber legen. Die Schüssel für 20 Minuten an einen warmen Platz stellen, bis der Teig sein Volumen beinahe verdoppelt hat. Den Teig noch einmal durchkneten und in zwölf Stücke gleicher Größe teilen. Jedes Stück zu einem 5 mm dicken Fladen ausrollen. Die Fladen auf gefettete Backbleche legen und gut mit Wasser bestreichen. Noch einmal 20 Minuten gehen lassen. Den Backofen auf 250 °C (Gasherd Stufe 6) vorheizen. Falls die Fladen austrocknen, noch einmal mit Wasser bestreichen. Dann 4–5 Minuten backen. Pita-Brot sollte weich und hell, leicht aufgebläht und innen hohl sein.

Falafel mit Minz-Joghurtdip

200 g	Kichererbsen, Dose
25 g	Pankow
1	Zwiebel
2	Knoblauchzehen
½ Bund	Petersilie
1 TL	Backpulver
2 EL	Mehl
500 ml	Öl zum Frittieren
etwas	Salz, Pfeffer, Zucker, Kreuzkümmel, Koriander

Minz-Joghurtdip

200 g	Joghurt
½ Bund	Minze
1	Knoblauchzehe
etwas	Salz, Pfeffer, Zucker, Garam Masala, Chilipulver

Hummus

250 g	Kichererbsen, Dose
3	Knoblauchzehen
100 ml	Olivenöl
1	Zitrone (Schale + Saft)
2 EL	Tahina
	Salz, Pfeffer, Zucker

Falafel mit Minz-Joghurtdip

Die Kichererbsen gut abtropfen lassen. Zwiebel und Knoblauch schälen und grob zerkleinern. Petersilie waschen und die Blättchen abzupfen. Pankow, Zwiebel, Knoblauch, Petersilie und Kichererbsen im Mixer fein zerkleinern. Das Püree mit Koriander, Kreuzkümmel, Pfeffer und Salz abschmecken und mit Mehl und Backpulver verkneten. Aus dem Teig walnussgroße Bällchen formen. Das Öl zum Frittieren erhitzen. Es ist heiß genug, wenn an einem hölzernen Kochlöffelstiel, den man ins Fett hält, viele Bläschen aufsteigen. Die Falafel darin portionsweise in 4–5 Minuten goldbraun frittieren. Jeweils auf einer dicken Lage Küchenpapier abtropfen lassen.

Minz-Joghurtdip

Alle Zutaten in ein hohes Gefäß geben und mit dem Stabmixer pürieren. Die recht flüssige Konsistenz ist so gewollt. Bitte gekühlt servieren.

Hummus

Die Kichererbsen gut abtropfen lassen. Knoblauch schälen und grob zerkleinern. Kichererbsen und Knoblauch in der Hälfte vom Olivenöl anschwitzen. Die warmen (nicht mehr heißen) Kichererbsen mit der Tahina, dem Olivenöl, Zitronensaft und Abrieb pürieren und mit Salz, Pfeffer und Zucker abschmecken. Insidertipp vom Profikoch: Zunächst muss man sagen, dass man natürlich auch frische Kichererbsen verwenden kann. Dies dauert mit Einweich- und Kochzeit natürlich länger. Der Geschmacksunterschied ist meiner Meinung nach nicht so groß, als dass es sich lohnt. Mein Vater sagte mir, dass sie es in Damaskus auch schon mit Kichererbsen aus der Dose gemacht haben. Man muss einfach darauf achten, dass die Kichererbsen in der Dose von guter Qualität sind.

Tabouleh

1 Bund	Petersilie
25 g	Couscous
2	Knoblauchzehen
1	Tomate
40 ml	Gemüsebrühe
1	Zitrone (Schale und Saft)
50 ml	Olivenöl
	Salz, Pfeffer, Curcuma

Tabouleh

Couscous mit Curcuma in etwas Olivenöl anschwitzen, dann mit der Gemüsebrühe ablöschen und ca. 10 Minuten abgedeckt quellen lassen. Tomaten vierteln, entkernen und in feine Würfel schneiden. Petersilie und Knoblauch zupfen/schälen und grob zerhacken. Mit den Tomatenwürfeln und abgekühltem Couscous in eine Schüssel geben, den Abrieb und Saft der Zitronen dazugeben und mit Olivenöl, Salz und Pfeffer abschmecken.

Geschmortes Pamye mit Rindfleisch, Okraschoten und Tomaten, dazu locker würziger Safran-Glasnudelreis

60 Minuten | für 4 Personen | Hauptspeise

Pamye mit Rindfleisch
600 g Rinderhüfte
400 g Okraschoten
½ l Passierte Tomaten
2 Schalotten
1 Chilischote
1 TL Kreuzkümmel
1 TL Summac
2 TL Paprikapulver
½ TL Zimtpulver
½ TL Cayennepfeffer
etwas Salz, Pfeffer

Safran-Glasnudelreis
200 g Jasminreis
100 g dünne Suppennudeln
500 ml Gemüsebrühe
4 EL Olivenöl
0,2 g Safran
etwas Salz, Pfeffer

Frittierter Blumenkohl
1 Blumenkohl
½ Bund Petersilie
100 ml Olivenöl
2 Zitronen (Abrieb + Saft)
½ Bund Frühlingslauch
1 TL Razel Hanout
250 ml Öl zum Frittieren
etwas Salz, Pfeffer

Pamye mit Rindfleisch

Rinderhüfte in Würfel schneiden. Den Stiel bei den Okraschoten abschneiden und in mundgerechte Stücke schneiden. Schalotten pellen, würfeln und mit der Rinderhüfte und Gewürzen scharf anbraten. Die Chilischote kleinhacken und mit den passierten Tomaten zum gebratenen Fleisch geben. Salzen und pfeffern und abgedeckt bei mittlerer Hitze ca. 1 Stunde schmoren. Die Okraschoten dazugeben und für weitere 30 Minuten schmoren. Erneut abschmecken und servieren.

Safran-Glasnudelreis

Die Suppennudeln in Olivenöl anbraten, bis sie goldbraun sind und wieder herausnehmen. Den Reis gut waschen und mit der Gemüsebrühe und Safran gar kochen. Die Nudeln wieder dazugeben und mit Salz und Pfeffer abschmecken.

Frittierter Blumenkohl

Den Blumenkohl in mundgerechte Röschen zerteilen und im heißen Öl ca. 4–5 Minuten frittieren. Die Petersilie hacken, den Frühlingslauch in feine Ringe schneiden und zusammen mit dem Olivenöl, Razel Hanout, Zitronensaft und Abrieb in einer Schüssel vermengen, mit Salz und Pfeffer würzen und den frittierten Blumenkohl in der Ölmischung schwenken.

Baklava mit cremigem Datteleis

60 Minuten | für 4 Personen | Dessert

Baklava
450 g Filouteig
250 g Butter
200 g Zucker
125 g Honig
150 ml Wasser
75 g Pistazien, gehackt
150 g Walnüsse, gehackt
100 g Mandeln, gemahlen

Baklava

Mandeln, Walnüsse, Haselnüsse und 50 g Pistazien mit 4 EL Zucker und dem Zimt mischen. Die Butter schmelzen und abkühlen lassen. Eine ofenfeste Backform mit Butter einfetten und den Backofen auf 200 °C (Umluft 180 °C) vorheizen. Alle Teigblätter aufeinander legen, dann die ofenfeste Backform umgedreht auf die Teigblätter legen und mit einem scharfen Messer einmal um die Form schneiden. Die ausgeschnittenen Teigblätter mit Butter einpinseln und nacheinander in die Form legen. In der Regel hat man um die 20 Teigblätter in einer Packung. Nach ca. 5 Teigblättern (ist variierbar) 1/3 der Nussmischung darauf verteilen. Wieder 5 Teigblätter auflegen, dann Nussmischung und dies noch mal wiederholen. Die restlichen Teigblätter darauf legen. Mit einem scharfen Messer zu einem Rautenmuster oder zu Rechtecken schneiden. Mit der restlichen Butter bestreichen und in ca. 25 Minuten (beobachten!) goldbraun backen. Während der Backzeit 150 ml Wasser mit dem Honig und dem restlichen Zucker in ca. 10 Minuten zu einem Sirup kochen. Danach einen Spritzer Zitronensaft (aber nicht zu viel) einrühren und abkühlen lassen. Das Baklava aus dem Ofen nehmen, ca. 5 Minuten stehen lassen und dann mit dem Sirup übergießen. Die restlichen Pistazien darüber streuen und weiter abkühlen lassen.

Datteleis
250 g Joghurt
250 ml Sahne
12 Datteln
3 EL Honig
1 Prise Kardamom

Datteleis

Zuerst sollten die Datteln so klein wie möglich gehackt werden, damit sie später ihren vollen Geschmack in der kalten Nachspeise entfalten können. Anschließend werden sie in der kalten Sahne püriert. Dann den Honig und den Kardamom unter die Dattelsahne mengen und unter leichtem Rühren langsam erwärmen. Die Flüssigkeit darf nicht kochen. Der Topf mit der süßen Flüssigkeit wird anschließend auf die Schüssel mit den Eiswürfeln gestellt und um den Joghurt bereichert. In einer Eismaschine gefrieren lassen.

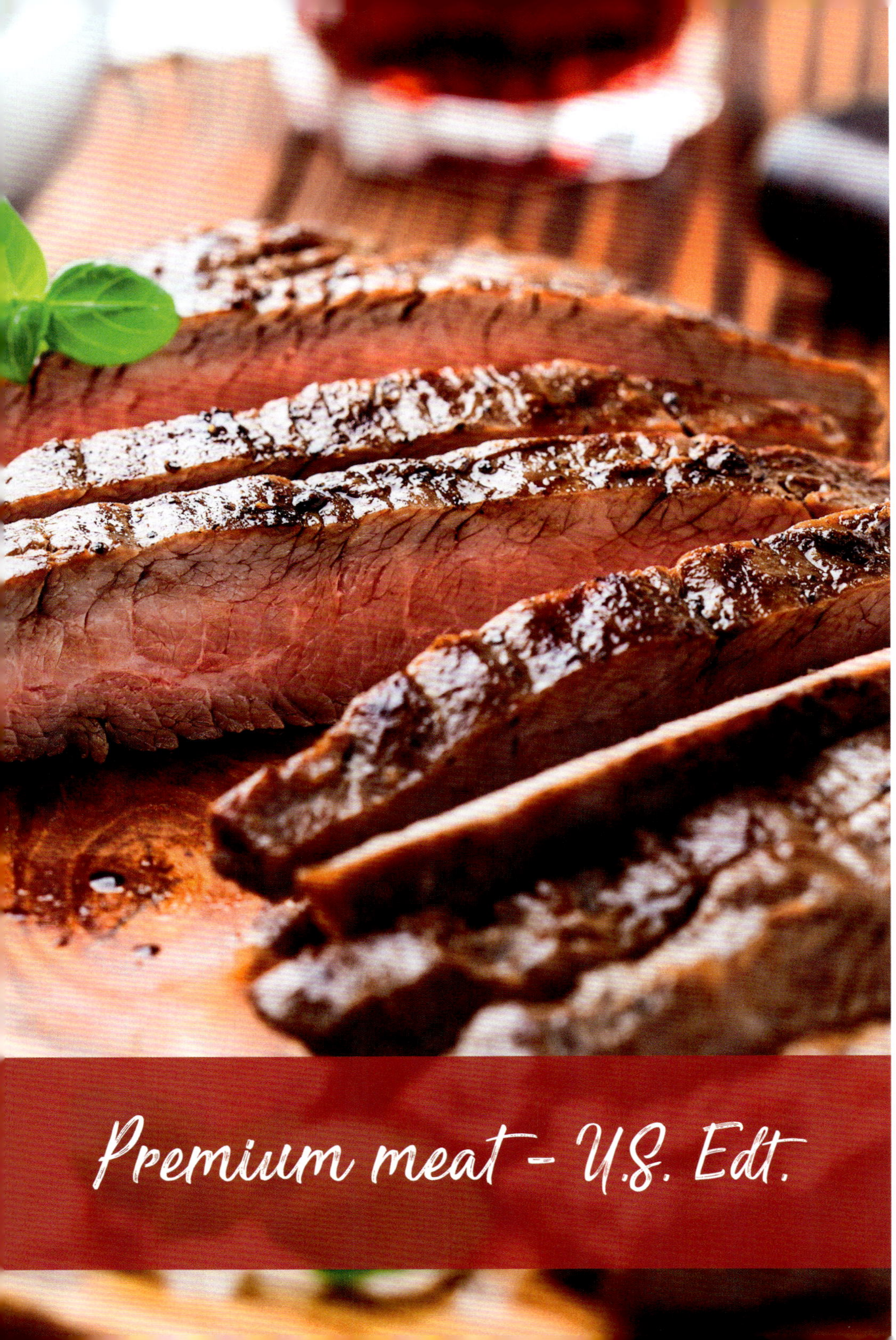

Ultimative Beef Sandwich LaCocina Style

60 Minuten | für 4 Personen | Vorspeise / Snack

Sandwich und Beef

12	*Sandwichscheiben nach Wahl*
400 g	*Rindfleisch zum rosa braten*
5 g	*geräuchertes Paprikapulver*
Salz	*Salz und Pfeffer*

Caesardressing

3	*Eigelbe*
1 TL	*Senf*
2	*Sardellenfilets*
5	*Kapern mit etwas Flüssigkeit*
1 TL	*Paprikapulver*
80 ml	*Pflanzenöl*
60 g	*Parmesan*
1	*Knoblauchzehe*
2	*Köpfe Römersalat*

Cinnamon-Bacon

8	*Bacon in Scheiben*
20 g	*Zucker*
5 g	*Zimt*

Avocadocreme

1	*Avocado*
1	*Limette*
½	*Knoblauchzehe*
etwas	*Salz und Pfeffer*

Sandwich und Beef: Für das Sandwich am besten die großen U.S. Sandwichscheiben wählen (Weizen oder Vollkorn). Für das Beef ein Fleisch auswählen, das sich gut zum Kurzbraten eignet (Roastbeef, Entrecote, Filet, Flanksteak, Hüfte). Das gewählte Fleischstück von überschüssigem Fett (ein wenig kann am Fleisch verbleiben, da es das Stück saftig hält und den Eigengeschmack hebt) und von Sehnen / Silberhäuten befreien. In einer Pfanne kräftig, rundherum anbraten. Das Fleisch kräftig mit Salz und Pfeffer würzen und mit dem geräucherten Paprikapulver einreiben. Nun im Ofen bei 90 °C bis zu einer Kerntemperatur von 55 °C garen (etwa 60 Minuten) und im Anschluss für etwa 5 Minuten ruhen lassen (hierbei nimmt das Fleisch die durch das Garen ausgetretene Flüssigkeit wieder auf und ist besonders saftig). Das Fleisch vor dem Servieren in dünne Tranchen/Scheiben schneiden.

Caesardressing: Alle Zutaten außer Öl und Parmesan in einem Mixer pürieren, dann nach und nach das Öl, anschließend den fein geriebenen Parmesan dazugeben. Mit Salz und Pfeffer abschmecken. Den Römersalat der Länge nach halbieren und in feine Streifen schneiden, diese mit dem Caesardressing marinieren (so bekommt der Salat etwas Bindung und bleibt besser auf dem Sandwich).

Cinnamon-Bacon: 1 EL Zucker mit 1 TL Zimt mischen und den Bacon darin wenden. Den Bacon im vorgeheizten Ofen bei 140 °C etwa 15 Minuten lang knusprig ausbacken.

Avocadocreme: Die Avocado halbieren, den Stein entfernen und das Fruchtfleisch in eine Schüssel geben. Die halbe Knoblauchzehe dazu pressen. Die Schale der Limette dünn abreiben und den Saft dazu pressen, dann alles mit einer Gabel fein zerstampfen. Mit Salz und Pfeffer würzen.

Balsamico Zwiebeln

2	rote Zwiebeln
50 g	Zucker
100 ml	Rotwein
20 ml	Aceto Balsamico
2	Thymianzweige

Tomatenmarmelade

200 g	Kirschtomaten
60 ml	mildes Olivenöl
2 Zweige	Rosmarin / Thymian
40 g	Puderzucker
100 ml	Weißwein

Balsamico Zwiebeln: Die Zwiebeln schälen, halbieren und in feine Ringe schneiden. Den Zucker in einem Topf zu Karamell schmelzen. Die Zwiebeln dazugeben, gut durchrühren, mit dem Rotwein ablöschen, den Thymian zufügen und alles einkochen lassen, bis die Flüssigkeit komplett verkocht ist. Nun den Aceto Balsamico dazugeben und diesen ebenfalls einkochen lassen.

Tomatenmarmelade: Die Kirschtomaten auf ein mit Backpapier ausgelegtes Ofenblech geben. Das milde Olivenöl (warm gepresstes) zusammen mit den Blättern vom Rosmarin und Thymian pürieren und die Kirschtomaten damit einstreichen. Nun bei 160 °C backen, bis die Haut aller Kirschtomaten aufgeplatzt ist, dann mit dem Puderzucker bestreuen und weiter backen, bis der Zucker leicht gebräunt ist. Die Kirschtomaten in einen Topf geben und mit einem Kartoffelstampfer pressen. Weißwein dazugeben und alles ca. 10 Minuten köcheln lassen.

Zusammensetzen des Ultimative Beef Sandwich:
Die Toastbrotscheiben toasten. Die untere Scheibe mit der Acocadocreme bestreichen, darauf einige dünne Scheiben Beef geben und den mit dem Caesar-Dressing marinierten Römersalat darauf verteilen. Dann die nächste Scheibe vom Toastbrot mit der Tomatenmarmelade und Beef belegen, dann den Cinnamon-Bacon und die Balsamico Zwiebeln darauf geben. Mit der letzten Scheibe Toast belegen, mit zwei Holzspießen fixieren und schräg halbieren. Das Sandwich nun auf dem Teller anrichten und mit den karamellisierten Kirschtomaten sowie etwas Salat mit Caesar-Dressing dekorieren.

U. S. Flanksteak, kräftige Schalottensauce mit knackiger Gemüsepfanne und Süßkartoffelgratin

40 Minuten | für 4 Personen | Hauptspeise

U. S. Flank Steak

800 g	Flank Steak
etwas	Rosmarin/ Thymian

Schalottensauce

400 g	Schalotten
3 EL	Butter
750 ml	guter Rotwein
3	Lorbeerblätter
10	Wacholderbeeren
300 ml	Jus
etwas	Salz, Pfeffer, Muskat

Gemüsepfanne

300 g	Gemüse nach Wahl und Saison
2	Rote Zwiebeln
100 ml	Gemüsebrühe
50 g	Butter
	Kräuter der Provence
1	Knoblauchzehe
etwas	Salz, Pfeffer, Zucker

Süßkartoffelgratin

2	Süßkartoffeln
3	Kartoffeln
1	Knoblauchzehe
150 ml	Sahne
100 g	Parmesan
etwas	Salz, Pfeffer, Muskat

U. S. Flank Steak
Das U. S. Flank Steak von eventuellen Sehnen befreien, das Fett darf bleiben, da es beim Garen schmilzt und das Fleisch saftig hält. Das Flank mit Salz würzen und kräftig von allen Seiten in der Pfanne anbraten. Das Fleisch pfeffern und mit den Kräutern auf ein Backblech geben. Bei 120 °C, ca. 20–30 Minuten garen. Kurz ruhen lassen und dann in Tranchen schneiden.

Schalottensauce
Die Schalotten in feine Würfel schneiden und anschließend in Butter glasig, ohne Farbe, anschwitzen. Nun die Gewürze zufügen. Dann mit dem Rotwein auffüllen und langsam solange köcheln lassen, bis die Zwiebeln nur noch bedeckt sind. Die Jus zufügen und abschmecken. Zum Schluss die Gewürze entnehmen und nochmals abschmecken.

Gemüsepfanne
Das Gemüse waschen, schälen und in mundgerechte Größe schneiden. Die roten Zwiebeln und den Knoblauch fein würfeln, in etwas Öl glasig anschwitzen, dann nach und nach je nach Härtegrad und Gardauer das Gemüse dazugeben, anbraten und mit der Gemüsebrühe aufgießen. Circa 10 Minuten köcheln lassen und dann die Kräuter der Provence und die Butter dazugeben und mit Salz, Pfeffer und Zucker abschmecken.

Süßkartoffelgratin
Die Sahne mit Knoblauch und Gewürzen abschmecken. Süßkartoffeln und Kartoffeln schälen, halbieren, in Scheiben schneiden und abwechselnd auf ein Backblech schichten und mit der aufgekochten Sahne übergießen. Die Kartoffeln mit Parmesan bestreuen. Bei 180 °C für 35 Minuten backen.

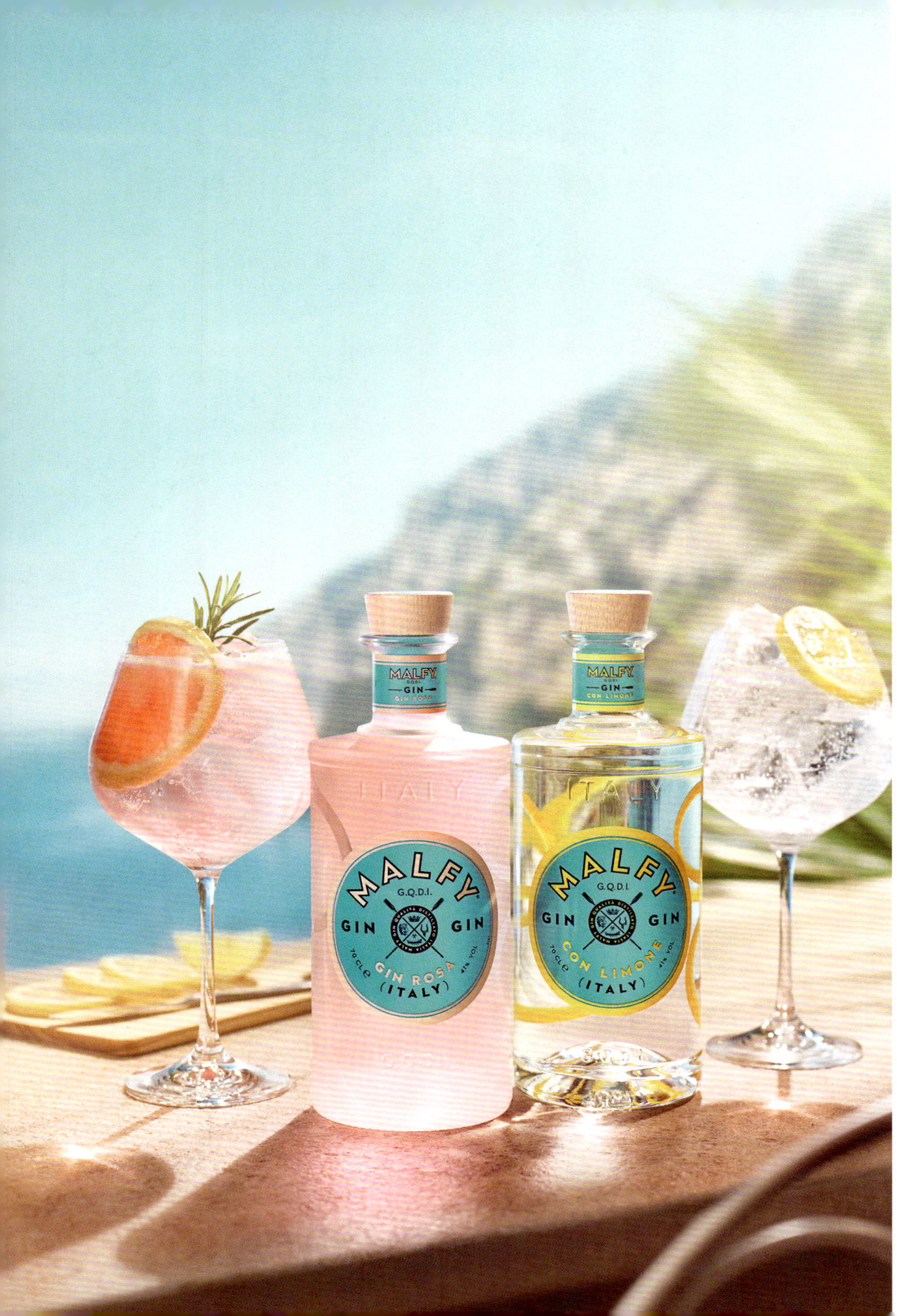

Weißer Schokoladen-Brownie mit karamellisierten Walnüssen und marinierten Beeren

30 Minuten | für 6 Personen | Dessert

Weißer Schokoladen-Brownie

125 g	*Butter*
250 g	*weiße Schokolade, gehackt*
80 g	*Mandeln, gehackt*
2	*Eier*
170 g	*Zucker, braun*
150 g	*Mehl*
1 TL	*Backpulver*
etwas	*Salz, Vanille, Orangenschale*

Weißer Schokoladen-Brownie

175 g der gehackten Schokolade und der gehackten Mandeln beiseitestellen. Die restliche Schokolade mit der Butter im Wasserbad schmelzen.Zucker, Salz und Eier schaumig schlagen, dann die Schoko-Buttermasse unterrühren. Nach Geschmack Orangenschale und Vanillepaste hinzufügen. Mehl mit dem Backpulver mischen und unter die Eiermasse rühren. Dann die Schokoladen-Nuss-Masse unterheben. Eine Back- oder Auflaufform (ca. 20×30 cm) fetten und den Teig gleichmäßig darin verteilen. Bei 180 °C ca. 30 Minuten backen. Der Kuchen soll außen fest sein und innen noch etwas „matschig". Auskühlen lassen und dann in ca. 12 Stücke schneiden.

Karamellisierte Walnüsse

150 g	*Walnüsse*
75 ml	*Wasser*
150 g	*Zucker*
etwas	*Zimt/Vanille*

Karamellisierte Walnüsse

Alle Zutaten unterrühren in einem Topf köcheln lassen, bis die Masse zäh wird, dann nicht mehr rühren und etwas Hitze wegnehmen, bis der Zucker wieder körnig wird. Nun unterrühren weiter erwärmen, bis der Zucker sich um die Nüsse gelegt hat, dann auskühlen lassen.

Marinierte Beeren

200 g	*Beeren nach Saison*
20 g	*Zucker*
etwas	*Beerengeist*

Marinierte Beeren

Die Beeren ganz nach Geschmack und Saison auswählen. Je nach Süße der Beeren die Zuckermenge variieren und mit einem guten Schluck Beerengeist abschmecken.

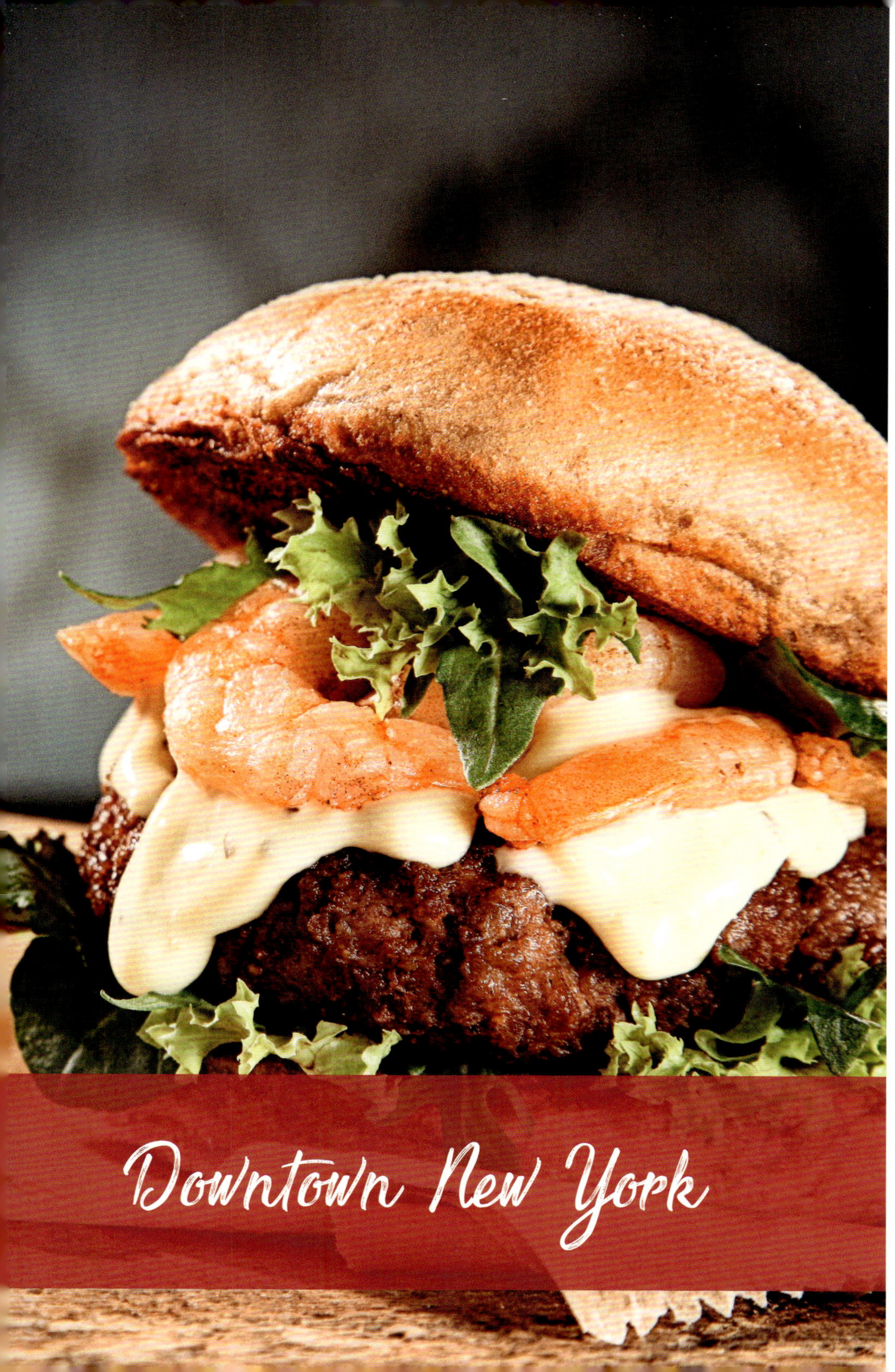

Downtown New York

60 Minuten | für 6 Personen | Alle an einen Tisch

Selbstgemachte Buns

20 g frische Hefe
1 kg Weizenmehl
50 g Zucker
2 TL Salz
6 Eier
260 g weiche Butter
2 Eigelbe
4 EL Sahne
2 TL Zatar (orientalische Gewürzmischung)

Selbstgemachte Buns

Die Hefe in 500 ml lauwarmes Wasser bröckeln und auflösen. Mehl, Zucker, Salz und das Hefewasser in eine Rührschüssel geben und mit den Knethaken des Handrührgeräts zu einem glatten Teig verkneten. Diesen abgedeckt bei Raumtemperatur 15 Minuten gehen lassen. Dann separat die 6 Eier aufschlagen und zusammen mit der Butter und dem restlichen Mehl zum Teig geben. Den Schüsselinhalt mit den Knethaken des Handrührgeräts zu einem geschmeidigen Teig verarbeiten, in 12 gleich große Portionen teilen und diese mit bemehlten Händen wie Pizzateig zu sehr festen Kugeln formen. Die Kugeln auf ein mit Sonnenblumenöl eingefettetes Backblech legen und zugedeckt bei Raumtemperatur mindestens 1 Stunde gehen lassen. In der Zwischenzeit den Backofen auf 180 °C vorheizen. Eigelb mit Sahne und Zatar verrühren und die Buns damit bestreichen. Die Buns im heißen Ofen (Mitte) ca. 15 Minuten goldgelb backen. Anschließend aus dem Ofen holen und auf einem Kuchengitter lauwarm abkühlen lassen.

Waldorfsalat mit Cranberrys

200 g Sahnejoghurt
60 ml Orangensaft
etwas Salz, Pfeffer
8 EL Walnusskerne
4 EL getrocknete Cranberrys
2 mittelgroße Sellerieknollen
2 Äpfel

Waldorfsalat mit Cranberrys

Den Joghurt zusammen mit dem Orangensaft in eine Schüssel geben, verrühren und mit Salz und Pfeffer würzen. Die Walnüsse und Cranberrys grob hacken. Den Knollensellerie putzen und schälen. Die Äpfel waschen, vierteln und vom Kerngehäuse befreien. Sellerie und die Apfelviertel sehr grob raspeln und unter die Joghurtsauce mischen. Nüsse und Cranberrys untermischen und den Salat im Kühlschrank durchziehen lassen. Den Waldorfsalat noch einmal kräftig durchmischen und bei Bedarf nochmals mit Salz und Pfeffer abschmecken. Auf einer Platte anrichten und auf den Tisch stellen, fertig.

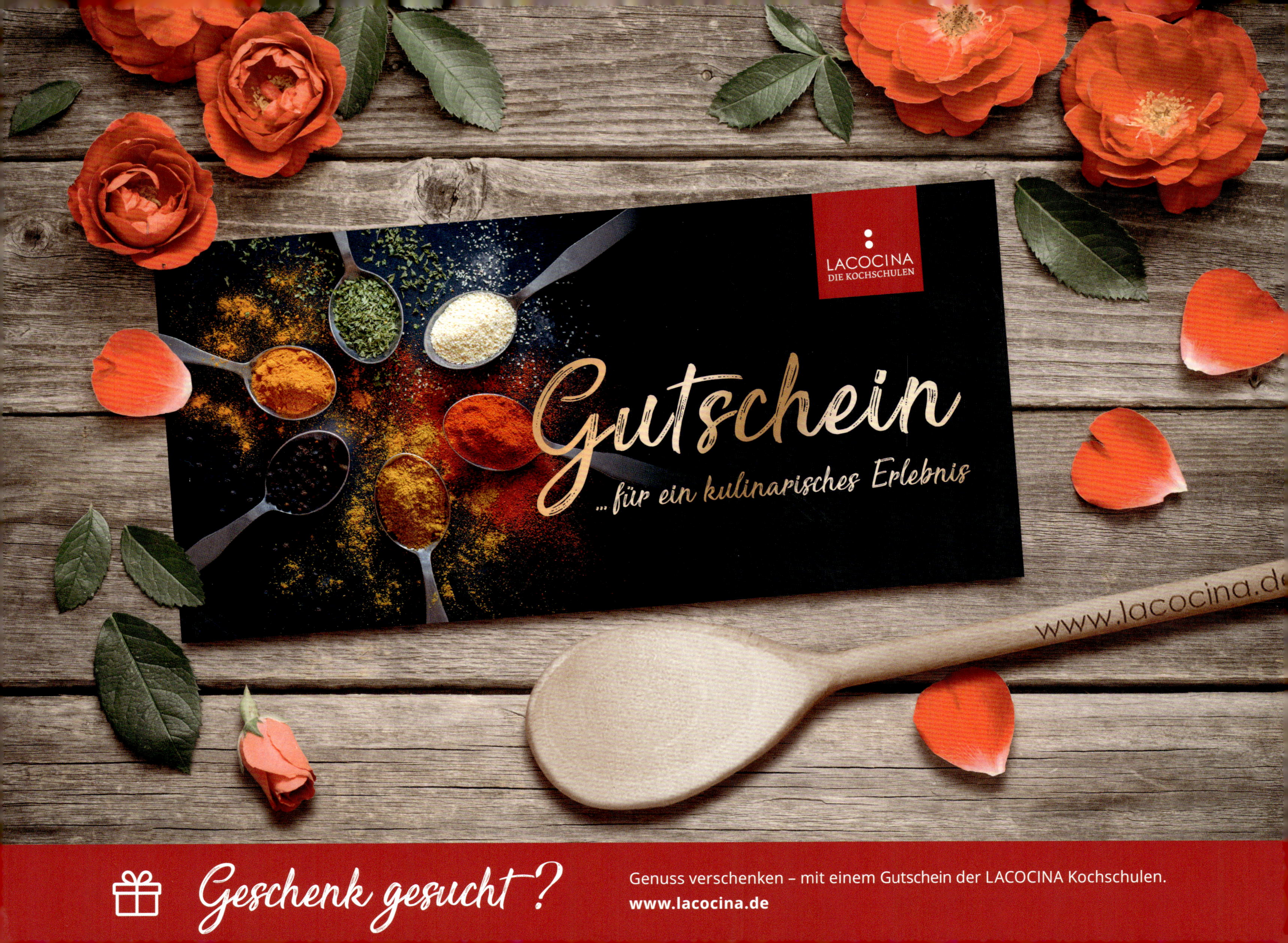
LACOCINA
DIE KOCHSCHULEN
Gutschein
... für ein kulinarisches Erlebnis
www.lacocina.de
Geschenk gesucht?
Genuss verschenken – mit einem Gutschein der LACOCINA Kochschulen.
www.lacocina.de

New York Beef Burger mit Bacon

New York Beef Burger mit Bacon

Tomatenkonfitüre:
5 Schalotten
3 Knoblauchzehen
2EL Sonnenblumenöl
220 g brauner Zucker
50 g Tomatenmark
110 ml Rotweinessig
½ Bund Basilikum
1,2 kg große, reife Tomaten
etwas Salz, Pfeffer

Belag:
2 reife Tomaten
¼ Salatgurke
1 rote Zwiebel
2 Römersalatherzen
900 g Rinderhackfleisch
12 Baconscheiben
6 Cheddar Käse in Scheiben
etwas Salz, Pfeffer

Für die Tomatenkonfitüre den Backofen auf 200 °C vorheizen. Schalotten und Knoblauch schälen und in Streifen schneiden. Öl in einem Topf erhitzen und Zwiebeln und Knoblauch darin glasig dünsten. Zucker und Tomatenmark dazugeben und 5 Minuten unter ständigem Rühren bei mittlerer Hitze karamellisieren, mit dem Essig ablöschen und 5 Minuten offen köcheln lassen. Den Herd ausschalten und den Topf von der Platte ziehen. Das Basilikum waschen und die Blätter abzupfen. Tomaten waschen, von den Stielansätzen befreien, kreuzweise einschneiden, auf einem mit Backpapier belegten Backblech verteilen, im heißen Ofen (Mitte) 40 Minuten rösten, dann samt der Garflüssigkeit zum Karamell geben und aufkochen. Basilikumblätter dazugeben, Konfitüre pürieren, salzen und pfeffern. Die Burger-Buns wie beschrieben vorbereiten. Für den Belag Tomaten waschen, von den Stielansätzen befreien und in Scheiben schneiden. Gurke und Zwiebel schälen und in Scheiben schneiden. Salatherzen in Blätter zupfen, diese waschen und trocken schleudern. Alle Belagzutaten separat im Kühlschrank lagern.

Für die Pattys das Hackfleisch salzen und pfeffern, in sechs gleich große Kugeln teilen und diese ca. 5 Minuten mit den Händen kneten. Dann jede Kugel zu einem Patty flach drücken. Eine große ofenfeste Pfanne stark erhitzen und die Baconscheiben darin in ca. 2 Minuten auslassen. Bacon an den Rand schieben und die Pattys im Bratfett auf jeder Seite ca. 2 Minuten anbraten. Je eine Scheibe Bacon und Käse auf jedes Patty legen und die Pfanne 5 Minuten in den noch warmen Ofen stellen. Die warmen Buns halbieren, beide Hälften dick mit der Tomatenkonfitüre bestreichen. Untere Bun-Hälften mit je zwei Salatblättern, je einem Patty, je zwei Tomaten-, Gurken- und Zwiebelscheiben belegen und die Bun-Deckel auflegen. Diese mit je 1 Holzspieß fixieren.

Chicken Caesar Star mit Parmesan

Chicken Caesar Star mit Parmesan

Caesar's Mayo:
1 Zitrone
3 zimmerwarme Eier
3 EL Weißweinessig
3 TL mittelscharfer Senf
12 Sardellen
750 ml Sonnenblumenöl
etwas Salz, Pfeffer

Belag:
2 reife Tomaten
¼ Salatgurke
1 rote Zwiebel
2 Römersalatherzen
600 g Hähnchenbrustfilet
2 EL Sonnenblumenöl
200 g Parmesan
etwas Salz, Pfeffer

Die Zitrone auspressen. Die Eigelbe in einen hohen Rührbecher geben. Essig, Senf und die Sardellen samt dem Öl dazugeben. Den Becherinhalt mit dem Pürierstab fein pürieren. Nun langsam zuerst tropfenweise, dann in dünnem Strahl das Sonnenblumenöl dazugeben und den Pürierstab dabei im Becher immer hoch und runter bewegen, bis die Mayo fest geworden ist und glänzt. Die Mayo mit Salz, Pfeffer und Zitronensaft abschmecken und zugedeckt kaltstellen.

Die Burger-Buns, wie im Rezept „Selbst gemachte Buns" beschrieben, vorbereiten. Für den Belag die Tomaten waschen, vom Stielansatz befreien und in feine Scheiben schneiden. Die Gurke und die Zwiebel schälen und in feine Scheiben schneiden. Die Salatherzen vom Strunk befreien und in einzelne Blätter zupfen. Diese waschen und trocken schleudern. Alle Zutaten für den Belag separat verpackt im Kühlschrank lagern. Den Backofen bei 200 °C vorheizen.

Das Hähnchenbrustfilet kalt abspülen, mit Küchenpapier trocken tupfen und quer zur Faser in 1 cm dicke Scheiben schneiden. Das Öl in einer ofenfesten Pfanne stark erhitzen. Die Hähnchenbrustscheiben darin von beiden Seiten ca. 2 Minuten goldbraun anbraten. Die Hähnchenscheiben mit Salz und Pfeffer würzen und in der Pfanne auf den Backofenrost noch 10 Minuten in den heißen Backofen (Mitte) stellen. Den Parmesan mit dem Sparschäler in breite Späne hobeln.

Die warmen Buns aufschneiden, auf beiden Seiten dick mit der Mayo bestreichen. Auf die unteren Bun-Hälften je zwei Salatblätter legen, mit je einem Sechstel der Hähnchenscheiben belegen, je zwei Tomaten-, Gurken- und Zwiebelscheiben sowie je ein Sechstel des Parmesans darauf verteilen und die Bun-Deckel auflegen. Diese mit je einem Holzspieß fixieren.

Limettenmayo

Limettenmayo

3	*Eigelbe*
50 ml	*Milch*
150 ml	*Sonnenblumenöl*
1 TL	*Senf*
2	*Limetten*
etwas	*Salz, Pfeffer*

Die Limetten heiß waschen, die Schale abreiben und auspressen. Die Eigelbe mit der Milch und dem Senf pürieren. Nach und nach unter ständigem Rühren das Öl einlaufen lassen, sodass sich eine Emulsion bildet. Wenn die Mayonnaise die gewünschte Konsistenz hat, mit Salz und Pfeffer abschmecken. Die Schale und den Saft der Limetten hinzufügen.

Garnelen-Patties

Garnelen-Patties

16	*Garnelen, geschält u. entdarmt*
2	*Bio-Zitronen*
2	*Schalotten*
2 EL	*Dijonsenf*
1	*Ei*
8 EL	*Pankowmehl*
	Salz, Pfeffer

Zitronen heiß waschen, abtrocknen und die Schale fein abreiben. Zwiebeln fein hacken. Ei leicht verquirlen. Garnelen in Küchenpapier wickeln und überschüssige Feuchtigkeit ausdrücken, dann in der Küchenmaschine grob zerkleinern. In einer großen Schüssel alles miteinander vermengen, mit Meersalz und schwarzem Pfeffer würzen. Die Zutaten mit einer Gabel mischen, bis die Masse zusammenhält, wenn sie fest zusammengedrückt wird. Andernfalls mit etwas mehr Paniermehl binden. Für 5 Minuten ins Gefrierfach stellen, dann mit angefeuchteten Händen kompakte, 2 cm dicke Patties mit einem Durchmesser von 8 cm formen. Patties mit Frischhaltefolie abgedeckt mindestens 30 Minuten kalt stellen. Nun in einer Pfanne mit Öl die Patties von beiden Seiten goldbraun braten oder auf dem Grill auf der vorgeheizten Grillplatte bei direkter Hitze grillen.

Sweet Potatoe Chips mit Guacamole

Sweet Potatoe Chips

6	*große Süßkartoffeln*
6 EL	*Sonnenblumenöl*
3 TL	*Salz*
2 TL	*Paprika, edelsüß*
2	*Thymianzweige*
2	*Rosmarinzweige*
etwas	*Pfeffer*

Sweet Potatoe Chips

Für die Sweet Potatoe Chips den Backofen auf 180 °C vorheizen und ein Backblech mit Backpapier belegen. Die Süßkartoffeln gründlich waschen. Am besten geht das mit einer Bürste unter fließendem Wasser. Die spitzen Süßkartoffelenden abschneiden und die Kartoffeln in gleichmäßige Spalten schneiden. Diese in eine Schüssel geben. Öl, Salz und Paprikapulver dazugeben und alles gut vermengen. Süßkartoffeln auf dem Backblech verteilen und im heißen Ofen (Mitte) 25 Minuten backen, bis die Kartoffelspalten weich und leicht gebräunt sind. In der Zwischenzeit Thymian und Rosmarin waschen, trocken schütteln und Blättchen bzw. Nadeln von den Zweigen streifen. Anschließend die Blättchen und Nadeln fein hacken. Die Sweet Potatoe Chips auf einer Platte anrichten, mit Thymian, Rosmarin und frisch gemahlenem Pfeffer bestreuen. Die Guacamole in Schälchen verteilen und mit auf den Tisch stellen, fertig.

Guacamole

1	*Bio- Zitrone*
4	*reife Avocados*
1	*frische Chilischote*
etwas	*Salz, Pfeffer*

Guacamole

Für die Guacamole die Zitrone auspressen. Die Avocados halbieren, entkernen, das Fruchtfleisch mit einem Löffel aus der Schale in eine Schüssel schaben und mit einer Gabel zerdrücken. Den Zitronensaft dazugeben, unterrühren und die Mischung mit Salz und Pfeffer abschmecken. Die Chili halbieren, von Kernen befreien, waschen und fein würfeln. Avocadomus und Chiliwürfelchen im Pürierstab oder mit dem Stabmixer fein pürieren. Die fertige Guacamole in eine dichtschließende Plastikdose füllen und bis zum Servieren in den Kühlschrank stellen.

New York Cheesecake mit Kirschsauce

New York Cheesecake mit Kirschsauce

200 g	*Sahne*
300 g	*Frischkäse*
375 g	*Quark*
4 EL	*Zucker*
3 EL	*Zitronensaft*
2 Pck.	*Vanillezucker*
12	*Butterkekse*
600 g	*Kirschen, entsteint*
200 g	*Zucker*

Für die Cheesecake-Creme die Sahne steif schlagen. In einer zweiten Schüssel Frischkäse, Quark, Zucker, Zitronensaft und Vanillezucker verrühren. Die Sahne mit einem Teigschaber vorsichtig unter die Masse heben. Die Creme in einen Spritzbeutel füllen und kalt stellen. Für die Sauce die Kirschen und den Zucker in einen Topf geben, zum Kochen bringen und mit einem Pürierstab fein pürieren. Die Sauce gut abkühlen lassen, dann separat in einen Spritzbeutel füllen und ebenfalls kalt stellen. Die Butterkekse mit der Hand fein zerbröseln und in die Gläser füllen. Abwechselnd Cheesecake-Creme und Kirschsauce draufschichten.

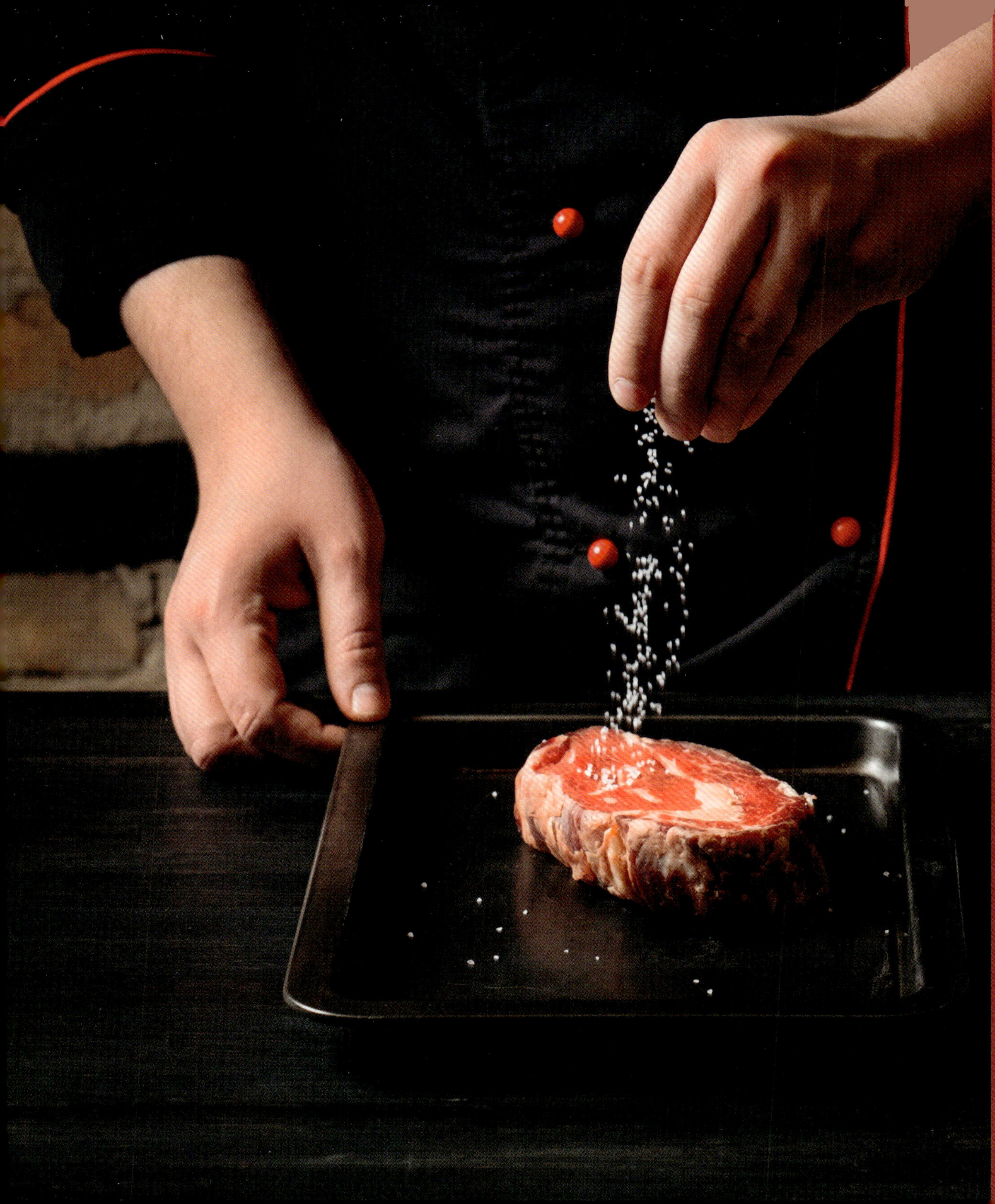

Premium

Das Beste vom Besten!
Exklusives Fleisch, der frischeste Fisch oder die Kunst der Saucen erleben.

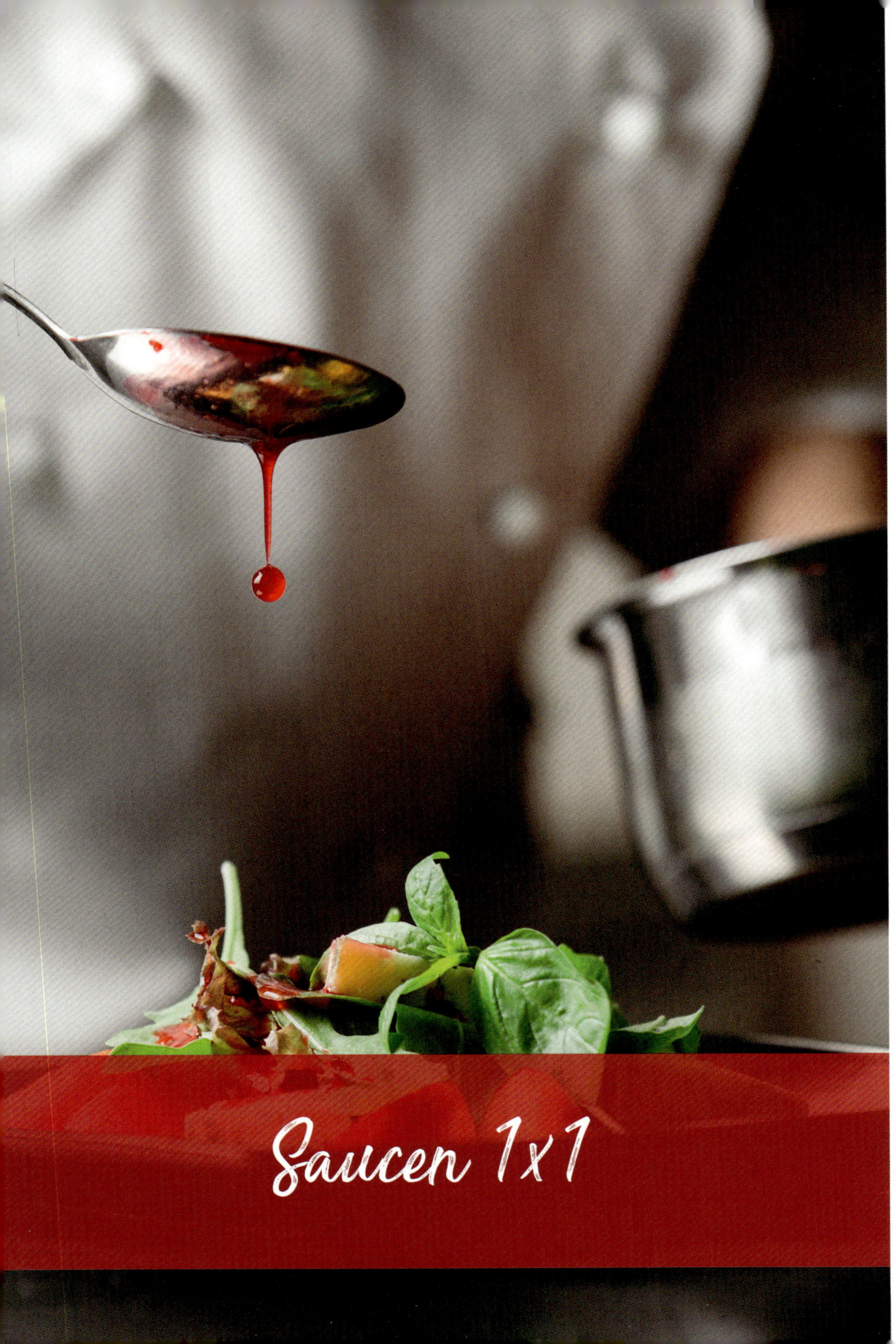

Kräuterbrot, Sauce Rouille, Basilikumpesto und Aioli

60 Minuten | für 4 Personen | Vorspeise

Kräuterbrot

500 g	*Mehl*
1	*Hefewürfel*
300 ml	*lauwarmes Wasser*
20 ml	*Olivenöl*
½ Bund	*Kräuter*
30 g	*Oliven*
2 EL	*Honig*
etwas	*Salz, Pfeffer*

Sauce Rouille

1	*Knoblauchzehe*
2	*Paprika, rot*
20 ml	*Olivenöl*
1	*Kartoffel*

Basilikumpesto

1 Bund	*Basilikum*
60 g	*Pinienkerne*
60 g	*Parmesan*
1	*Knoblauchzehe*
100 ml	*Olivenöl*
etwas	*Salz, Pfeffer*

Aioli

3	*Eigelbe*
50 ml	*Milch*
2	*Knoblauchzehen*
250 ml	*Öl*
etwas	*Paprikapulver, Salz, Pfeffer*

Kräuterbrot

Den Hefewürfel mit Honig im lauwarmen Wasser auflösen. Die Flüssigkeit in das Mehl geben und zu einen Teig verkneten. Die gehackten Kräuter unterkneten. Den Teig 45 Minuten aufgehen lassen und die Oliven unter den Teig arbeiten. Zwei schöne Brotlaibe formen und für circa 25 Minuten bei 200 °C backen.

Sauce Rouille

Die Paprika vom Strunk und Kerngehäuse befreien. Nun bei 220 °C auf Oberhitze so lange im Ofen rösten, bis die Haut der Paprika schwarze Blasen schlägt. Ein Handtuch mit kaltem Wasser tränken und auswringen, dieses auf die Paprika legen und 15 Minuten warten (so lässt sich die Haut besser lösen). Die Kartoffel mit Schale gar kochen, anschließend pellen. Die Haut der Paprika entfernen. Die Paprika mit der Kartoffel, etwas Olivenöl und dem Knoblauch zu einer Creme pürieren. Mit Salz und Pfeffer abschmecken.

Basilikumpesto

Zunächst den Basilikum fein zupfen, den Knoblauch schälen und in ein hohes Gefäß geben. Etwa 2/3 des Olivenöls dazugeben und pürieren, dann die gerösteten Pinienkerne sowie den geriebenen Parmesan dazugeben und einpürieren. Nun das verbliebene Ölivenöl einpürieren, bis die gewünschte Konsistenz erreicht ist und mit Salz und Pfeffer abschmecken.

Aioli

Die Eigelbe mit den Knoblauchzehen und der Milch pürieren. Dann nach und nach langsam unter ständigen Pürieren das Öl einlaufen lassen, sodass sich eine Emulsion entwickelt. Wenn die Aioli die gewünschte Konsistenz hat, mit Salz, Pfeffer und Paprikapulver abschmecken.

Dressing Variationen

45 Minuten | für 4 Personen | Dressing

Feldsalat mit Walnussdressing

40 ml	Walnussöl
20 ml	Balsamicoessig
1 TL	Honig
1 TL	Senf
20 g	Walnüsse
200 g	Feldsalat
1	Apfel
etwas	Salz, Pfeffer

Feldsalat mit Walnussdressing

Den Salat waschen und in einer Salatschleuder trocken schleudern. Die Walnüsse im Ofen für 8 Minuten bei 185 °C rösten. Das Öl, den Essig, Senf, Honig und die Hälfte der Walnüsse in einem hohen Gefäß pürieren. Es können ruhig einige Stückchen der Walnüsse bleiben. Mit Salz, Pfeffer und etwas Zucker abschmecken. Den Apfel waschen und entkernen, danach in dünne Spalten schneiden und mit dem Saft der Zitrone marinieren. Nun den Salat mit dem Dressing marinieren und mit den Apfelspalten und den restlichen Nüssen anrichten.

Frenchdressing

250 g	Joghurt
1	Knoblauchzehe
1½ EL	Dijonsenf
2 EL	Olivenöl
1	Zitrone
1	Romasalat, Radicchio
etwas	Salz, Pfeffer

Frenchdressing

Den Salat putzen, waschen und trocken schleudern. Die Knoblauchzehe schälen und grob klein schneiden. Den Knoblauch, den Senf, das Joghurt, die Zeste und den Saft der Zitrone und das Öl in einem hohen Gefäß pürieren. Das Dressing mit Salz und Pfeffer abschmecken. Den Salat mit dem Dressing marinieren und anrichten.

Himbeervinaigrette

125 ml	Olivenöl
3 EL	Himbeeressig
200 g	Salat nach Wahl
85 g	Himbeeren
1 EL	Honig
1	Orange
etwas	Salz, Pfeffer

Himbeervinaigrette

Den Salat waschen und trocken schleudern. Die Orange auspressen und den Saft mit den anderen Zutaten zusammen in ein hohes Gefäß geben und pürieren. Das Dressing mit Salz und Pfeffer abschmecken. Den Salat mit dem Dressing marinieren und servieren.

Hühnerfrikassee und Garnelencassoulet

60 Minuten | für 4 Personen | Hauptspeise

Hühnerfrikassee

1	Suppenhuhn
1 Bund	Suppengemüse
20 g	Lorbeer, Pfeffer, Salz
50 g	Butter
50 g	Mehl
500 ml	Geflügelbrühe
100 g	Champignons
100 g	Erbsen
100 ml	Sahne
1	Zitrone

Hühnerfrikassee

Das Suppenhuhn in einen geeigneten Topf geben und mit Wasser (etwa 2 Liter) aufgießen, dann das Suppengemüse grob würfeln und zusammen mit Lorbeer, Pfeffer und Salz dazugeben. Auf mittlerer Hitze zum Kochen bringen und anschließend für etwa 60–90 Minuten (je nach Größe und Alter des Huhns) simmern lassen. Lässt sich das Fleisch gut vom Huhn lösen, ist es fertig. Nun noch etwas auskühlen lassen, dann mundgerecht zupfen. Die Butter in einem Topf zerlassen und das Mehl mit einem Schneebesen dazu rühren, dann kurze Zeit farblos anschwitzen und mit der Brühe und der Sahne auffüllen und für weitere 5 Minuten köcheln lassen. Die Champignons in mundgerechte Größe schneiden und angebraten zufügen, dann die Erbsen und den Zitronensaft beifügen und alles gut abschmecken.

Garnelencassoulet

400 g	Garnelen in Schale
½ Bund	Petersilie, gehackt
2	Schalotten
60 ml	Weißwein
100 ml	Garnelenfond
½ g	Safran
60 ml	Sahne
1	Zitrone (Schale und Saft)

Garnelencassoulet

Die Garnelen von Schale und Darm befreien und gründlich waschen. Die Garnelenschalen in einem Topf leicht gebräunt anschwitzen, danach mit Weißwein und Wasser ablöschen und etwa 10 Minuten auskochen lassen, dann durch ein Sieb geben und den Fond auffangen. Den Fond zusammen mit der Sahne und dem Safran zum Kochen bringen und mit etwas angerührter Speisestärke abbinden, dann mit Petersilie, Salz, Pfeffer und der Zitrone würzen und die Garnelen darin garen.

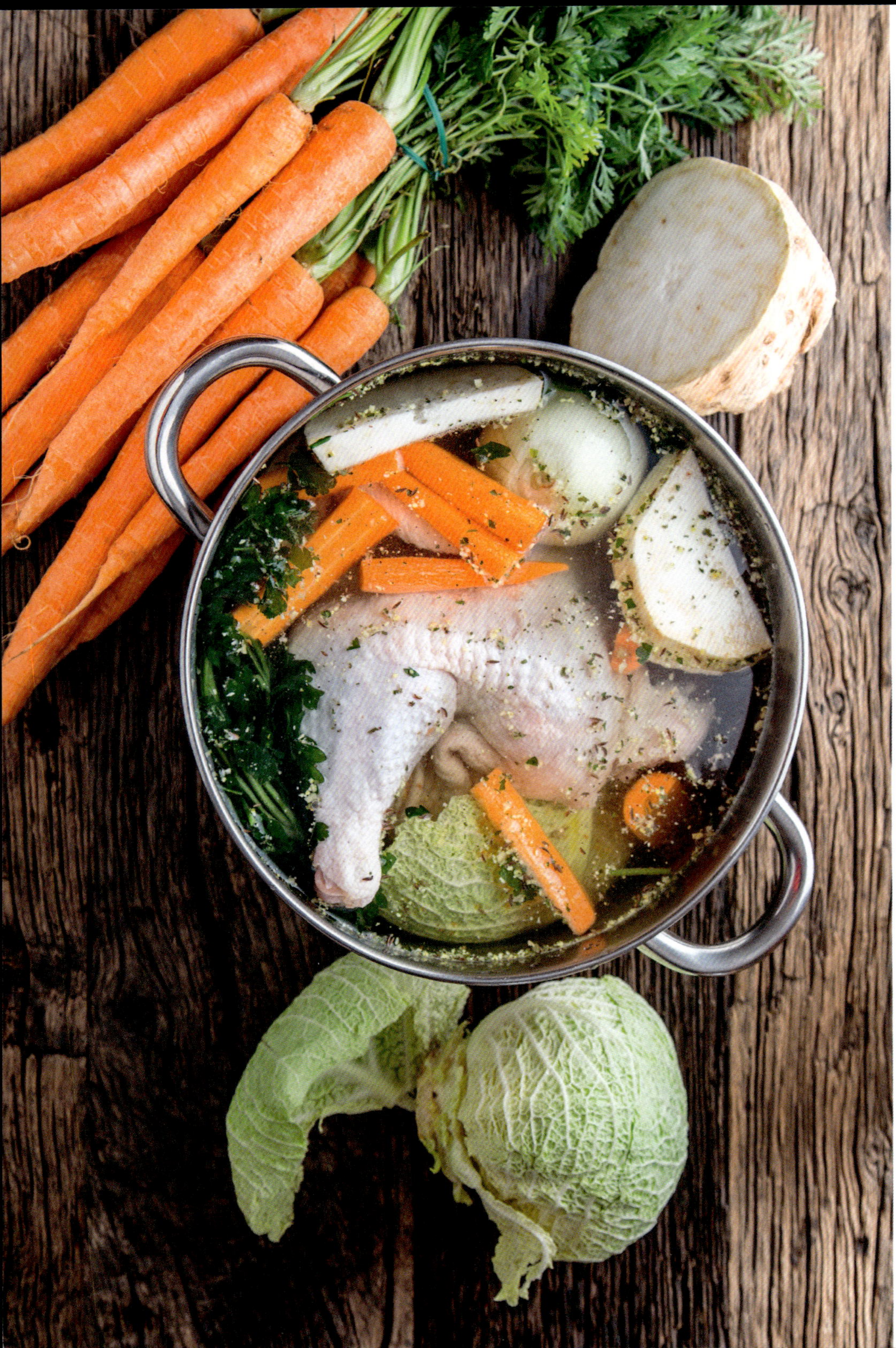

Kalbsfond, Geflügelfond, Fischfond

2 Stunden | für 4 Personen | Fonds

Kalbsfond

1 kg	*Kalbsknochen*
½	*Sellerie*
2	*Karotten*
1	*Zwiebel*
½	*Lauchstange*
etwas	*Salz, Pfeffer, Lorbeer*
1	*Gemüsezwiebel zum Rösten*

Geflügelfond

1 kg	*Geflügelknochen*
½	*Sellerie*
2	*Karotten*
1	*Zwiebel*
½	*Lauchstange*
etwas	*Salz, Pfeffer, Lorbeer*
1	*Gemüsezwiebel zum Rösten*

Fischfond

1 kg	*Fischkarkassen*
2	*Karotten*
½	*Staudensellerie*
2	*Zwiebeln*
200 ml	*Weißwein*
200 ml	*Noilly Prat*
etwas	*Salz, Pfeffer, Lorbeer*

Kalbsfond/Geflügelfond

Das Gemüse waschen und in walnussgroße Stücke schneiden. Das Gemüse zusammen mit dem Geflügel/Kalbsknochen in einem Topf mit etwa 3 Liter Wasser geben, die Gewürze hinzufügen und aufkochen lassen, dabei immer wieder vom entstehenden Schaum befreien, nebenbei eine Zwiebel halbieren und in einer gusseisernen Pfanne sehr dunkel anrösten (etwa 15 Minuten), dann ebenfalls zugeben und alles gemeinsam für 2 Stunden köcheln lassen, anschließend passieren. Zu dem jeweiligen Fond können auch passende Abschnitte/Parüren zugegeben werden.

Fischfond

Die Fischkarkassen für etwa 10 Minuten wässern, anschließend mit dem grob geschnittenen, gewaschenem Gemüse, den Gewürzen, dem Weißwein und dem Noilly Prat sowie 2 Liter Wasser zum Kochen bringen, dann leicht köchelnd für etwa 30 Minuten ziehen lassen. Anschließend vorsichtig passieren.

Rosa Kalbstafelspitz mit Sauce Hollandaise, Meerrettichschaum und Sherryjus

45 Minuten | für 4 Personen | Hauptspeise

Rosa Kalbstafelspitz

1	Kalbstafelspitz (etwa 700 g)
40 ml	Pflanzenöl
½ Bund	Rosmarin
½ Bund	Thymian
	Salz, Pfeffer

Rosa Kalbstafelspitz

Den Tafelspitz von Sehnen befreien, das Fett einschneiden und in einer heißen Pfanne bei großer Hitze von allen Seiten gut gebräunt anbraten. Mit Salz und Pfeffer würzen. Den Rosmarin und den Thymian zu dem Pflanzenöl zupfen und einpürieren, anschließend den Tafelspitz damit bestreichen. Den Tafelspitz dann im Ofen bei 80 °C für etwa 1 Stunde garen, zum Schluss den Ofen für etwa 8 Minuten auf 160 °C aufheizen. Den Tafelspitz vorn anschneiden noch etwa 5 Minuten im ausgeschalteten Ofen ruhen lassen.

Sherryjus

500 g	Kalbsknochen
200 g	Karotten
200 g	Sellerie
200 g	Zwiebeln
1	Lauchstange
4 EL	Tomatenmark
200 ml	Sherry
700 ml	Rotwein
2 l	Fleischbrühe

Sherryjus

Die Kalbsknochen im Ofen bei 140 °C für 90 Minuten rösten. Karotten und Sellerie in walnussgroße Stücke schneiden und in einem großen Topf kräftig anrösten. Nebenbei die Zwiebeln und den Lauch gleich groß schneiden und zufügen. Wenn alles gut angeröstet ist, die Kalbsknochen zugeben. Das Tomatenmark zufügen und ebenfalls anrösten lassen, dann mit Rotwein und Sherry ablöschen und reduzieren lassen und zwei weitere Male wiederholen. Dabei die Röststoffe vom Topfboden abkratzen. Anschließend mit Fond (falls nicht vorhanden Wasser) auffüllen und für mindestens 1,5 Stunden köcheln lassen (am besten mindestens 4 Stunden kochen). Danach durch ein Sieb passieren, das Fett von der Oberfläche abschöpfen und erneut kochen lassen, bis die gewünschte „Kräftigkeit" erreicht ist. Noch leicht mit Stärke abbinden.

Sauce Hollandaise

200 g	Butter
4	Eigelbe
150 ml	Kalbsbrühe
150 ml	Weißwein
1	Zitrone
2 EL	Worchester Sauce
etwas	Salz, Pfeffer, Zucker

Sauce Hollandaise

Die Kalbsbrühe und Weißwein mit etwas Zucker, Salz und Pfeffer auf etwa 75 ml einkochen lassen, dann die Eigelbe einschlagen, bis sie leicht binden. Nach und nach die geklärte Butter einschlagen. Zum Schluss mit etwas Zitronensaft, Worchestersauce, Pfeffer und Salz abschmecken.

Meerrettichschaum

1	Zwiebel
100 ml	Brühe
50 g	Meerrettich
10 ml	Sahne
etwas	Salz, Pfeffer, Zucker

Meerrettichschaum

Die Zwiebel in feine Würfel schneiden und mit etwas Öl anbraten, dann die Brühe (gekocht aus den Abschnitten des Tafelspitzs) dazugeben und etwa um die Hälfte reduzieren, dann die Sahne und den Meerrettich dazugeben, mit Salz, Pfeffer und Zitrone abschmecken und mit einem Stabmixer aufschäumen.

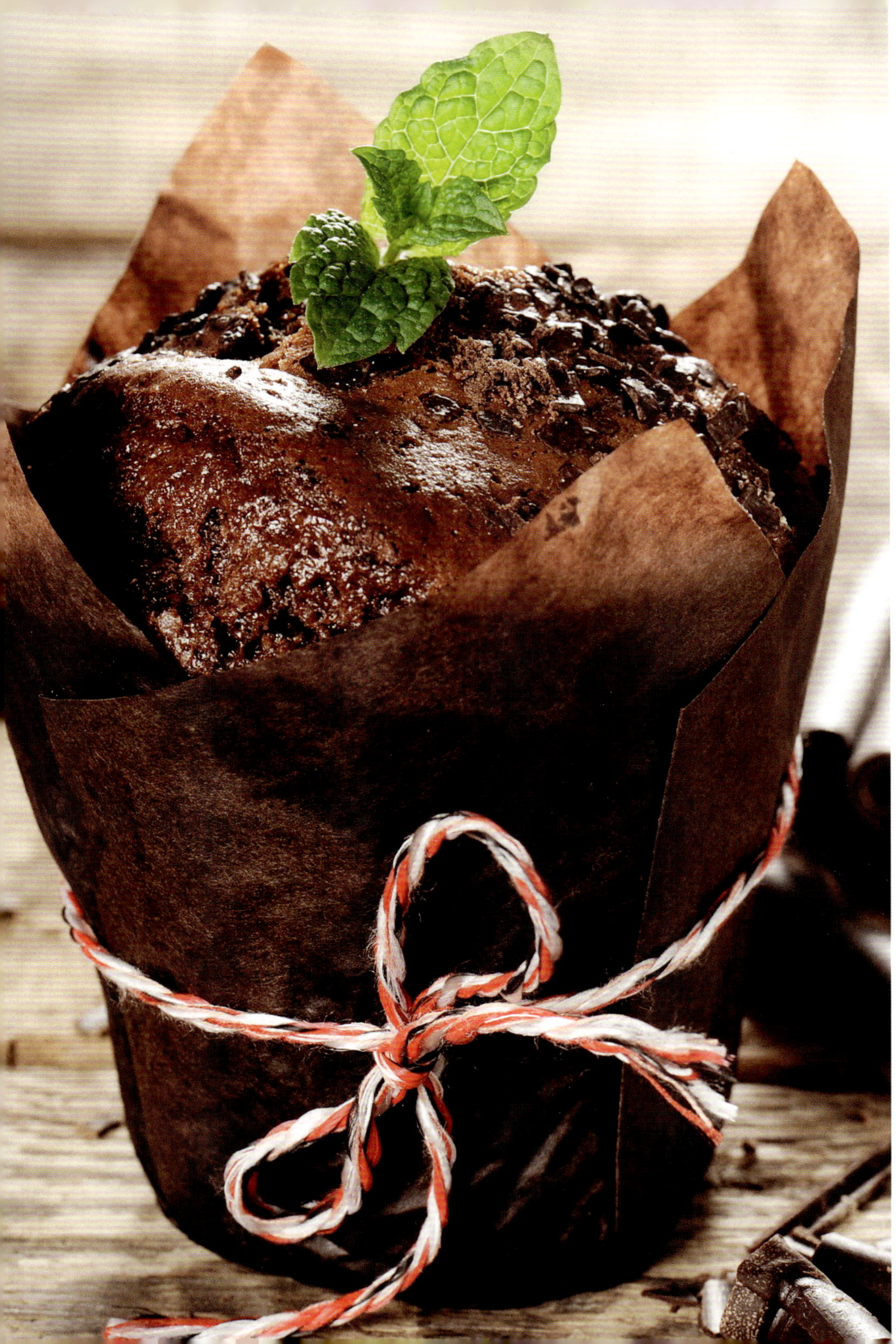

Bitterschokoladenmalheur mit Karamellsauce und geschmolzenen Beeren

60 Minuten | für 4 Personen | Dessert

Bitterschokoladen-malheur

125 g	Zartbitterkuvertüre
125 g	Butter
95 g	Zucker
60 g	Mehl
2	Eier
1	Eiweiß

Bitterschokoladenmalheur

Butter und Kuvertüre auf einem Wasserbad in einer Schüssel schmelzen lassen. Eier, Eiweiß und Zucker schaumig aufschlagen. Die Schokoladenmasse langsam in die Eimasse rühren. Zum Schluss das Mehl einsieben und unterheben. Die Förmchen ausbuttern und auszuckern. Zu 2/3 die Gläser befüllen. Bei 185 °C im Ofen 18 Minuten backen. Danach sofort entnehmen und stürzen. Die Backzeit verändert sich, wenn man andere Gefäße nimmt!

Karamellsauce

100 g	Zucker
25 g	Butter
90 ml	Sahne
	etwas Meersalz

Karamellsauce

Den Zucker in einem Topf zu Karamell schmelzen lassen, dann die Butter und die Sahne dazugeben und vorsichtig einrühren, bis sich eine homogene Masse gebildet hat. Die Sauce wird beim Erkalten noch fester. Erst dann das Meersalz dazugeben.

Geschmolzene Beeren

500 g	Beeren nach Wahl
200 ml	Kirschsaft
100 g	Zucker
20 g	Speisestärke
1	Zimtstange
½	Vanillestange

Geschmolzene Beeren

Den Zucker in einem Topf zu einem Karamell schmelzen lassen, mit Kirschsaft ablöschen und den Zimt sowie die Vanille dazugeben. Nun kochen lassen, bis sich das Karamell komplett aufgelöst hat. Dann die Flüssigkeit mit der Stärke abbinden und die Beeren dazugeben.

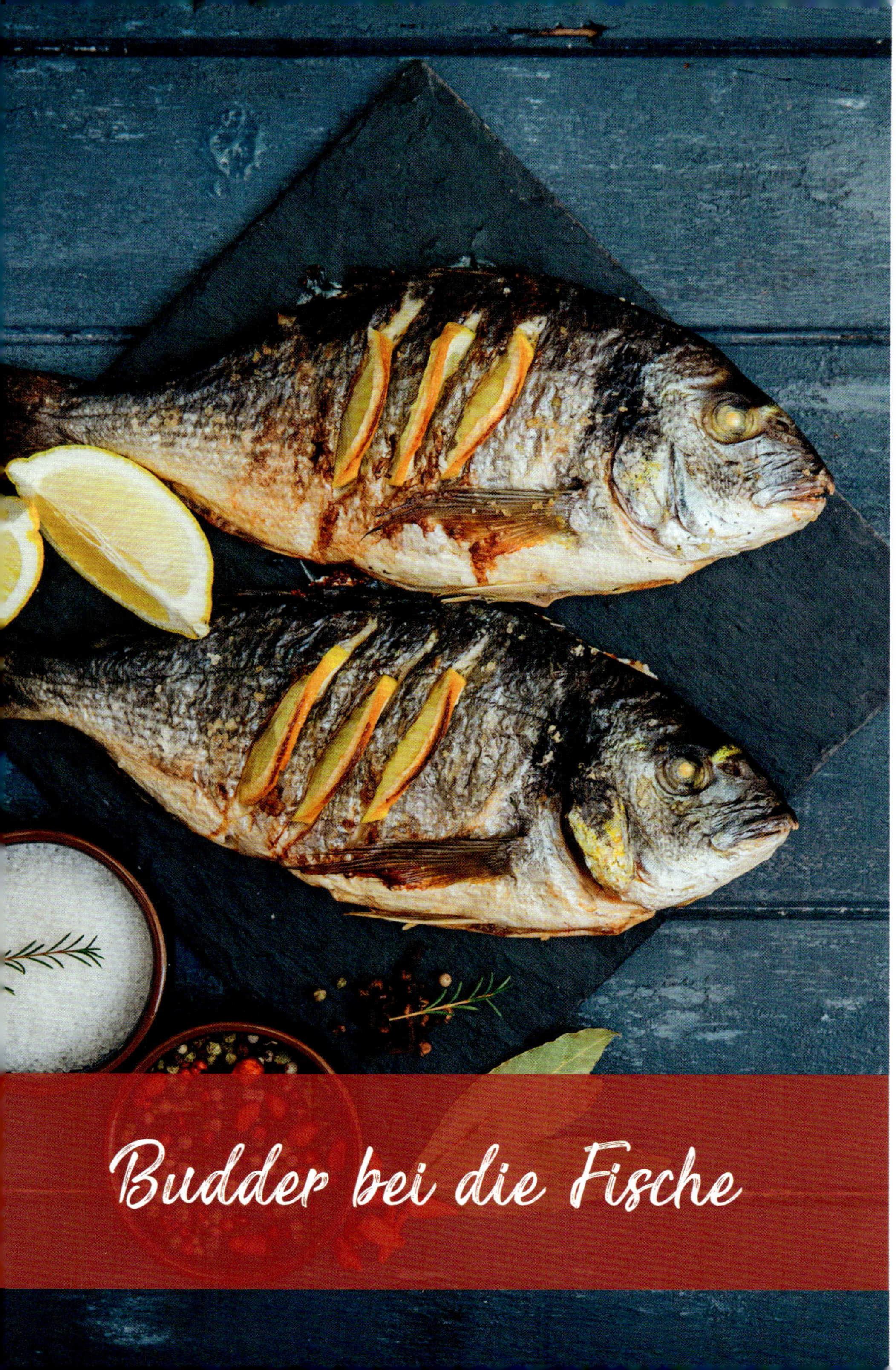

Budder bei die Fische

60 Minuten | für 6 Personen | Alle an einen Tisch

Fischfond

1 kg	Edelfischgräten
50 ml	Öl zum Andünsten
1	Gemüsebund
200 ml	Weißwein
1	Lorbeerblatt
etwas	Salz, Pfefferkörner, Nelke
2 cl	Pernod
1L	Wasser

Fischfond

Das Gemüse waschen, schälen und klein schneiden. In einen großen Topf Pflanzenöl (z. B. Rapsöl) geben und erhitzen lassen. Das Gemüse anschwitzen. Ist das Gemüse fast gar, die Gräten, Köpfe und/oder Schalen hinzugeben und mit anschwitzen. Einen Schluck Anisschnaps hinzugeben und flambieren. Hierbei darauf achten, dass die Flasche nicht mehr in der Nähe ist. Den Weißwein hinzugeben und mit Wasser auffüllen, sodass alles mit Wasser bedeckt ist. Die Pfefferkörner und das Lorbeerblatt hinzugeben und salzen. 10 Minuten bei geringer Hitze köcheln lassen. Über ein Tuch passieren und abtropfen lassen.

Sylter Muschelsuppe

1 kg	Miesmuscheln
1	Knoblauchzehe
1	Zwiebel
50 g	Butter
500 ml	Weißwein
200 ml	Sahne
etwas	Salz, Pfeffer, Safran
50 g	Butter
50 g	Mehl

Sylter Muschelsuppe

Die gewürfelte Zwiebel mit der Butter anschwitzen. Kräftig mit Pfeffer würzen. Kein Salz! Die frischen Miesmuscheln dazugeben und mit dem Weißwein ablöschen. Deckel drauf und zugedeckt 5 Minuten köcheln lassen. Die Muscheln heraus nehmen und beiseitestellen.

Den Muschelfond durch ein feines Sieb passieren. Bitte den letzten Schluck nicht nehmen, dieser ist meist nicht so gut. Aus der restlichen Butter und dem Mehl eine Mehlschwitze herstellen und mit dem Muschelfond und der Sahne auffüllen. Etwas Safran für die Farbe hinzugeben. Die Muscheln in dem Sud erneut aufkochen und servieren.

Gebratene Garnelen

Gebratene Garnelen

200 g	*Garnelen*
1	*Knoblauchzehe*
1	*Chili*
	Olivenöl
etwas	*Salz und Pfeffer*

Den Knoblauch und die Chilischote sehr fein hacken und damit die geschälten Garnelen mit etwas Olivenöl marinieren. Die marinierten Garnelen kurz in etwas Öl scharf anbraten, mit Salz und Pfeffer würzen. Das restliche Bratöl über die Garnelen träufeln. Aus den Garnelenschalen lässt sich ein sehr guter Fond kochen. Bitte nicht entsorgen.

Thunfischeintopf mit Weißwein

Thunfischeintopf mit Weißwein

2	*Knoblauchzehen*
2	*rote Zwiebeln*
1	*frischer Ingwer (ca. 2 cm)*
4 EL	*Olivenöl*
500 g	*Kartoffeln*
½ Bund	*glatte Petersilie*
½	*frische Minze*
1 TL	*Fenchelsamen*
250 ml	*trockener Weißwein*
2 L	*Gemüsebrühe*
20	*reife Kirschtomaten*
300g	*frischer Thunfisch*
1	*Bio Zitrone*
1	*Bio Limette*
etwas	*Salz, Pfeffer*

Zunächst Knoblauch, Zwiebeln und Ingwer schälen und fein hacken. Die Petersilie und Minze waschen, trocken schütteln und die Blättchen abzupfen. Petersilienblätter ebenfalls fein hacken. Die Kartoffeln waschen, schälen und in 1 cm große Würfel schneiden. Knoblauch, Zwiebeln und Ingwer in einem Topf mit etwas Olivenöl farblos anbraten. Fenchelsamen dazugeben. Den Topfinhalt mit Weißwein ablöschen und die Flüssigkeit einkochen lassen. Die Gemüsebrühe angießen und aufkochen lassen. Sobald die Brühe kocht, die Kartoffeln dazugeben und offen bei mittlerer Hitze ca. 10 Minuten leicht bissfest kochen. Inzwischen die Tomaten waschen und halbieren. Den Thunfisch kalt abbrausen, trocken tupfen und in 1 cm große Würfel schneiden. Beides in den Topf geben und 5 Minuten weitergaren. Den Topf vom Herd nehmen und weitere 5 Minuten ziehen lassen.

Währenddessen die Zitrone und Limette heiß waschen, abtrocknen, jeweils die Schale fein abreiben und den Saft auspressen. Beides mit der Petersilie dazugeben und mit Salz und Pfeffer abschmecken. Den Eintopf auf den Esstisch stellen und mit den Minzblättern garnieren.

Gebratene Dorade

Gebratene Dorade

4	*Dorade*
4	*Knoblauchzehen*
1	*Zwiebel*
½ Bund	*Rosmarin und Thymian*
etwas	*Salz und Pfeffer, Öl zum Braten*

Die küchenfertigen Doraden noch einmal auf Schuppen kontrollieren und von Innen ordentlich säubern. Auf jeder Seite 4–5 kleine Schnitte in die Haut schneiden. Den Fisch von Innen und Außen kräftig mit Salz und Pfeffer würzen. Durch die kleinen Schnitte kommen die Gewürze auch an das Fischfleisch. In die Bauchöffnung die Kräuter und den gehackten Knoblauch geben und mit einem Viertel der Zwiebel verschließen. Ganz leicht in Mehl wenden und von beiden Seiten die Fische goldgelb anbraten. Danach noch ca. 10 Minuten bei 180 °C im Backofen fertig Garen.

Gekochter Schellfisch

Gekochter Schellfisch

1 kg	*Schellfisch*
1	*Zwiebel*
1	*Lorbeerblatt, Nelke*
etwas	*Salz, Pfefferkörner*
1 L	*Wasser*

Den Schellfisch säubern und in große Stücke schneiden. Eine Zwiebel mit einem Lorbeerblatt und zwei Nelken spicken. In leicht gesalzenem Wasser zuerst die Zwiebel 10 Minuten vorkochen und dann den Fisch hinzugeben. Einmal kurz aufkochen lassen und dann nur noch ziehen lassen bis sich die Fischgräte leicht vom Fleisch löst. Mit etwas Kochwasser die Schellfischstücke sofort servieren.

Senfsauce zum Schellfisch

Senfsauce zum Schellfisch

500 ml	*Schellfisch-Kochwasser*
500 ml	*Sahne*
1	*Zwiebel*
50 g	*Butter*
60 g	*Mehl*
3 EL	*Senf*
etwas	*Salz, Pfeffer, Zucker*

Butter in einem Topf bei mittlerer Hitze schmelzen und die Zwiebel darin anschwitzen. Etwas Salz und Zucker dazugeben. Sind die Zwiebeln glasig, das Mehl hinzugeben und verrühren. Zur entstandenen Mehlschwitze nach und nach, schluckweise, das Sahne-Fondgemisch hinzugeben und verrühren. Senf hinzugeben. Eventuell entstehende Klumpen mit dem Schneebesen glatt rühren. Den Rest der Flüssigkeit einrühren und die Sauce aufkochen lassen. Ist die Konsistenz zu dick, je nach Belieben noch etwas Milch oder Sahne hinzugeben. Mit Salz, Zucker und Pfeffer abschmecken.

Saltimbocca vom Seeteufel

Saltimbocca vom Seeteufel
800 g Seeteufelfilet
50 g Butter
50 g Parmaschinken
4 Salbeiblätter
1 Zitrone
etwas Pfeffer, Öl zum Braten

Die Seeteufelfilets von allen grauen Häuten befreien und den Seeteufel in gleichmäßige Medaillons schneiden. Mit Pfeffer und etwas Zitronensaft würzen und mit je einem Blatt Salbei und etwas Parmaschinken belegen. In einer Pfanne Öl erhitzen und die Medaillons zuerst auf der Schinkenseite goldgelb anbraten. Dann wenden und fertig braten. Das Öl abgießen und die Butter hinzugeben. Mit dem restlichen Zitronensaft ablöschen und sofort servieren.

Seezungenschleifen

Seezungenschleifen
2 Seezungen ohne Haut
50 g Butter
50 g gewürfelte Schalotten
100 ml trockener Weißwein
etwas Salz und Pfeffer

Mit einem Filetiermesser die Seezungen filetieren. Die Seezungenfilets auf die ehemalige Hautseite legen und in der Mitte einen Schnitt bis fast auf die Hautseite machen. Nun einen ca. 2 cm langen Schnitt am dickeren Ende des Filets in Längsrichtung durchstechen. Durch diese Öffnung nun das dünne Schwanzende des Filets durchziehen und zwar genau bis zum Schnitt in der Mitte. Die fein gewürfelte Schalotte mit der Butter anschwitzen und mit Salz und Pfeffer würzen. Nun mit dem Weißwein ablöschen und die Seezungenschleifen einsetzen. Zugedeckt 10 Minuten auf kleinster Hitze dünsten.

Senf-Hollandaise

Senf-Hollandaise
100 ml Weißwein
50 ml Sushi Essig
120 g Butter
3 Eigelbe
1 Zitrone
½ TL Dijonsenf, mittelscharf
etwas Salz, Pfeffer

Weißwein und Essig in einem Topf auf die Hälfte reduzieren. Die Eigelbe, mit der so entstandenen Reduktion, über dem Wasserdampf aufschlagen, bis eine cremige Konsistenz erreicht ist. Danach unter Rühren langsam die geklärte Butter einlaufen lassen. Mit Senf, Salz, Pfeffer und Zitronensaft abschmecken.

Geklärte Butter: Die Butter aufkochen und solange leicht köcheln lassen, bis die Molke sich absetzt und die klare Butter übrig bleibt.

Eismeerforelle

Eismeerforelle
600 g Eismeerforellenfilet
1 Zitrone
etwas Mehl, Salz, Butter, Butterschmalz

Das Eismeerforellenfilet auf Gräten prüfen, gegebenenfalls entfernen und in vier Portionen teilen. Die Zitrone auspressen und mit dem Saft die Fischfilets einpinseln, anschließend salzen und in dem Mehl wenden.
Die Filets nun in Butterschmalz auf der Haut braten, bis diese knusprig und goldbraun sind. Danach den Fisch wenden, den Herd auf 1/3 Hitze regeln und einen Esslöffel Butter dazugeben. In der schäumenden Butter den Fisch, bis zur gewünschten Garstufe ziehen lassen.

Heilbutt in Gremolata

Heilbutt in Gremolata
800 g Heilbuttfilet
etwas Mehl
1 Orange
1 Bund Salbei
100 g Butter
etwas Salz, Öl

Den Heilbutt in vier Portionen zu je 200 g teilen. Die Schale der Orange abreiben, den Salbei fein hacken und zusammen mit etwas Meersalz in die weiche Butter einrühren. Den Saft der Orange pressen und damit den Heilbutt einpinseln, dann in Mehl wenden und mit etwas Öl in einer Pfanne anbraten. Kurz bevor der Heilbutt gar ist, die Orangen-Salbei-Gremolata dazugeben. Den Heilbutt anrichten und mit der Gremolata übergießen.

Ceviche vom Kabeljau

Ceviche vom Kabeljau
150 g Kabeljaufilet
½ Paprika, rot
1 rote Zwiebel
¼ Bund Koriander
1 Tomate
2 Limetten / Zitronen
1 Chili
etwas Salz, Pfeffer, Zucker

Das Kabeljaufilet von Gräten befreien und in Würfel schneiden. Die Paprika, rote Zwiebel und das Fleisch der Tomate ebenfalls würfeln, die Chili hacken und dazugeben. Die Blätter des Korianders dazuzupfen und mit dem Saft der Limetten und Zitronen marinieren, dann mit Salz, Pfeffer und Zucker würzen und etwa 20 Minuten ziehen lassen. Zum Schluss erneut abschmecken.

Seemannsfrikadelle

Seemannsfrikadelle
400 g Lachsfilet
200 g Garnelen
100 g Speck, gewürfelt
½ Bund Petersilie
25 ml Sahne
1 Zitrone
1 Ei
150 g Pankow

Die Garnelen waschen, trocknen und in kleine Würfel schneiden. Die Blätter von der Petersilie fein hacken. Den Speck in einer heißen Pfanne kross anbraten. Das Lachsfilet auf Gräten kontrollieren, waschen, trocken in Würfel schneiden. In einen Mixer geben und zusammen mit Ei, Sahne, Saft der Zitrone, Salz und Pfeffer kuttern. Die Krabben, den Speck und die Petersilie dazugeben, mit dem Pankow zu einer kompakten Masse kneten und in Frikadellengröße formen.

In einer heißen Pfanne mit etwas Öl kross von allen Seiten anbraten. Herausnehmen und in einen vorgewärmten Backofen bei 180 °C für ca. 10 Minuten geben.

Gebratener Pulpo

Gebratener Pulpo
600 g Pulpo
4 Knoblauchzehen
50 g Mehl
20 ml Öl

Den Pulpo in reichlich Salzwasser mehrfach abseihen, hierbei baut sich weniger Spannung auf und der Pulpo wird zarter. Den Pulpo nun für etwa 60 Minuten im leicht köchelndem Wasser garen. Wenn das Pulpofleisch auf Druck nachgibt und keine Spannung mehr hat, den Pulpo entnehmen und abkühlen lassen.

Nun das Pulpofleisch in mundgerechte Stücke schneiden und in dem Mehl wenden. Die Knoblauchzehen mit etwas Öl fein pürieren. Nun den Pulpo in einer gut geheizten Pfanne mit etwas Öl anbraten bis er geröstet ist. Das Knoblauchöl sowie Salz und Pfeffer zufügen und noch etwas weiter braten.

Rosmarinkartoffeln

Rosmarinkartoffeln
900 g kleine Kartoffeln
4 Knoblauchzehen
20 ml Olivenöl
etwas Rosmarin, Thymian, Salz, Pfeffer

Die Kartoffeln waschen, halbieren und auf ein Ofenblech geben. Nun den Knoblauch grob schneiden und darüber verteilen, ebenso den Rosmarin und Thymian. Anschließend das Olivenöl angießen und mit Salz und Pfeffer würzen nun alles gut durchmengen, damit sich die Aromen verteilen. Im Anschluss bei 180 °C etwa 35 Minuten lang backen.

Schollen-Lachsröllchen

Schollen-Lachsröllchen
3 Schollen
500 g Lachsfilet
100 ml Sahne
2 Eigelbe
400 g Blattspinat
50 ml Noilly Prat

Die Scholle filetieren und das Filet von der Haut schneiden. Das Lachsfilet in 6 Streifen zu je 50 g schneiden, den Rest grob würfeln. Die Lachswürfel mit der kalten Sahne und den Eigelben zu einer Farce pürieren.

Den Spinat von den Rispen trennen und gut waschen, anschließend mit etwas Butter und dem Noilly Prat in einen Topf geben und zerfallen lassen. Die Schollenfilets leicht überlappend auf eine Frischhaltefolie legen und großzügig mit der Farce einstreichen. In einer Schicht den Spinat darauf geben und erneut vorsichtig mit Farce bestreichen. Mittig den Streifen Lachsfilet auflegen und das Schollenfilet mit Hilfe der Frischhaltefolie zu einer Rolle formen. Die seitlichen Enden der Frischhaltefolie einrollen und somit die Fisch-Roulade in Form bringen. Die Rouladen nun für etwa 20 Minuten dämpfen.

Mediterraner Gemüsesalat

Mediterraner Gemüsesalat
300 g mediterranes Gemüse
50 ml Olivenöl
2 Rosmarin- / Thymianzweige
2 Knoblauchzehen

Für den Gemüsesalat mediterrane Gemüse (Zucchini, Aubergine, getrocknete Tomaten, Oliven, Austernpilze, rote Zwiebeln usw.) ganz nach Saison und Geschmack auswählen. Die Gemüse in etwa 2 mal 2 cm große Würfel schneiden, die festen zuerst anbraten, dann nach und nach die schneller garenden hinzufügen. Zum Schluss den fein gehackten Knoblauch mit braten, die gezupften Kräuter dazugeben und mit Salz und Pfeffer kräftig würzen.

Ofengebackener Lachs

Ofengebackener Lachs
800 g Lachsfilet
1 Knoblauchzehe
1 Ingwer
1 Chilischote
1 Zitronengras
2 EL Honig
etwas Salz und Pfeffer

Den Honig in einer Pfanne langsam karamellisieren. Die Gewürze und den Knoblauch sehr fein hacken. Alle Gewürze nun in den Honig geben und kurz erwärmen. Die Lachsschnitten vorsichtig mit Salz und Pfeffer würzen. Den Fisch nun auf die Honig-Gewürzmischung geben und damit einstreichen. Im Backofen für 12 Minuten bei 120 °C Umluft garen bis sich etwas gestocktes Eiweiß auf dem Fisch bildet. Warm servieren.

Pesto

Pesto
20 g Pinienkerne
1 Bund Basilikum
1 Knoblauchzehe
120 ml mildes Olivenöl
30 g Parmesan
etwas Salz, Pfeffer

Die Pinienkerne im Ofen bei 160 °C etwa 10 Minuten lang rösten. Das Basilikum und den Knoblauch mit dem milden Olivenöl (alternativ geht auch ein anderes mildes Öl) pürieren, dann die Pinienkerne und den Parmesan dazugeben und mit Salz und Pfeffer abschmecken.

Kräuterbrot

Kräuterbrot
500 g Mehl
1 Hefewürfel
300 ml lauwarmes Wasser
20 ml Olivenöl
½ Bund Kräuter
30 g Oliven
2 EL Honig
etwas Salz, Pfeffer

Den Würfel Hefe mit Honig im lauwarmen Wasser auflösen. Die Flüssigkeit in das Mehl geben und zu einem Teig verkneten. Die gehackten Kräuter unterkneten. Den Teig 45 Minuten aufgehen lassen und die Oliven unter den Teig arbeiten. Zwei schöne Brotlaibe formen und für ca. 25 Minuten bei 200 °C backen.

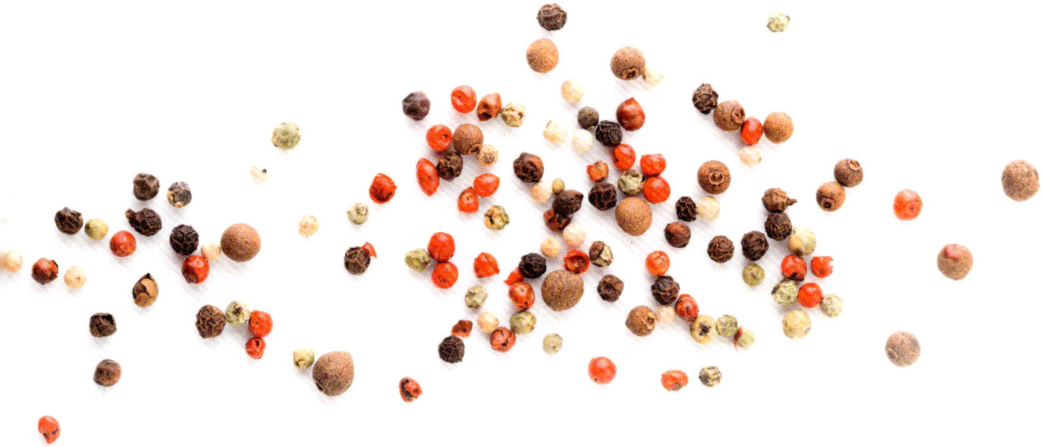

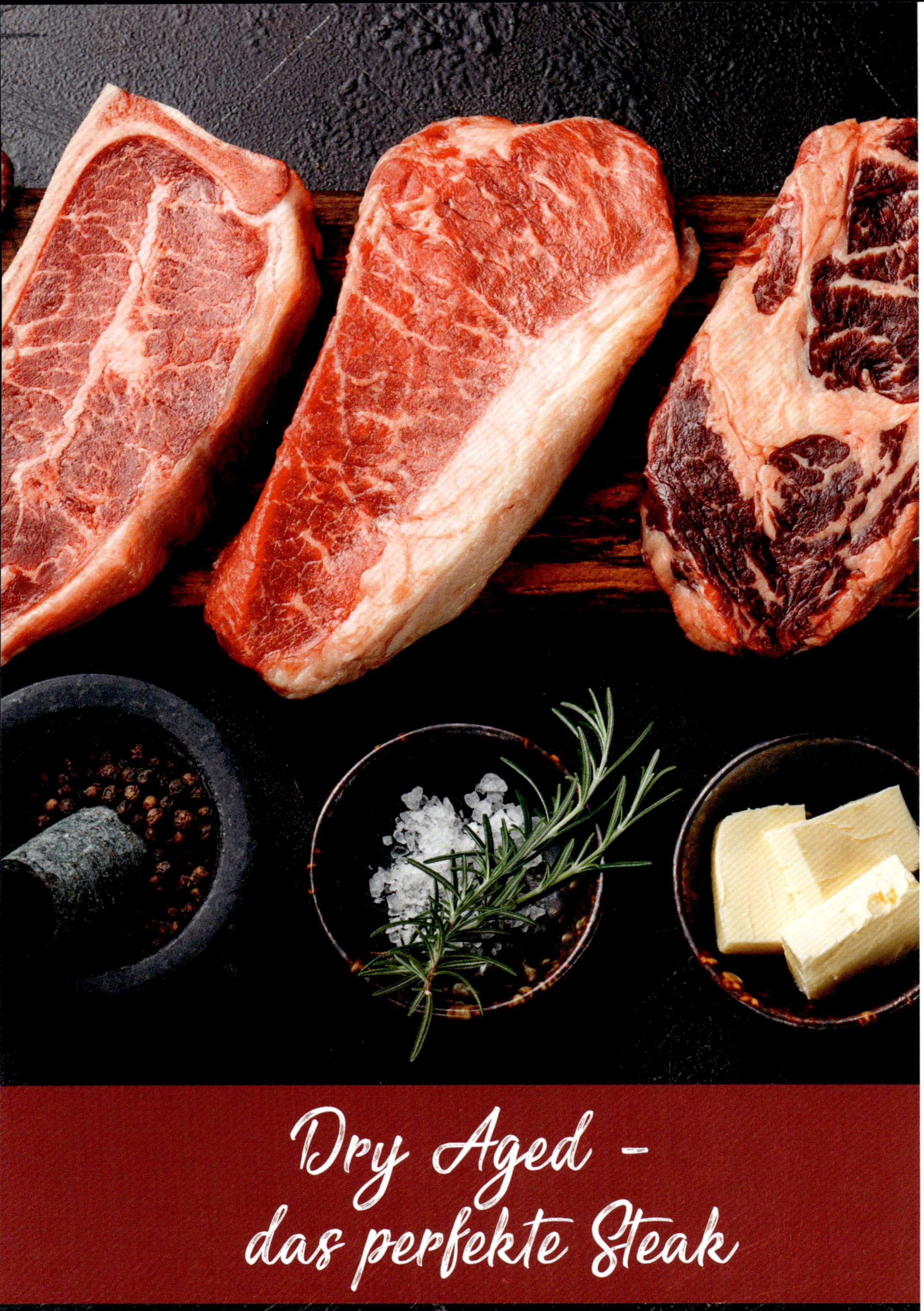

Dry Aged Presa vom Iberico mit weißen Portweinschalotten, Walnussbrot und Cranberry-Whiskey-Butter

40 Minuten | für 4 Personen | Vorspeise

Presa vom Iberico

500 g	*Dry Aged Presa Iberico*
2 Zweige	*Rosmarin / Thymian*
2	*Knoblauchzehen*
20 ml	*Öl oder Butterschmalz*

Portweinschalotten

200 g	*Schalotten*
200 ml	*weißer Portwein*
80 g	*Zucker*
2	*Thymianzweige*
20 g	*Butter*
etwas	*Salz, Pfeffer*

Walnussbrot

500 g	*Mehl*
100 g	*Walnusskerne*
20 g	*Salz*
30 g	*Ahornsirup*
1	*Hefewürfel*
300 ml	*Wasser*

Cranberry-Whiskey-Butter

150 g	*Butter*
60 g	*Cranberrys*
40 ml	*Whiskey*
½ Bund	*Petersilie, gehackt*
10 g	*Meersalz*

Presa vom Iberico: Das Presa ist das innere Nackenstück der Pata Negra Schweine. Generell gilt, je höher der Anteil an Eicheln in der Mast, umso hochwertiger ist das Produkt. Da bei einem hochwertig gezüchteten Pata Negra Schwein das Fett eine besonders niedrige Schmelztemperatur hat, kann dies am Stück verbleiben. Das Presa im Öl oder Butterschmalz von allen Seiten gut anbraten. Rosmarin, Thymian und grob gehackten Knoblauch zum Schluss mit dazugeben, anschließend auf das Presa legen, damit das Aroma schön einwirken kann. Nun das Stück im Ganzen bei etwa 70 °C im Ofen garen. Bei einer Kerntemperatur von 58 °C ist das Presa rosa und kann tranchiert werden. Wer es etwas weiter durch möchte, sollte es bis zu einer Kerntemperatur von 62 °C garen.

Portweinschalotten: Aus dem Zucker ein Karamell schmelzen und die in Ringe geschnittenen Schalotten dazugeben, dann mit dem Portwein ablöschen, die Blätter des Thymians dazuzupfen und die Butter beifügen. Nun kochen lassen, bis der Wein und die Butter eine sämige Konsistenz erreichen (Emulsion). Mit Salz und Pfeffer abschmecken.

Walnussbrot: Das lauwarme Wasser mit dem Hefewürfel und dem Ahornsirup verrühren und zusammen mit dem Salz und den grob gehackten Walnusskernen zum Mehl geben. Alles zu einem glatten Teig vermengen und diesen dann für mindestens 5 Minuten kräftig kneten. Mit einem feuchten Tuch bedeckt für etwa 30 Minuten an einem warmen Ort aufgehen lassen (Ofen bei 40 °C geht auch gut). Anschließend den Teig erneut kneten, dann in die gewünschte Form bringen, weitere 10 Minuten aufgehen lassen. Bei 180 °C Umluft für etwa 25–30 Minuten backen.

Cranberry-Whiskey-Butter: Die Cranberrys fein hacken. Die Butter mit dem Salz schaumig aufschlagen. Den Whiskey dazurühren und die Cranberrys und Petersilie unterrühren. Nun in Schälchen füllen oder mit einer Sterntülle aufspritzen.

Dry Aged Entrecote mit Kirsch-BBQ-Sauce, Speckbohnen und Kartoffelmuffin

90 Minuten | für 4 Personen | Hauptspeise

Dry Aged Entrecote

800 g	*Dry Aged Entrecote*
etwas	*Rosmarin/Thymian*
etwas	*Salz und Pfeffer*

Kirsch-BBQ-Sauce

300 ml	*Ketchup*
200 ml	*Apfelsaft*
200 ml	*Brühe*
200 ml	*Cola*
100 g	*Kirschen*
200 g	*Speck, gewürfelt*
200 g	*Zwiebeln, gewürfelt*
2	*Rosmarin- und Thymianzweige*
200 g	*brauner Zucker*
2 EL	*Paprikapulver, geräuchert*
2 EL	*Cayennepfeffer*
2 EL	*Rotweinessig*
etwas	*Salz und Pfeffer*

Speckbohnen

400 g	*Bohnen*
4	*Scheiben Speck*
20 g	*Butter*
etwas	*Salz, Pfeffer*

Kartoffelmuffin

500 g	*Kartoffeln mehlig*
50 g	*Butter*
½ Bund	*Kräuter nach Wahl*
3	*Eier*
etwas	*Salz, Pfeffer, Muskatnuss*

Dry Aged Entrecote: Das Entrecote parieren und in zwei Steaks zu je 400 g portionieren. Die Steaks in einer Pfanne kräftig anbraten, danach mit Salz und Pfeffer würzen und die Kräuter auflegen. Im Ofen bei 80 °C bis zur gewünschten Garstufe ziehen lassen.

Garstufen:	48–20 °C	rare
	51–54 °C	medium-rare
	55–58 °C	medium
	60 °C+	medium well

Kirsch-BBQ-Sauce: Den Speck in einem Topf auslassen, dann die Zwiebeln, den Rosmarin und Thymian dazugeben und ebenfalls anbraten. Mit Apfelsaft, Brühe und Cola ablöschen, die Kirschen dazugeben und etwa 10 Minuten köcheln lassen, dann den braunen Zucker, den Essig und das Ketchup dazugeben und köcheln lassen, bis die gewünschte Konsistenz erreicht ist. Mit geräuchertem Paprikapulver, Cayennepfeffer, Salz und Pfeffer abschmecken.

Speckbohnen: Die Bohnen an den Enden abschneiden und in kochendem Salzwasser für etwa 7 Minuten blanchieren. Anschließend bündelweise mit Speck umwickeln, mit Salz und Pfeffer würzen und in einer Pfanne knusprig ausbraten. Zum Schluss die Butter beigeben und aufschäumen lassen.

Kartoffelmuffin: Die Kartoffeln schälen und in Salzwasser gar kochen, anschließend abgießen und ausdämpfen lassen, durch eine Kartoffelpresse geben und die Butter sowie die Eigelbe einarbeiten und mit Salz, Pfeffer und Muskatnuss würzen. Die Kräuter hacken und dazugeben. Das Eiweiß separat mit etwas Salz schaumig schlagen und vorsichtig unterheben. Anschließend in Muffinformen geben und bei 180 °C etwa 15–20 Minuten backen.

Lava-Schoko-Törtchen mit Mango-Joghurt-Eis

60 Minuten | für 4 Personen | Dessert

Lava-Schoko-Törtchen

125 g	*Zartbitterkuvertüre*
125 g	*Butter*
95 g	*Zucker*
60 g	*Mehl*
3	*Eier*
100 g	*Blockschokolade, dunkel*

Lava-Schoko-Törtchen

Butter und Kuvertüre auf einem Wasserbad in einer Schüssel schmelzen lassen. Eier und Zucker schaumig aufschlagen. Die Schokoladenmasse langsam in die Eimasse rühren. Zum Schluss das Mehl einsieben und unterheben. Die Förmchen ausbuttern und auszuckern. Zu 2/3 die Gläser befüllen. Die Blockschokolade in 4 Teile brechen und je 1 Stück in die Mitte vom Teig drücken. Bei 185 °C im Ofen 15 Minuten backen. Danach sofort entnehmen und stürzen. Die Backzeit verändert sich, wenn man andere Gefäße nimmt!

Mango-Joghurt-Eis

500 g	*Joghurt stichfest*
2	*Mangos reif*
150 g	*Zucker*
1	*Limette*
etwas	*Safranfäden, Vanille*

Mango-Joghurt-Eis

Die Mango schälen und klein schneiden, anschließend fein pürieren. Die äußere Haut der Limette abreiben. Das Mangopüree mit dem Joghurt, Zucker und dem Limettenabrieb vermischen. Als Verfeinerung kann man jetzt ein paar Safranfäden und Vanille untermischen. Nun die gesamte Masse in die Eismaschine geben und gefrieren lassen.

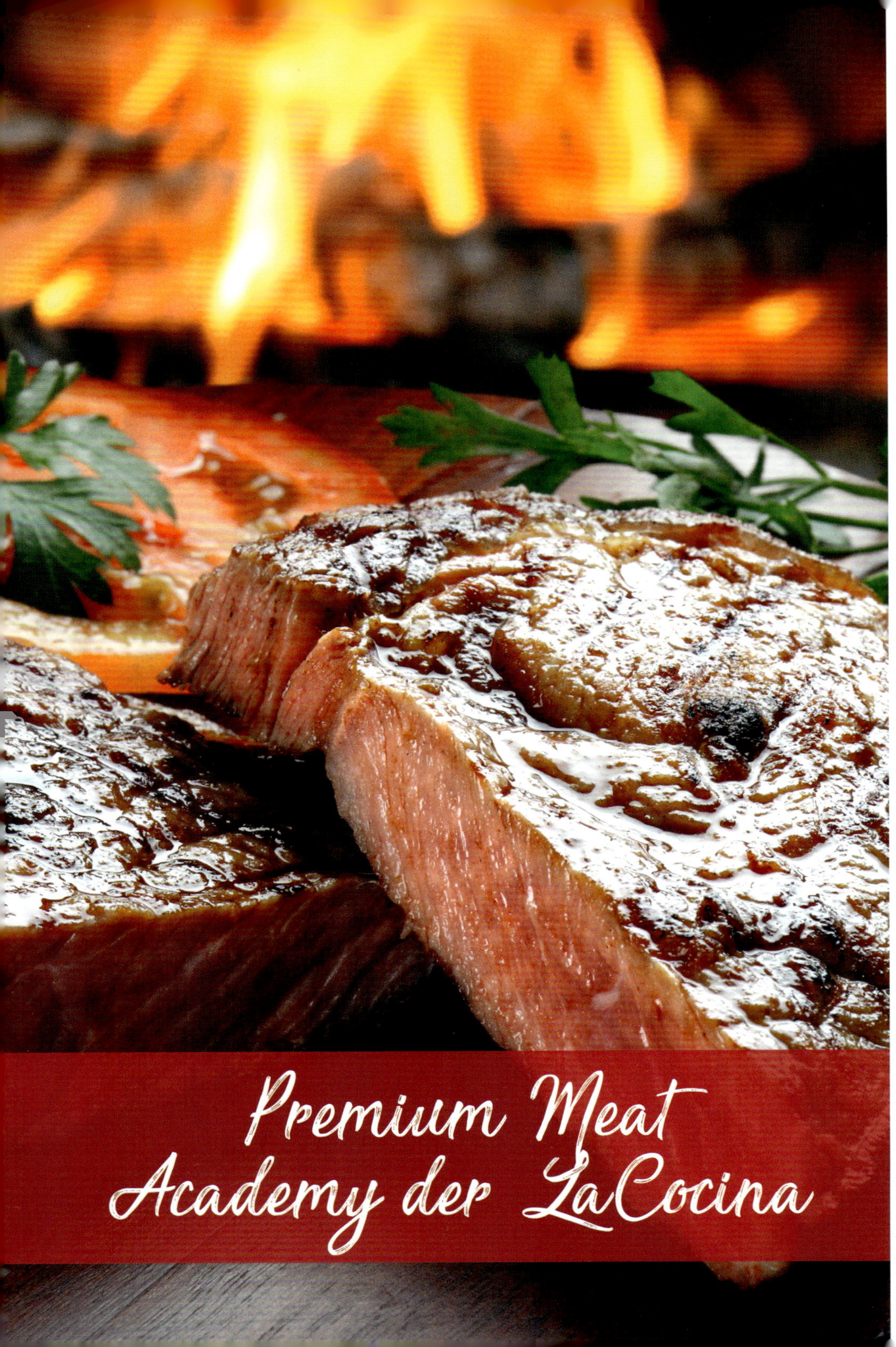

Presa vom Iberico mit mediterranem Gemüse vom Grill und gerösteter Paprikav

40 Minuten | für 4 Personen | Vorspeise

Presa vom Iberico

500 g	*Presa Iberico*
2	*Rosmarin-/ Thymianzweige*
2	*Knoblauchzehen*
20 ml	*Oliventresteröl*

Presa vom Iberico

Das Presa ist das innere Nackenstück der Pata Negra. Generell gilt, je höher der Anteil an Eicheln in der Mast, umso hochwertiger ist das Produkt. Da bei einem hochwertig gezüchteten Pata Negra Schwein das Fett eine besonders niedrige Schmelztemperatur hat, kann dies am Stück verbleiben. Das Presa im Oliventresteröl (warm gepresstes Olivenöl, eignet sich gut zum Braten) von allen Seiten gut anbraten. Rosmarin, Thymian und grob gehackten Knoblauch zum Schluss mit braten, anschließend auf das Presa legen, damit das Aroma schön einwirken kann. Nun das Stück im Ganzen bei etwa 70 °C im Ofen garen. Bei einer Kerntemperatur von 58 °C ist das Presa rosa und kann tranchiert werden. Wer es etwas weiter durch möchte, sollte bis zu einer Kerntemperatur von 62 °C garen.

Mediterranes Gemüse

1	*Zucchini*
1	*Aubergine*
2	*Fenchel*
60 ml	*Olivenöl*
2	*Rosmarin-/ Thymianzweige*
2	*Knoblauchzehen*

Mediterranes Gemüse

Die Knoblauchzehen, den Rosmarin und Thymian fein hacken und mit dem Öl verrühren. Den Grill auf direkte Hitze umbauen und einen gusseisernen Grillrost auflegen und kräftig heizen. Die Zucchini und Aubergine längs in Streifen schneiden, den Fenchel vom Stiel befreien und in längliche Spalten schneiden. Das Gemüse grillen, bis sich das gewünschte Muster abzeichnet, dann vom Grill nehmen und mit dem Kräuteröl einstreichen und mit Salz und Pfeffer würzen.

Geröstete Paprikacreme

- *3 Paprika, rot*
- *2 Knoblauchzehen*
- *30 g Pinienkerne*
- *30 g Parmesan*
- *60 ml mildes Olivenöl*
- *etwas Salz, Pfeffer, Paprikapulver*

Geröstete Paprikacreme

Die Paprika vom Stiel und Kerngehäuse befreien und dritteln. Mit der Hautseite nach oben im Ofen mit Grillfunktion (250 °C) rösten (geht auch auf dem Grill, wird aber weniger gleichmäßig). Wenn die Paprikahaut schwarz gegrillt ist, ein mit kaltem Wasser getränktes Tuch darauflegen, auskühlen lassen, dann die Haut entfernen. Die Pinienkerne im Ofen bei Umluft (160 °C) 10 Minuten rösten lassen. Nun zuerst das Paprikafleisch mit Olivenöl pürieren, dann die Pinienkerne, den Knoblauch und den geriebenen Parmesan dazu pürieren. Alles gut mit Salz, Pfeffer und Paprikapulver abschmecken.

Brot

- *500 g Mehl*
- *1 Hefewürfel*
- *300 ml lauwarmes Wasser*
- *20 ml Olivenöl*
- *100 g Zutaten nach Wahl*
- *2 EL Honig*
- *etwas Salz*

Brot

Den Würfel Hefe mit Honig im lauwarmen Wasser auflösen. Die Flüssigkeit in das Mehl geben und zu einen Teig verkneten. Die gehackten Zutaten nach Wahl unterkneten. Den Teig in zwei schöne Brotlaibe formen und für 25 Minuten im Backofen bei 60 °C aufgehen lassen. Dann ca. 30 Minuten bei 200 °C backen.

Brisket vom Black Angus US Beef mit BBQ-Sauce

60 Minuten | für 4 Personen | Hauptspeise

Brisket vom Black Angus

- *800 g Brisket (Rinderbrust)*
- *2 EL Koriander*
- *2 EL Senfsaat*
- *2 EL Paprikapulver, edelsüß*
- *1 EL Paprikapulver, geräuchert*
- *1 EL Cayennepfeffer*
- *1 Knoblauch, gepellt*

BBQ-Sauce

- *300 ml Ketchup*
- *200 ml Apfelsaft*
- *200 ml Brühe*
- *200 ml Cola*
- *2 EL Rotweinessig*
- *200 g Speck, gewürfelt*
- *200 g Zwiebeln, gewürfelt*
- *2 Rosmarin und Thymianzweige*
- *200 g brauner Zucker*
- *2 EL Paprikapulver, geräuchert*
- *2 EL Cayennepfeffer*
- *etwas Salz, Pfeffer*

Brisket vom Black Angus

Für das Rub: Koriander und Senfsaat in einer Pfanne rösten und abkühlen lassen. Die gerösteten und ungerösteten Gewürze in einen Mörser geben und alles gut zermahlen. Anschließend das Brisket großzügig damit einreiben. Das Brisket bei etwa 95–100 °C für 14–18 Stunden garen, bis eine Kerntemperatur von 94 °C erreicht wird. Durch das lange Garen bei niedriger Temperatur bleibt das Brisket besonders saftig und wird dabei butterzart, da die Kollagene in dieser Zeit kontinuierlich abgebaut werden.

BBQ-Sauce

Den Speck in einem Topf auslassen, dann die Zwiebeln, den Rosmarin und Thymian dazugeben und ebenfalls anbraten. Mit Apfelsaft, Brühe und Cola ablöschen und etwa 10 Minuten köcheln lassen, dann den braunen Zucker, den Essig und den Ketchup dazugeben und köcheln lassen, bis die gewünschte Konsistenz erreicht ist. Mit geräuchertem Paprikapulver, Cayennepfeffer, Salz und Pfeffer abschmecken.

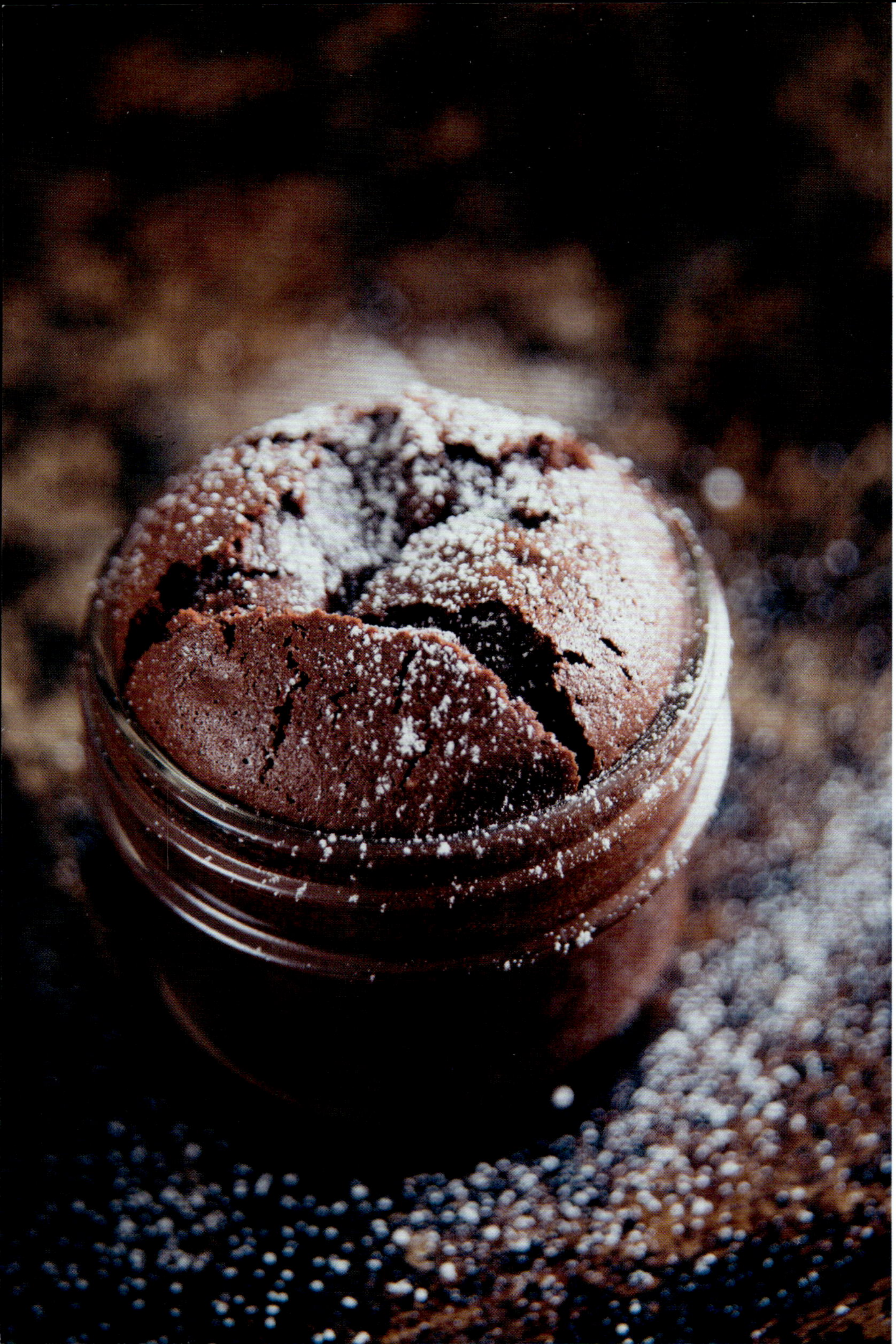

Bitterschokoladenmalheur mit Amarettoeis und Zwetschgenröster

40 Minuten | für 4 Personen | Dessert

Bitterschokoladenmalheur

125 g	Zartbitterkuvertüre
125 g	Butter
95 g	Zucker
60 g	Mehl
2	Eier
1	Eiweiß

Amarettoeis

350 ml	Sahne
150 ml	Milch
150 g	Zucker
8	Eigelbe
1	Vanilleschote
20 ml	Amaretto

Zwetschgenröster

200 g	Zwetschgen
100 g	Zucker
80 ml	Rotwein
1	Zimtstange

Bitterschokoladenmalheur

Butter und Kuvertüre auf einem Wasserbad in einer Schüssel schmelzen lassen. Eier, Eiweiß und Zucker schaumig aufschlagen. Die Schokolademasse langsam in die Eimasse rühren. Zum Schluss das Mehl einsieben und unterheben. Die Förmchen ausbuttern und auszuckern. Zu 2/3 die Gläser befüllen. Bei 185 °C im Ofen 18 Minuten backen. Danach sofort entnehmen und stürzen. Die Backzeit verändert sich, wenn man andere Gefäße nimmt!

Amarettoeis

Das Eigelb mit 25 g Zucker schaumig aufschlagen. Die Schoten der Länge nach aufschneiden und das Mark auskratzen. Vanillemark, restlicher Zucker, Amaretto, Sahne und Milch auf dem Herd aufkochen lassen. Danach, unter ständigem Rühren, die heiße Flüssigkeit in die Eigelbe geben. Die Eimilchmasse auf 80 °C erhitzen. Die Eismasse in der Eismaschine cremig rühren.

Zwetschgenröster

Die Zwetschgen vom Stein befreien und in Spalten schneiden. Aus dem Zucker ein Karamell schmelzen, mit dem Rotwein ablöschen und die Zimtstange dazu geben. Nun kochen lassen, bis sich der Karamell gelöst hat, dann die Zwetschgenspalten dazugeben und weiter kochen lassen, bis sich der Sud sämig um die Zwetschgen legt.

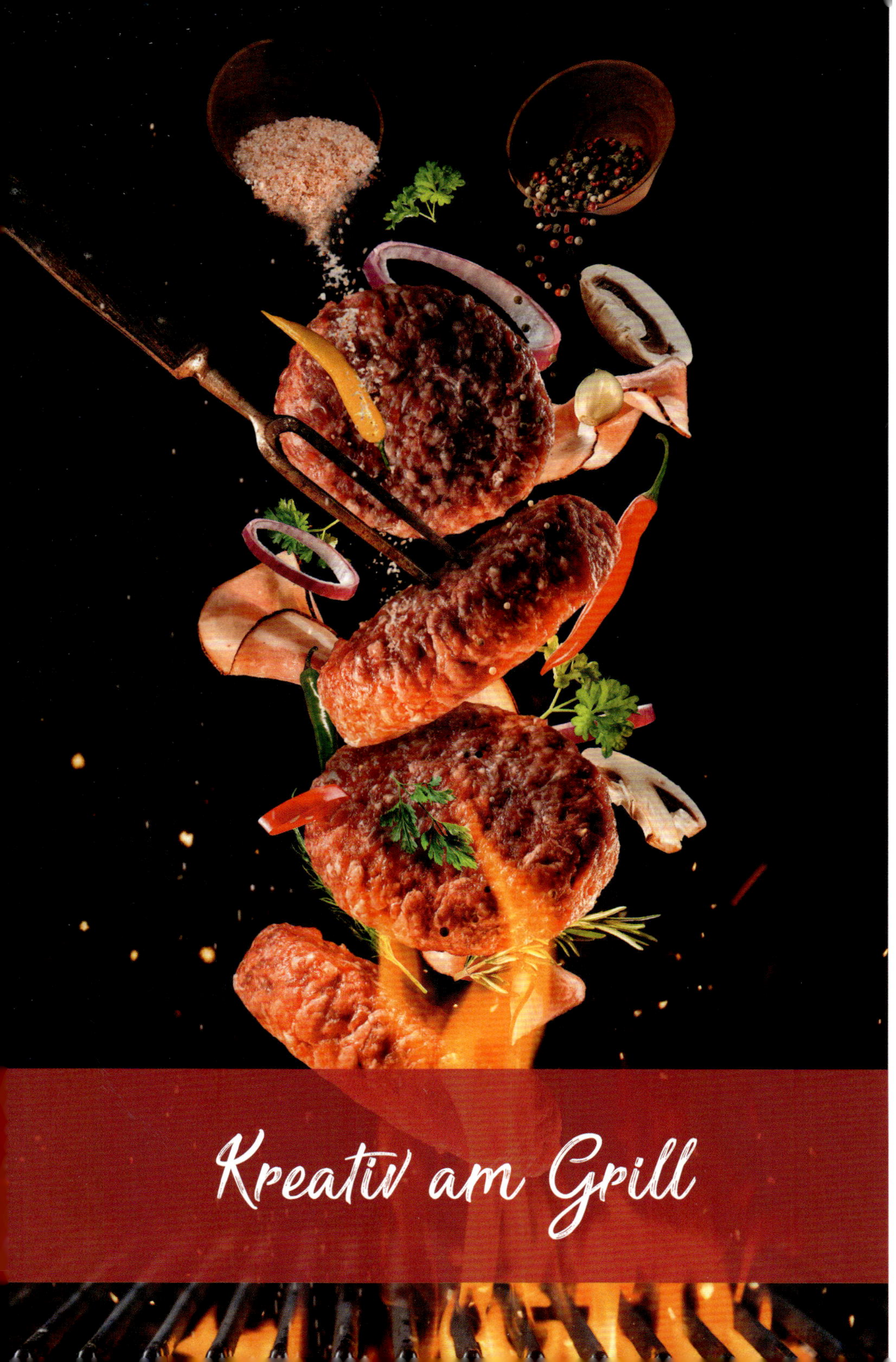

Burger vom bayrischen Alpenring mit mediterranem Gemüse und Büffelmozzarella

45 Minuten | für 4 Personen | Vorspeise

Burger

500 g	*Rinderhackfleisch*
4	*Kopfsalatblätter*
1	*Tomate*
1	*rote Zwiebel*
200 g	*Büffelmozzarella*

Burger

Das Hack mit Salz und Pfeffer würzen und zu vier flachen Frikadellen formen.Abgedeckt 20 Minuten kalt stellen. Käse, Tomate und Zwiebel in feine Scheiben schneiden. Die Burgerpatties auf dem Grill von beiden Seiten 5–6 Minuten gleichmäßig anbraten. Den Büffelmozzarella in ca. 1 cm dicke Scheiben schneiden und auf das Fleisch legen. Wenn der Burger komplett belegt ist, noch mal für ca. 2 Minuten auf dem Grill backen, damit der Mozzarella schön zerfließt.

Burgerbrötchen

250 g	*Mehl*
110 ml	*lauwarmes Wasser*
70 ml	*Milch*
20 g	*Hefewürfel*
1 TL	*Honig*
etwas	*Salz*
50 g	*weiche Butter*
3 EL	*Sesam*
1	*Ei*

Burgerbrötchen

Das Mehl und alle anderen Zutaten außer Milch/Wasser und die Hefe in eine Schüssel geben. Die Milch/Wasser vorsichtig leicht erwärmen, dann die Hefe darin auflösen. Die Milch/Wasser langsam eingießen und gleichzeitig mit einem Knethaken zu einem Teig verarbeiten. Wenn der Teig noch kleben sollte mit etwas Mehl glatt kneten und an einem warmen Ort eine Stunde gehen lassen. Den Teig zu einer Rolle formen und je 90 g Portionen abnehmen und zu Kugeln formen. Die Kugeln auf ein Backblech geben und platt drücken, sodass sie einen Durchmesser von ca. 9 cm haben. Brötchen befeuchten und mit dem Sesam bestreuen. Nun noch mal mindestens 30 Minuten gehen lassen und dann bei 180 °C ca. 20–30 Minuten backen.

Mediterranes Gemüse

1	*Zucchini*
1	*Aubergine*
1	*Fenchel*
1	*Knoblauchzehe*
1	*Rosmarinzweig*
1	*Thymianzweig*
etwas	*Salz, Pfeffer, Olivenöl*

Mediterranes Gemüse

Die Zucchini, Aubergine und den Fenchel in ca. 1 cm dicke Scheiben schneiden. Knoblauch, Rosmarin und Thymian fein hacken. Die Gemüsescheiben mit Olivenöl bepinseln, mit Salz und Pfeffer würzen und dann in einer Grillpfanne oder auf dem Grill scharf angrillen. Nun das Gemüse mit den gehackten Kräutern in eine Schüssel geben und 20 Minuten ziehen lassen.

Entrecote vom Prime Beef mit Senf-Kräuterbutter, geröstetem Blumenkohl und Potatobombs

90 Minuten | für 4 Personen | Hauptspeise

Entrecote vom Prime Beef

800 g Entrecote
etwas Salz und Pfeffer, Rosmarin, Thymian

Senf-Kräuterbutter

100 g Butter
20 g grober Dijonsenf
½ Bund Blattpetersilie / Schnittlauch
1 Knoblauchzehe
10 g Meersalz

Gerösteter Blumenkohl

600 g Blumenkohl
1 Bund Lauchzwiebeln
etwas Öl, Salz und Pfeffer

Potatobombs

4 vorwiegend festkochende Kartoffeln
200 g Blauschimmelkäse
50 g Frischkäse
8 Bacon, Scheiben
etwas Pfeffer

Entrecote: Das Entrecote in 4 Steaks zu je 200 g schneiden, gut mit Salz und Pfeffer würzen. Die Steaks auf direkter Hitze auf dem kräftig vorgeheizten Grill geben und von beiden Seiten gut anrösten, dann auf die indirekte Zone des Grills geben, nach Geschmack mit Kräutern belegen und bis zur gewünschten Kerntemperatur ziehen lassen.

Garstufen:	48–20 °C	rare
	51–54 °C	medium-rare
	55–58 °C	medium
	60 °C+	medium well

Senf-Kräuterbutter: Die Kräuter fein schneiden, die Knoblauchzehe pressen. Die Butter mit einem Handrührgerät cremig aufschlagen, dann die Kräuter, den Senf und den Knoblauch einrühren und mit dem Salz abschmecken.

Gerösteter Blumenkohl: Den Blumenkohl in feine Röschen putzen, damit er gleichmäßiger gart. Einen Grill-Wok (alternativ einen gusseisernen Bräter) gut vorheizen und den Blumenkohl mit etwas Öl kräftig rösten lassen. Die Lauchzwiebeln in Ringe schneiden und untermischen. Sollte der Blumenkohl noch etwas zu viel „Biss" haben, einfach einen Esslöffel Wasser dazugeben und unter Rühren verdampfen lassen. Zum Schluss noch mit Salz und Pfeffer abschmecken.

Potatobombs: Die Kartoffeln schälen und mit einem Apfelausstecher der Länge nach ein Loch quer durch die Kartoffeln stechen. Den Blauschimmelkäse mit etwas Frischkäse glatt rühren und mit Pfeffer würzen. In einen Spritzbeutel geben und in die Kartoffeln einspritzen. Den Ofen auf 200 °C vorheizen und ein Backblech mit Backpapier auslegen. Die gefüllten Kartoffeln dick in die Bacon Scheiben einwickeln, ggfs. mit einem Zahnstocher den Bacon etwas fixieren und im vorgeheizten Ofen für 15–20 Minuten backen. Nach 10 Minuten einmal wenden.

Bitterschokoladenmalheur vom Grill mit flambiertem Obst

40 Minuten | für 4 Personen | Dessert

Bitterschokoladenmalheur

125 g Zartbitterkuvertüre
125 g Butter
95 g Zucker
60 g Mehl
2 Eier
1 Eiweiß

Flambiertes Obst

300 g Obst nach Saison und Geschmack
evtl. Zucker
etwas Alkohol zum Flambieren

Bitterschokoladenmalheur: Butter und Kuvertüre auf einem Wasserbad in einer Schüssel schmelzen lassen. Eier, Eiweiß und Zucker schaumig aufschlagen. Die Schokoladenmasse langsam in die Eimasse rühren. Zum Schluss das Mehl einsieben und unterheben. Die Förmchen ausbuttern und auszuckern. Zu 2/3 die Gläser befüllen. Bei etwa 200 °C im Grill 18 Minuten backen. Danach kurz ruhen lassen und servieren. Die Backzeit verändert sich, wenn man andere Gefäße nimmt!

Flambiertes Obst: Das Obst kann ganz nach dem persönlichen Geschmack und der Saison ausgewählt werden, es sollte allerdings nicht zu wässrig sein und in mundgerechte Größe geschnitten werden. Das Obst im vorgewärmten Wok auf der Kochstelle etwas anbraten, dann den zimmerwarmen Alkohol (er braucht mindestens 40 % alc, am besten über 50 %) dazugießen (etwa 1 Schnapsglas) und mit einem langstieligen Feuerzeug/Streichholz anzünden. Die Flamme erlischt von allein, sobald der Alkohol verdampft ist und es kann serviert werden.

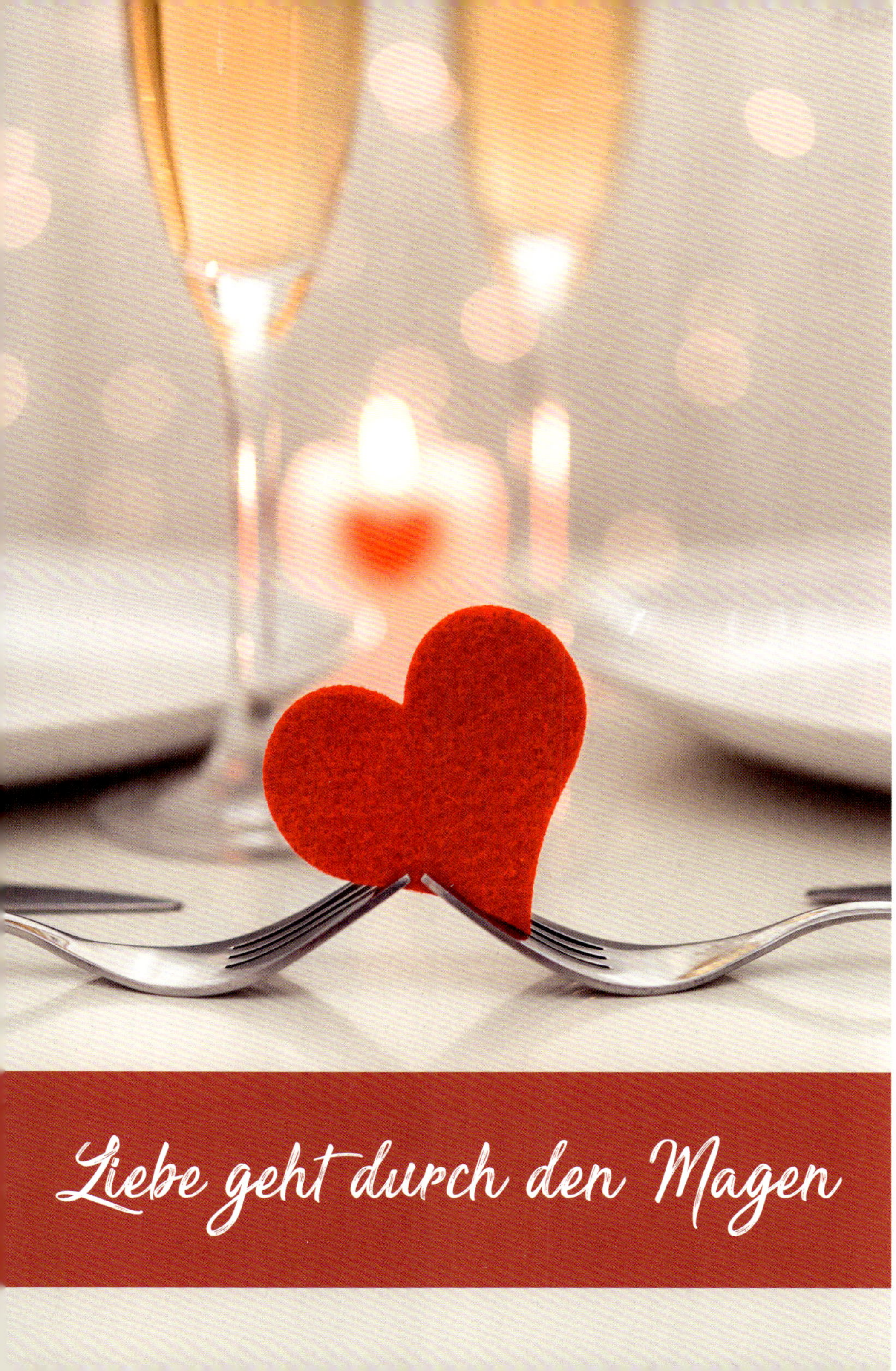

Garnelenspieß auf Avocado-Couscoustörtchen und Mangochutney

30 Minuten | für 4 Personen | Vorspeise

Garnelenspieß

12	*Garnelen*
2	*Rosmarinzweige*
1	*Knoblauchzehe*
50 ml	*Olivenöl*
4	*Holzspieße*
etwas	*Salz, Pfeffer*

Avocado-Couscoustörtchen

75 g	*Couscous*
150 g	*Gemüse nach Wahl*
200 ml	*Gemüsebrühe*
200 g	*Avocado*
1	*Knoblauchzehe*
½ Bund	*Koriander*
1	*Chili*
2	*Limetten (Saft + Abrieb)*
etwas	*Salz, Pfeffer*

Mangochutney

1	*Mango*
80 g	*Zucker*
30 ml	*Weißer Balsamico*
50 ml	*Apfelsaft*

Kräuterbrot

500 g	*Mehl*
300 ml	*Wasser*
1	*Hefewürfel*
10 g	*Salz*
2 EL	*Honig*
40 g	*getr. Kräuter nach Wahl*

Garnelenspieß: Die Garnelen von Kopf und Schale befreien. Am Rücken einschneiden, den Darm entfernen und gründlich waschen. Nun auf jeden Holzspieß 3 Garnelen spießen. Von den Rosmarinzweigen die Nadeln abziehen. Die Rosmarinnadeln zusammen mit dem Knoblauch und dem Olivenöl fein pürieren und auf die Garnelen streichen, dann mit Salz und Pfeffer würzen und in einer Pfanne bei hoher Hitze für 2 Minuten pro Seite braten.

Avocado-Couscoustörtchen: Den Knoblauch und das Gemüse schälen, sehr klein schneiden und mit dem Couscous und etwas Öl im Topf anbraten. Den Couscous mit der Gemüsebrühe aufgießen, jetzt den Couscous mit etwas Kreuzkümmel, Salz und Pfeffer abschmecken, vom Herd nehmen, abdecken und für 20 Minuten quellen lassen. Vorsichtig mit einer Gabel auflockern. Wahlweise kann jetzt noch ein Schuss natives Olivenöl reingemischt werden. Die Avocados schälen und den Kern entfernen und mit dem Limettensaft beträufeln und mit einem Kartoffelstampfer zu einem Brei verarbeiten. Mit Salz, Pfeffer, Chili, Olivenöl und Koriander abschmecken. Einen Anrichtering zur Hälfte mit Couscous befüllen und die Avocadocreme bis zum Rand darauf streichen.

Mangochutney: Aus dem Zucker in einem Topf ein Karamell herstellen, mit dem Apfelsaft und dem Essig ablöschen und kochen lassen, bis sich der Zucker löst. Die in kleine Würfel geschnittene Mango dazugeben und mit köcheln lassen, bis sie weich ist.

Kräuterbrot: Die Hefe in dem lauwarmen Wasser zusammen mit dem Honig auflösen und etwa 5–10 Minuten lang gehen lassen. Dann mit den restlichen Zutaten und Kräutern vermengen und etwa 5 Minuten durchkneten, im Anschluss für etwa 30 Minuten abgedeckt aufgehen lassen, dann in die gewünschte Form bringen und erneut für 20 Minuten ruhen lassen. Die Brote dann etwa 25 Minuten bei 180 °C backen.

Involtini vom Kalb mit Thymianjus, mediterraner Gemüsepfanne und Champagner Risotto

60 Minuten | für 4 Personen | Hauptspeise

Involtini vom Kalb

4	*Kalbsschnitzel*
4	*Parmaschinken-scheiben*
4 Stangen	*grünen Spargel*
50 g	*Frischkäse*
¼ Bund	*Rosmarin/ Thymian*
1 EL	*Tomatenmark*
1	*Knoblauchzehe*
1 EL	*geräuchertes Paprikapulver*
1	*Zitrone*
etwas	*Salz, Pfeffer*

Involtini vom Kalb

Die Kalbsschnitzel vorsichtig plattieren. Die Enden vom grünen Spargel abschneiden, Stangen halbieren und 2 Minuten blanchieren/kochen. Den Knoblauch und die Kräuter hacken und mit dem Frischkäse und Tomatenmark vermengen. Die Schale der Zitrone abreiben und zusammen mit dem Saft, Paprikapulver, Salz und Pfeffer zum Frischkäse geben und kräftig abschmecken. Den Frischkäse auf die Innenseite der Kalbsschnitzel streichen, je 2 Stück grünen Spargel darauf geben und aufrollen. Die Rolle in eine Scheibe Parmaschinken wickeln und mit einem Zahnstocher fixieren. Nun von beiden Seiten scharf anbraten und auf ein Backblech geben. Bei 125 °C im Ofen für 20 Minuten zu Ende garen.

Gemüsepfanne

300 g	*Gemüse nach Wahl*
100 g	*Kirschtomaten*
1 Bund	*Frühlingslauch*
1	*Zwiebel*
100 ml	*Gemüsebrühe*
100 g	*Butter*
etwas	*Salz, Pfeffer*

Gemüsepfanne

Das Gemüse in mundgerechte Stücke schneiden. Die Zwiebel pellen und in feine Würfel schneiden, die Kirschtomaten vierteln. Die Butter in einem Topf zerlassen, die Zwiebelwürfel und die Kirschtomaten zugeben und glasig anschwitzen. Das Gemüse dazugeben, mit anschwitzen und mit der Gemüsebrühe ablöschen. Bei mittlerer Hitze gar kochen lassen. Den Frühlingslauch in feine Ringe schneiden und dazugeben und mit Salz und Pfeffer abschmecken.

Champagner Risotto

150 g	*Rissottoreis*
2	*Schalotten*
200 ml	*Brühe*
150 ml	*Champagner*
150 g	*geriebener Parmesan*
½ Bund	*Kräuter nach Wahl*

Champagner Risotto

Die Schalotten in feine Würfel schneiden. Risottoreis und Schalotten in einem Topf farblos anschwitzen und mit dem Champagner ablöschen.Nach und nach mit der Gemüsebrühe auffüllen, rühren und weichkochen. Wenn das Reiskorn gar, aber noch leicht nussig ist, den Parmesan und die gehackten Kräuter dazugeben und mit Salz und Pfeffer abschmecken.

Thymianjus

500 g	*Kalbsknochen*
100 g	*Karotten*
100 g	*Sellerie*
100 g	*Zwiebeln*
½ Stange	*Lauch*
4 EL	*Tomatenmark*
200 ml	*Portwein*
700 ml	*Rotwein*
2 l	*Fleischbrühe*
8	*Thymianzweige*

Thymianjus

Die Kalbsknochen im Ofen bei 160 °C für 90 Minuten rösten. Karotten und Sellerie in walnussgroße Stücke schneiden und in einem großen Topf kräftig anrösten. Nebenbei die Zwiebeln und den Lauch gleich groß schneiden und zufügen. Wenn alles gut angeröstet ist, die Kalbsknochen zugeben. Das Tomatenmark zufügen und ebenfalls anrösten, dann mit Rotwein ablöschen und reduzieren lassen und zwei weitere Male wiederholen. Anschließend mit Fond (falls nicht vorhanden Wasser) auffüllen und für mind. 2 Stunden köcheln lassen (am besten mindestens 4 Stunden kochen). Danach durch ein Sieb passieren, das Fett von der Oberfläche abschöpfen, den Portwein und Thymian hinzugeben und erneut kochen lassen, bis die gewünschte „Kräftigkeit" erreicht ist. Noch leicht mit Stärke abbinden.

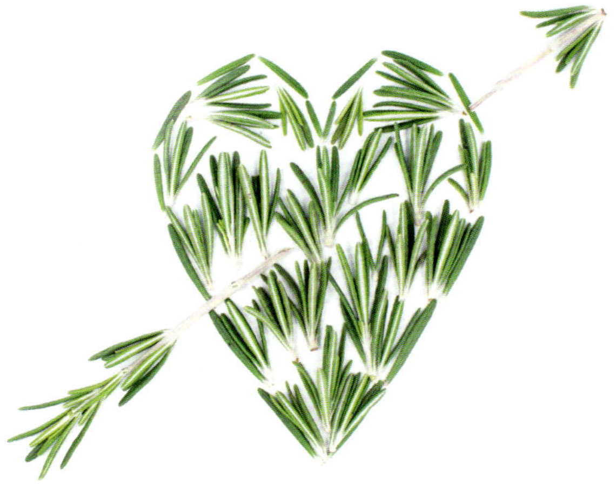

Cremiges Mousse au Chocolat mit marinierten Beeren und Tonkabohnen Eis

60 Minuten | für 4 Personen | Dessert

Mousse au Chocolat

200 g	*Schokolade, Vollmilch*
100 g	*Schokolade, Zartbitter*
1 EL	*Orangenlikör*
400 ml	*Schlagsahne*
6	*Eier*

Marinierte Beeren

200 g	*Beeren nach Wahl*
75 g	*Zucker*
½ ml	*Kirschsaft oder Rotwein*
etwas	*Speisestärke, Vanille*

Tonkabohnen Eis

350 ml	*Sahne*
150 ml	*Milch*
150 g	*Zucker*
8	*Eigelbe*
2	*Tonkabohnen*
2 EL	*Ahornsirup*

Mousse au Chocolat

Die Eier trennen, Zucker und Eigelbe mit einem Schneebesen über dem Wasserbad aufschlagen. Die Schokoladenstücke kleinschneiden, schmelzen und unter die aufgeschlagen Eier geben. Wenn die Masse gut abgekühlt ist, vorsichtig die geschlagene Sahne unterheben. In Förmchen abfüllen und evtl. kurz einfrieren oder kalt stellen.

Marinierte Beeren

Zucker karamellisieren und mit dem Rotwein und Kirschsaft ablöschen. Nach Geschmack mit Vanille verfeinern und mit Speisestärke abbinden. Erst zum Schluss die Beeren unterheben.

Tonkabohnen Eis

Das Eigelb mit 25 g Zucker schaumig aufschlagen. Die Tonkabohne fein reiben. Tonkabohne, Ahornsirup, restlicher Zucker, Sahne und Milch auf dem Herd aufkochen lassen. Danach unter ständigem Rühren die heiße Flüssigkeit in die Eigelbe geben. Die Eimilchmasse auf 80 °C erhitzen. Die Eismasse in der Eismaschine cremig rühren.

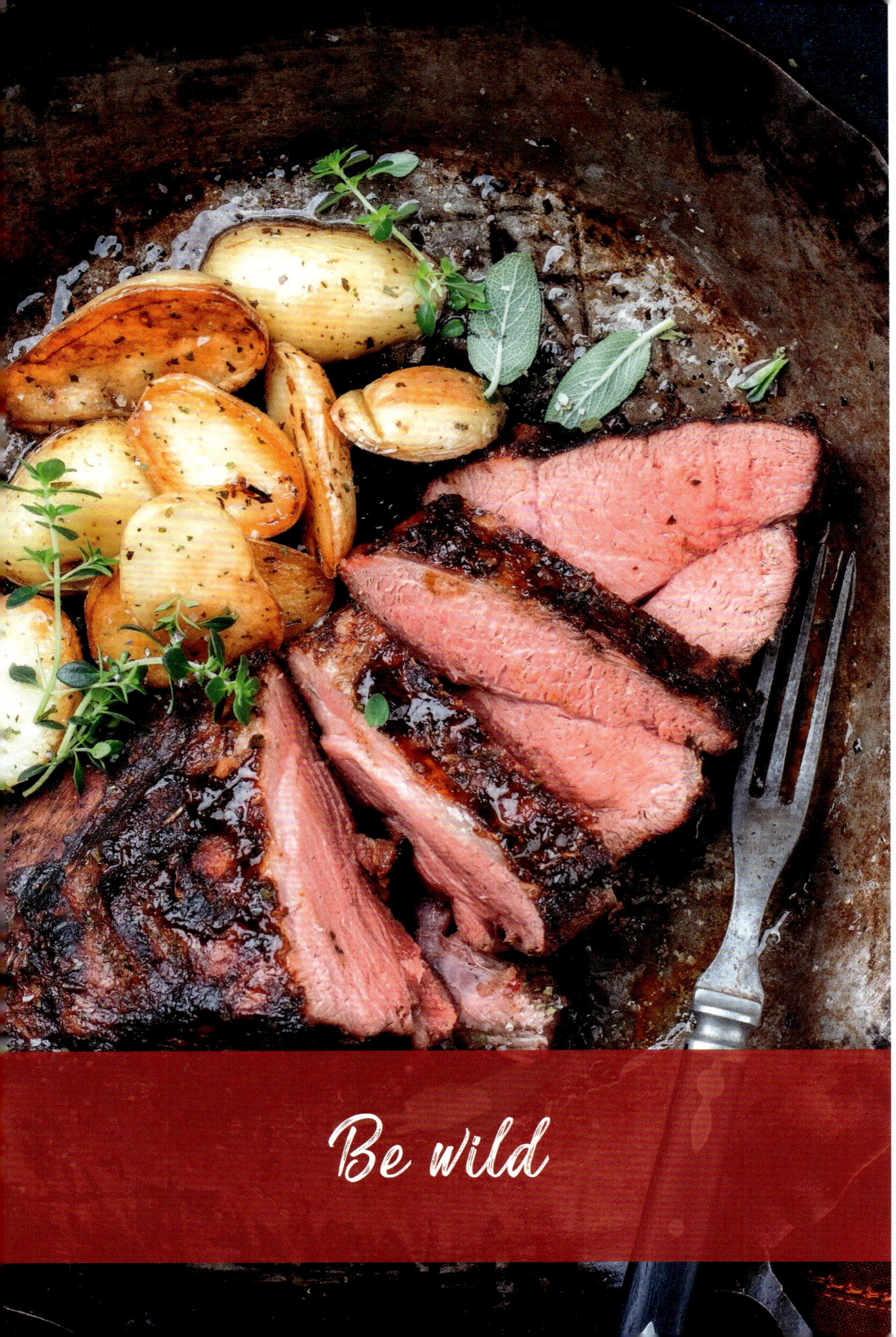

Rücken vom Wildschwein in Limonen-Honig-marinade, Feldsalat, Kürbis-Birnenchutney und Walnussbrötchen

40 Minuten | für 4 Personen | Vorspeise

Wildschweinrücken

400 g Wildschweinrücken
2 Limetten
50 g Honig
70 ml Pflanzenöl
20 ml Limejuice
etwas Salz, Pfeffer

Feldsalat

200 g Feldsalat
1 EL Senf
1 EL Honig
1 EL heller Essig
6 EL Apfelsaft
6 EL Oliven-/Walnussöl
etwas Salz, Pfeffer

Kürbis-Birnenchutney

½ Butternutkürbis
60 g Zucker
50 ml Weißwein
10 ml Apfelessig
1 Zwiebel
2 Birnen
20 g Speisestärke
5 g Kurkuma
10 g Ingwer

Walnussbrötchen

500 g Mehl
1 Hefewürfel
1 EL Honig
1 EL grobes Meersalz
300 ml warmes Wasser
100 g Walnüsse/gehackt
5 EL Milch

Wildschweinrücken: Den Wildschweinrücken von Fett und Sehnen parieren, dann in einer Pfanne rundum gut anbraten und auf ein Ofengitter geben. Die Schale der Limette in einen Mixer reiben, den Saft dazu pressen, dann den Honig und den Limejuice zugeben und alles gut mixen. Dabei nach und nach das Pflanzenöl einpürieren (hierbei emulgieren die Flüssigkeiten mit dem Öl und die Marinade wird dickflüssiger). Den Rücken nun großzügig mit der Marinade einstreichen und bei 75 °C langsam garen (je nach Dicke des Rückens ca. 40–60 Minuten), etwa alle 20 Minuten erneut Marinade auftragen. Vorm Servieren den Rücken noch einmal bei 160 °C garen (Vorsicht, die Marinade wird schnell dunkel).

Feldsalat: Den Feldsalat evtl. waschen, trocken schleudern. Für das Dressing: In einem Messbecher Senf, Honig, Essig mischen. Den Saft und das Öl zum Schluss mithilfe eines Pürierstabes einmixen. Mit Salz und Pfeffer abschmecken.

Kürbis-Birnenchutney: Den Kürbis von Schale und Kernen befreien und in kleine Würfel schneiden, ebenso die Zwiebel und Birnen. Aus dem Zucker einen Karamell kochen und das geschnittene Obst und Gemüse dazugeben, kurz durchrühren und mit dem Weißwein ablöschen. Mit Salz, Pfeffer, Kurkuma und Ingwer würzen. Alles gemeinsam weich kochen lassen. Ist die gewünschte Bissfestigkeit erreicht, den Apfelessig dazugeben und mit der Speisestärke leicht abbinden. Das Chutney sehr heiß in Gläser füllen und sofort verschließen. Hierdurch bildet sich ein Vakuum und das Chutney ist länger haltbar.

Walnussbrötchen: Walnüsse fein hacken. Mehl, Salz und Walnüsse mischen. Die Hefe mit Honig und dem lauwarmen Wasser auflösen. Flüssigkeit zum Mehl geben und gut durchkneten. Den Teig in gleich große Stücke portionieren, ca. 90 g schwer und zu Bällen formen. Auf ein Backblech legen und bei 70 °C im Ofen gehen lassen. Für weitere 20 Minuten bei 185 °C backen. Kurz vor dem Ende der Backzeit mit Milch bepinseln.

Medaillon vom Hirschkalbsrücken mit Preiselbeerjus, Walnusswirsing und Brezelknödel

40 Minuten | für 4 Personen | Hauptspeise

Medaillion vom Hirschkalbsrücken

800 g	*Hirschkalb (Rücken)*
2	*Rosmarin-, Thymianzweige*
etwas	*Salz, Pfeffer*

Medaillon vom Hirschkalbsrücken

Den Hirschkalbsrücken von Fett und Sehnen befreien und in vier gleichmäßige Portionen teilen. Eine Pfanne mit etwas Fett erhitzen und die Medaillons von allen Seiten gut anbraten. Das Fleisch aus der Pfanne nehmen, pfeffern und salzen und den Rosmarin und das Thymian unter das Fleisch legen. Nun bei 120 °C ca. 15 Minuten (je nach Größe der Medaillons) im Ofen garen.

Walnusswirsing

½	*Wirsing*
1	*Zwiebel*
10 g	*Mehl*
20 g	*Butter*
400 ml	*Sahne*
100 g	*Walnüsse*

Walnusswirsing

Die Zwiebel pellen und fein würfeln. Den Wirsing von den äußeren dunklen Blättern befreien, dann den Kopf vierteln und den Strunk entfernen, dann in dünne Streifen schneiden und in einem Topf mit etwas Butter zerfallen lassen. Die Butter und die Zwiebelwürfel separat anschwitzen und das Mehl hineinstreuen. Kurz mit anrösten und die Sahne zugeben. Aufkochen lassen, den Wirsing zugeben und mit Salz, Pfeffer und Muskat abschmecken. Zum Schluss die gerösteten und gehackten Walnüsse dazu geben.

Brezelknödel

250 g	*Brezel vom Vortag*
1	*Gemüsezwiebel*
3	*Eier*
250 ml	*Milch*
½ Bund	*Blattpetersilie*
etwas	*Muskat, Salz, Pfeffer*

Brezelknödel

Die Brezeln in etwa 1 cm große Würfel schneiden und in eine Schale geben. Die Gemüsezwiebel würfeln und in einem Topf glasig anschwitzen, mit der Milch ablöschen und einmal aufkochen lassen, dann zu den Brotwürfeln geben und etwa 10 Minuten ziehen lassen. Währenddessen die Blattpetersilie in feine Streifen schneiden und dazugeben, ebenso die Eier. Mit Salz, Pfeffer und Muskatnuss kräftig würzen, auf eine Frischhaltefolie geben und zusammenrollen. Anschließend bei 100 °C im Dämpfer für 20 Minuten garen. Die Brezelknödel werden danach in Scheiben geschnitten und diese noch einmal in einer Pfanne mit etwas Butter ausgebraten.

Preiselbeerjus

1 kg	*Rinderknochen*
150 g	*rote Johannisbeeren*
2	*Karotten*
1	*Zwiebel*
200 g	*Sellerie*
1 EL	*Tomatenmark*
600 ml	*Rotwein*
800 ml	*Fleischbrühe*
100 ml	*Balsamico, dunkel*
2	*Lorbeerblätter*
3	*Nelken*
5	*Wachholderbeeren*
4	*Rosmarinzweige*
etwas	*Salz, Pfeffer*

Preiselbeerjus

Die Rinderknochen ggf. zerkleinern. Den Sellerie und die Zwiebel schälen und mit den Karotten in mundgerechte Stücke schneiden. In einen großen, heißen Topf (Bräter) mit etwas Öl die Knochen hineingeben und kross anrösten. Das Gemüse hinzugeben, kurz mit anrösten und das Tomatenmark hineingeben. Mit einem Drittel vom Rotwein ablöschen, leicht einköcheln lassen und diesen Vorgang zweimal wiederholen. Mit Brühe auffüllen, sodass die Knochen bedeckt sind. Salz, Pfeffer, Rosmarinzweige, Nelke, Wacholderbeeren und Lorbeerblätter in die Jus hineingeben und bei leicht bewegter Oberfläche ca. 6 Stunden köcheln lassen. (ggf. mehrmals mit Brühe oder Wasser wieder auffüllen.) Gelegentlich den Schaum von der Jus mit Hilfe einer Kelle abschöpfen.

Beerenkuchen mit Pralinensauce und Mandelkrokant

60 Minuten | für 4 Personen | Dessert

Beerenkuchen

250 g Mehl
100 g Beerenmix
4 Eier
100 g Zucker
1 Vanilleschote
150 g Butter (Zimmertemperatur)
1 EL Backpulver

Pralinensauce

100 g Kuvertüre, dunkel
75 g Nougat
25 g Kuvertüre, Vollmilch
200 ml Sahne

Mandelkrokant

200 g Zucker
5 EL Wasser
50 g Mandeln gerieben
50 g Butter

Beerenkuchen

Die Vanilleschote auskratzen und das Mark mit dem Zucker und den Eiern schaumig schlagen. Die Butter in Würfel schneiden und vorsichtig einrühren. Das Mehl mit dem Backpulver mischen und in die Crememasse einsieben. Masse auf ein Backblech oder in eine Springform füllen, die Beeren einstreuen und im vorgeheizten Backofen bei 180 °C ca. 35 Minuten backen.

Pralinensauce

Den Nougat, die Dunkel- und die Milchkuvertüre in der Sahne schmelzen und dabei stetig rühren, damit eine homogene Masse entsteht. Dabei darauf achten, dass die Schokolade nicht zu stark erhitzt wird, da sie ansonsten ausflocken kann und ihren Glanz verliert. Nach Geschmack kann auch noch ein Schuss (2 cl) Schnaps dazugegeben werden.

Mandelkrokant

Zucker und Wasser in einem Topf karamellisieren lassen. Er sollte bernsteinfarben aussehen. Die Hitze nicht zu hoch wählen, damit nichts verbrennt. Im Zweifel den Topf schnell von der Hitze ziehen. Butter und Mandeln dazugeben und gut rühren. Nicht mehr erhitzen. Nun alles aus dem Topf auf ein Backpapier laufen lassen. Wenn die Masse etwas ausgekühlt ist, kann man sie mit einem Pizzaroller in Streifen und dann in kleine Rechtecke teilen. Wenn der Krokant ausgekühlt ist, lässt er sich so schnell in Stücke brechen. Und jetzt genießen!

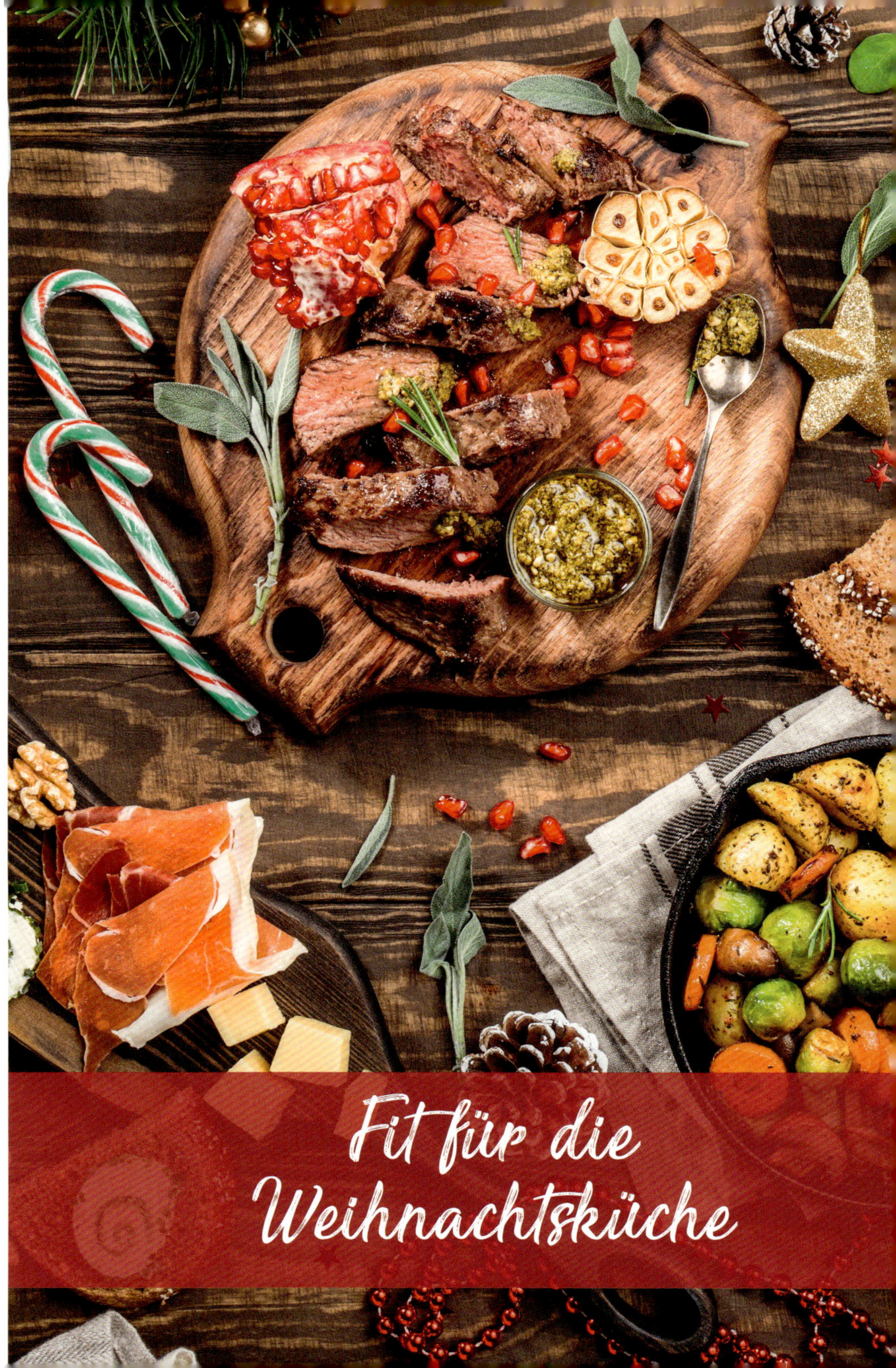

Maronen-Kartoffelsüppchen mit gebratener Wachtelbrust und Röstzwiebelbrot

30 Minuten | für 4 Personen | Suppe

Maronen-Kartoffelsuppe

200 g	*Kartoffeln (mehlig)*
200 g	*Maronen geschält*
½	*Sellerie*
½	*Lauchstange*
1	*Zwiebel*
80 g	*Speck*
400 ml	*Gemüsebrühe*
200 ml	*Sahne*
etwas	*Salz, Pfeffer, Muskatnuss*

Maronen-Kartoffelsuppe

Sellerie von der Schale befreien, in walnussgroße Würfel schneiden und mit etwas Öl in einem Topf farblos anschwitzen. Nach etwa 3 Minuten die ebenso geschnittene Zwiebel sowie den Lauch dazugeben und für weitere 3 Minuten mitschwitzen, dann die geschälten und gewürfelten Kartoffeln und die geschnittenen Maronen dazugeben und mit der Brühe auffüllen. Alles gemeinsam für etwa 25 Minuten weich kochen lassen. Nun die Sahne dazugeben. Anschließend fein pürieren und mit Salz, Pfeffer und Muskat abschmecken.

Röstzwiebelbrot

500 g	*Mehl*
1	*Hefewürfel*
50 g	*Butter*
300 ml	*lauwarmes Wasser*
70 g	*Roggenmehl*
50 ml	*Malzbier*
125 g	*Röstzwiebeln*
etwas	*Salz*

Röstzwiebelbrot

Für den Teig alle Zutaten (außer das Malzbier und das Roggenmehl) in eine Schüssel geben und ca. 10 Minuten zu einem weichen, aber nicht klebrigen Teig kneten. Den Teig abgedeckt an einem warmen Ort gehen lassen, bis sich das Volumen verdoppelt hat. Dann den Teig auf eine bemehlte Arbeitsfläche geben und nochmals gut durchkneten. Den Teig in 8 bis 10 Stücke teilen, runde Brötchen formen, auf ein mit Backpapier ausgelegtes Backblech setzen und nochmals abgedeckt 40 Minuten gehen lassen. Für die Glasur Roggenmehl, Salz und Malzbier mit einem Schneebesen klümpchenfrei verrühren und auf der Oberfläche der Brötchen verteilen. Die Brötchen anschließend mit etwas Roggenmehl bestäuben. Die Brötchen im vorgeheizten Backofen auf der mittleren Schiene ca. 25 Minuten bei 200 °C backen.

Wachtelbrust

4	*Wachtelbrüste*
	Thymianzweige
etwas	*Salz, Pfeffer*

Wachtelbrust

Die Wachtelbrüste mit Salz und Pfeffer würzen und in einer Pfanne auf der Hautseite knusprig anbraten. Anschließend auf ein Ofenblech geben und bei 80 °C etwa 20 Minuten lang garen.

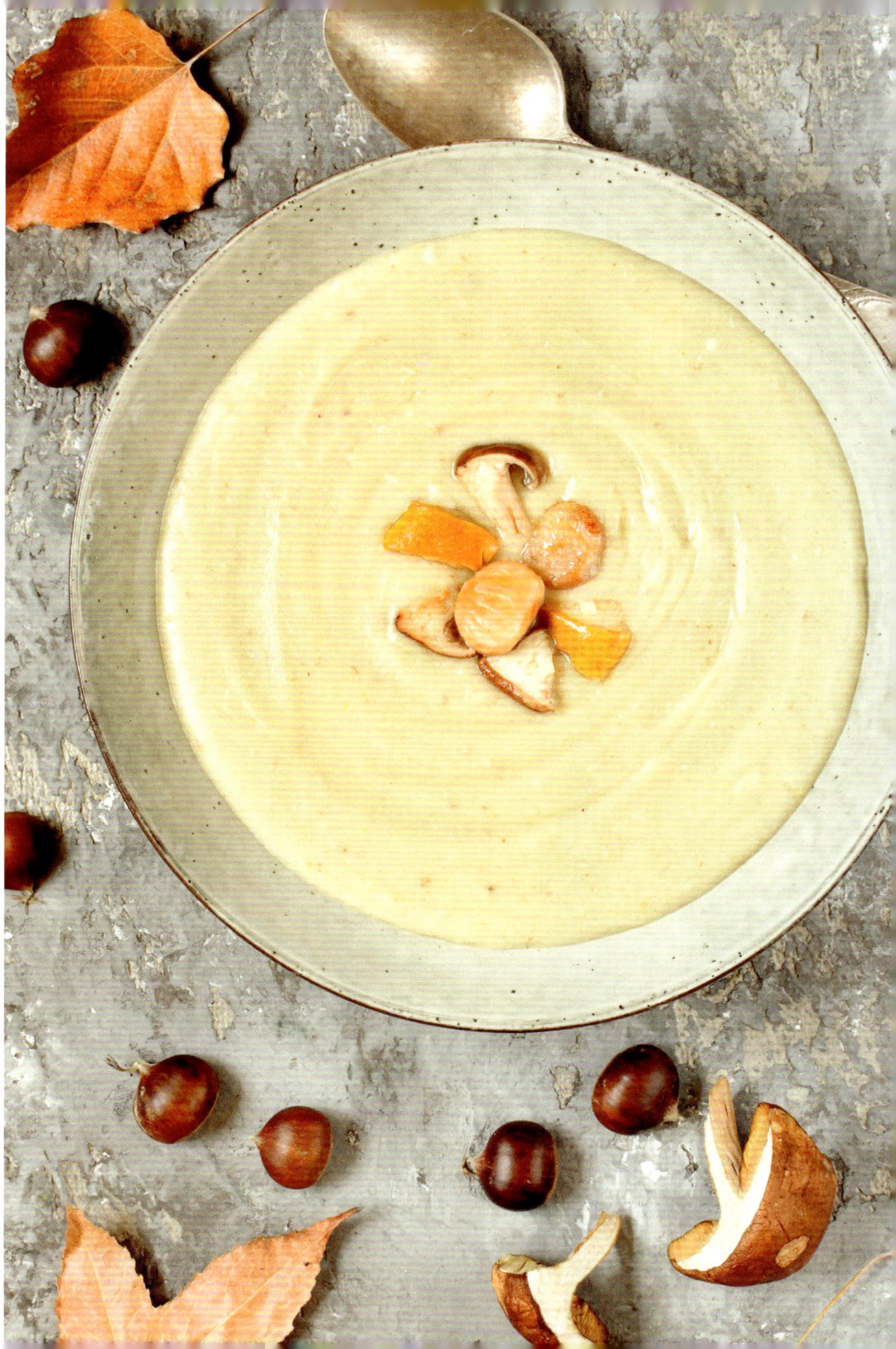

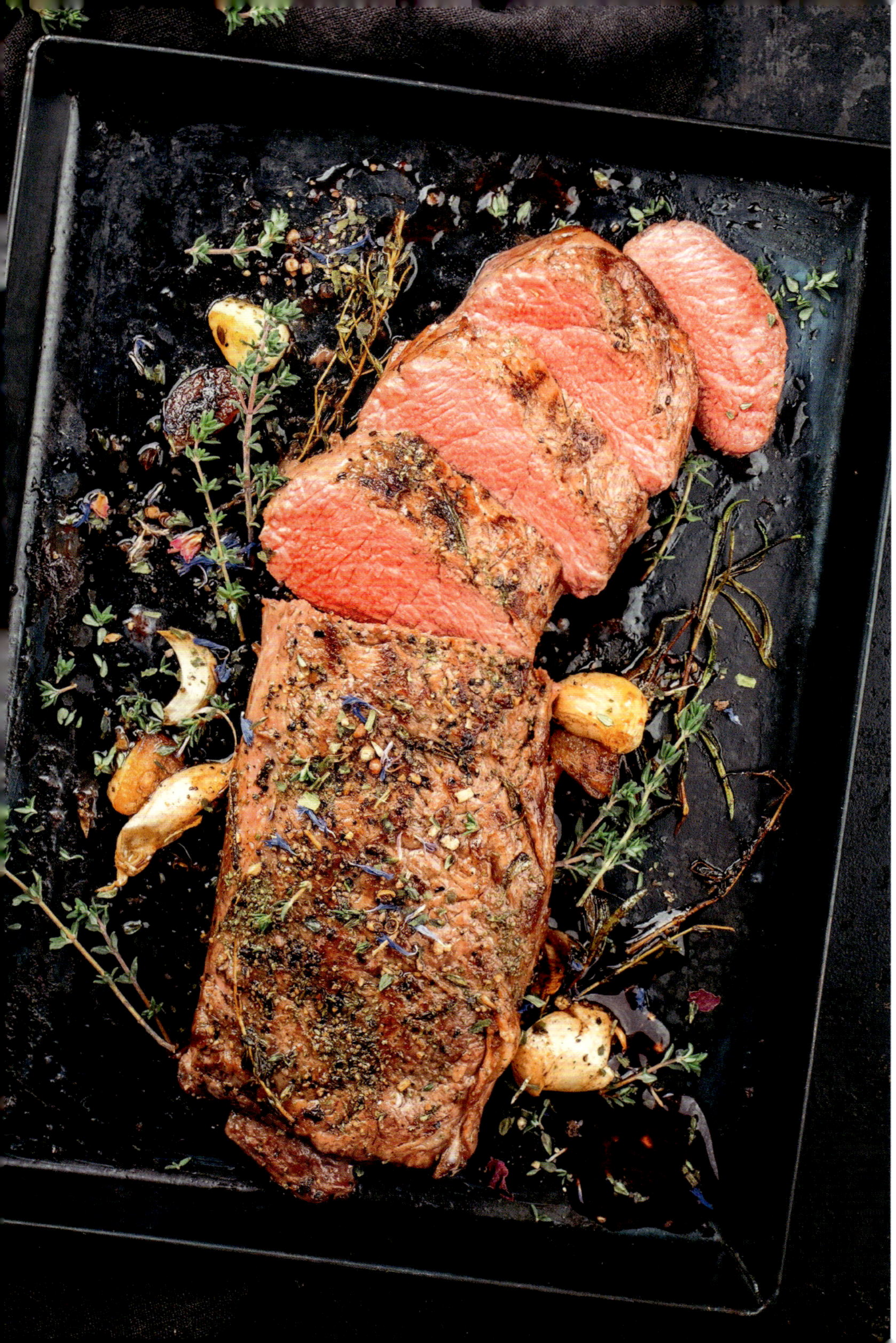

Hirschkalbsrücken mit Nuss-Kräuterkruste, Kartoffelknödel und Preiselbeer-Rotkohl

40 Minuten | für 4 Personen | Hauptspeise

Hirschkalbsrücken

800 g Hirschkalb (Rücken)
2 Rosmarin-, Thymianzweige
etwas Salz, Pfeffer

Nuss-Kräuterkruste

50 g Nüsse nach Wahl
40 g Butter
1 Ei
40 g Paniermehl
4 Rosmarinzweige
4 Thymianzweige
etwas Salz, Pfeffer

Kartoffelknödel

500 g Kartoffeln
etwas Stärke
2 Eier
etwas Salz, Pfeffer, Muskat

Preiselbeer-Rotkohl

500 g Rotkohl
90 g Zwiebeln
90 g rote Johannisbeeren
etwas Salz, Zucker
20 ml Himbeeressig
180 ml trockener Rotwein
30 g Schmalz
400 ml Brühe
20 g Preiselbeer-marmelade
etwas Lorbeer, Nelke, Wacholder

Hirschkalbsrücken: Den Hirschkalbsrücken von Fett und Sehnen befreien und in vier gleichmäßige Portionen teilen. Eine Pfanne mit etwas Fett erhitzen und das Medaillon von allen Seiten gut anbraten. Das Fleisch aus der Pfanne nehmen, pfeffern und salzen und den Rosmarin und das Thymian unter das Fleisch legen.

Nuss-Kräuterkruste: Die Nüsse bei 160 °C etwa 12 Minuten lang im Ofen rösten. Die Butter weiß aufschlagen und die Nüsse sowie das Ei dazugeben. Mit Meersalz würzen und nach und nach das Paniermehl dazugeben. Die Kräuter hacken und ebenfalls zugeben. Dann in eine Form füllen und bis zum Erhärten kalt stellen. Nun können Scheiben heruntergeschnitten werden, diese auf das Fleisch geben und alles gemeinsam im Ofen bei 180 °C für etwa 10 Minuten garen. In den letzten 4 Minuten die Grillfunktion des Ofens zuschalten.

Kartoffelknödel: Die Kartoffeln schälen, waschen und in Salzwasser weich kochen lassen, gut ausgedämpft durch die Kartoffelpresse geben und die Eier unter ständigem Rühren dazugeben, mit Salz, Pfeffer und Muskatnuss abschmecken. So viel Stärke zugeben, bis die Kartoffelmasse gut „griffig" und formbar ist, dann in leicht siedendem Salzwasser so lange köcheln, bis die Knödel an die Wasseroberfläche steigen.

Preiselbeer-Rotkohl: Den Rotkohl von den Außenblättern befreien, vierteln, den Strunk entfernen und hauchdünn hobeln. Rotkohl mit Essig, Rotwein, Salz und Zucker marinieren. Zwiebeln schälen, in feine Streifen schneiden und anschließend in Schmalz anschwitzen. Rotkohl, Johannisbeeren und Gewürzbeutel zufügen. Mit Brühe und Rotwein auffüllen und abgedeckt weich schmoren. Gewürzbeutel entfernen, Preiselbeergelee unterarbeiten und abschmecken.

Dunkelbier-Orangensauce

4 Stunden | für 4 Personen | Sauce

Dunkelbier-Orangensauce

1 kg	*Geflügelknochen*
2	*Karotten*
½	*Sellerie*
2	*Zwiebeln*
1	*Lauchstange*
8 EL	*Tomatenmark*
500 ml	*Geflügelbrühe*
200 ml	*Rotwein*
2	*Orangen*
500 ml	*Dunkelbier*

Dunkelbier-Orangensauce

Die Geflügelknochen im Topf rösten. Karotten und Sellerie in walnussgroße Stücke schneiden und ebenfalls kräftig anrösten. Nebenbei die Zwiebeln und den Lauch gleich groß schneiden und zufügen. Das Tomatenmark zufügen und ebenfalls anrösten lassen, dann mit Rotwein ablöschen und reduzieren und zwei weitere Male wiederholen. Anschließend mit Geflügelfond auffüllen. Jetzt für mindestens 2 Stunden köcheln lassen. Danach durch ein Sieb passieren, das Fett von der Oberfläche abschöpfen, das Bier dazugeben und erneut kochen lassen, bis die gewünschte „Kräftigkeit“ erreicht ist. Dann die Zeste und den Saft der Orangen dazu reiben und noch leicht mit Stärke abbinden.

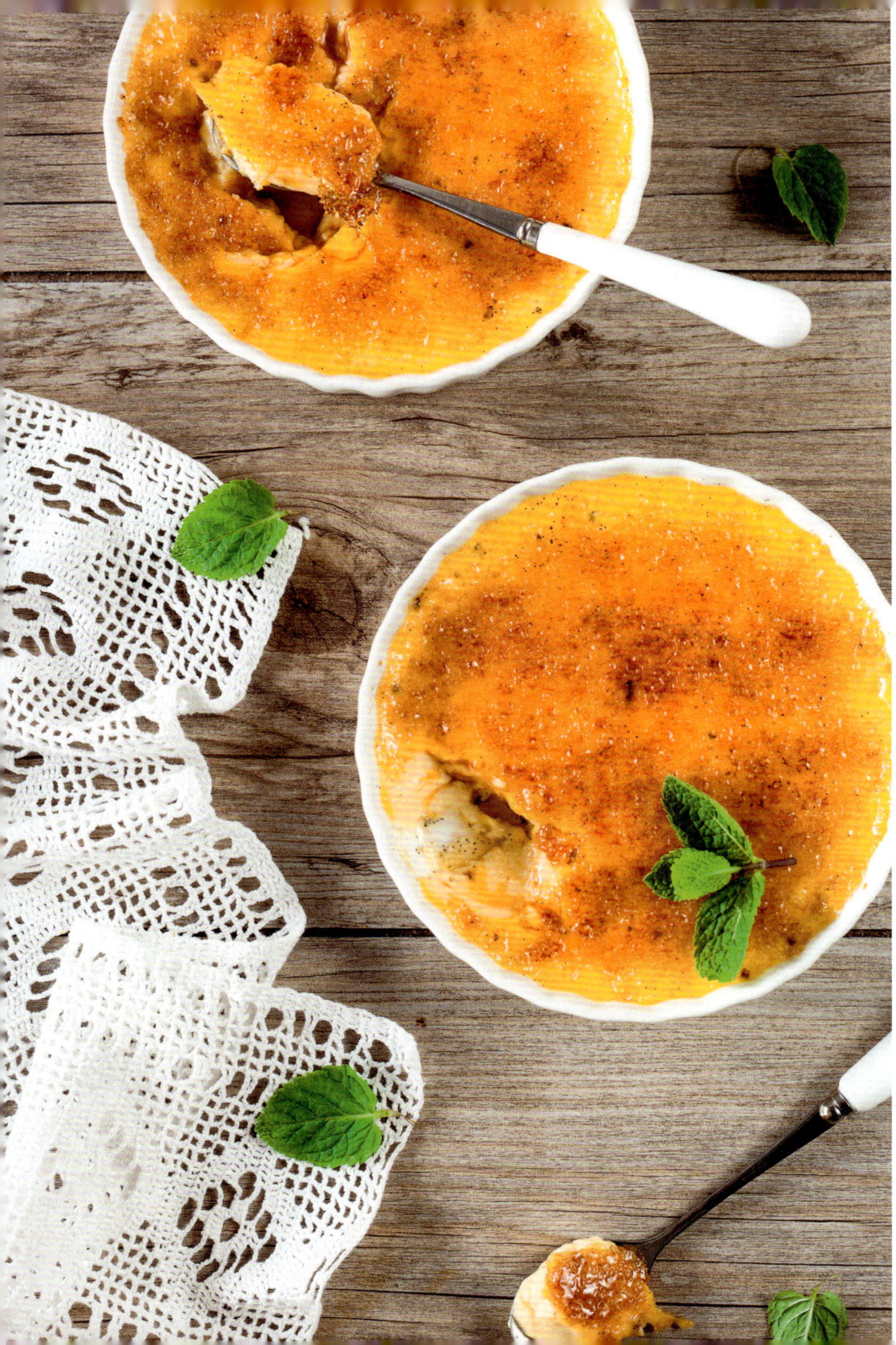

Crème Brûlée vom Bratapfel mit Marzipan und Rumrosinen und gebrannten Nüssen

1,5 Stunden | für 4 Personen | Dessert

Crème Brûlée

250 ml Sahne
190 g Zucker
5 Eigelbe
1 Vanilleschote
100 ml Milch
2 Äpfel
80 g Rosinen
20 ml Rum
50 g Marzipan

Crème Brûlée

Die Rosinen im Rum einweichen. Den Apfel schälen, entkernen und fein würfeln. Mit 1 EL Zucker und dem Zimt in einem Topf weichköcheln. Die Rosinen dazugeben. Die Eier trennen. Die Vanillestange längs halbieren und das innere Mark herauskratzen. Die Marzipanmasse klein schneiden und mit der Milch cremig rühren. Die Sahne, den Zucker und das Vanillemark in einen Topf geben und zum Kochen bringen. Die heiße Flüssigkeit vom Herd nehmen und unter ständigem Rühren in die Marzipanmasse geben. Nun die Masse in die Eigelbe hineingießen (aufpassen, dass das Ei nicht ausflockt). Die Apfelmasse als Letztes unter rühren. In die Crème-Bruléeschalen gießen und aufpassen, dass überall etwas von der Apfelmasse im Schälchen ist. Auf ein Backblech mit etwas Wasser (ca. 1 cm hoch) in den Backofen bei 110 °C ca. 1 Stunde geben. Wenn die Brulée fest geworden ist, herausnehmen und zum Abkühlen in den Kühlschrank stellen. Den braunen Zucker dünn darüber streuen und mit Hilfe eines Bunsenbrenners goldbraun karamellisieren (wer keinen Bunsenbrenner hat, die Förmchen kurz in einen Backofen bei Oberhitze-Grill geben).

Gebrannte Mandeln

200 g Mandeln
200 g Zucker
100 g Wasser
1 Vanilleschote
etwas Zimt

Gebrannte Mandeln

Den Zucker, das Wasser und die Mandeln in einen Topf geben und zum Kochen bringen. Die Vanilleschote längs halbieren und das Mark mit in den Topf geben. Mit etwas Zimt würzen. Jetzt die Masse unter gelegentlichem Rühren einkochen lassen. Sie wird erst zähflüssig und später schlagartig pulverig. Jetzt den Zucker wieder leicht schmelzen lassen und kräftig rühren, sodass er sich um die Mandeln legt. Anschließend auf einer Silikonmatte oder Backpapier verteilen und auskühlen lassen.

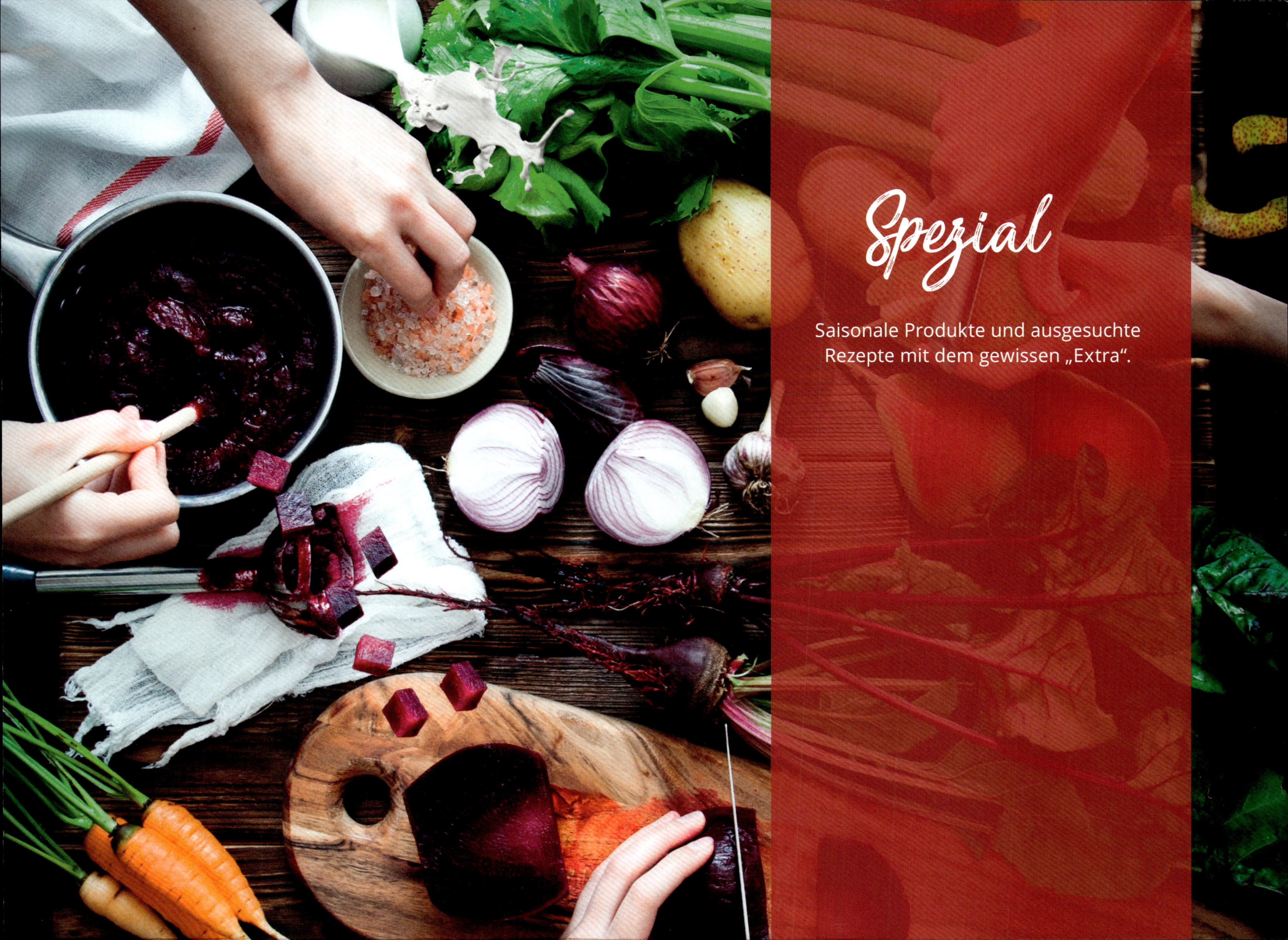

Spezial

Saisonale Produkte und ausgesuchte Rezepte mit dem gewissen „Extra“.

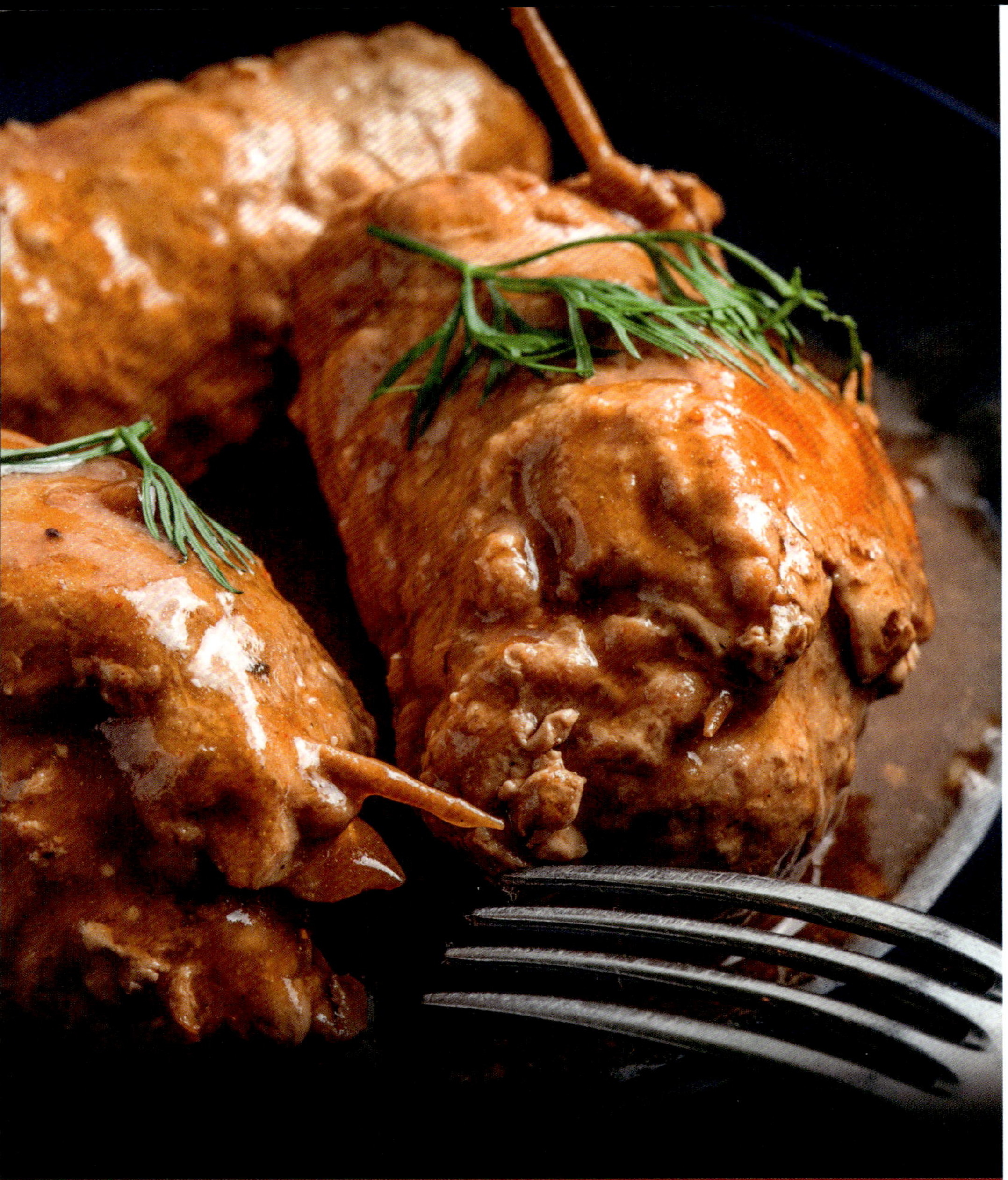

Geflügelbrühe mit Eierstich und Kräuterbrot

2 Stunden | für 4 Personen | Suppe

Geflügelbrühe

1	*Suppenhuhn*
1 Bund	*Suppengemüse*
1	*Gemüsezwiebel*
etwas	*Salz, Pfeffer, Lorbeer*
400 g	*Gemüse nach Geschmack*

Geflügelbrühe

Das Suppenhuhn zusammen mit dem grob geschnittenen Suppengemüse sowie der Zwiebel in einen Topf geben, mit Wasser bedecken, die Gewürze zufügen und kochen lassen, bis das Geflügelfleisch „vom Knochen fällt" (ca. 90 Minuten). Dann das Suppenhuhn aus der Brühe nehmen und abkühlen lassen, in der Zwischenzeit die Geflügelbrühe durch ein feines Sieb passieren, anschließend das Fleisch des Suppenhuhns dazuzupfen und mit Salz und Pfeffer abschmecken. Die so entstandene Basis-Geflügelbrühe kann nun mit allen gewünschten, geputzten Gemüsen verfeinert werden.

Eierstich

2	*Eier (L)*
50 ml	*Sahne*
etwas	*Salz, Pfeffer, Muskatnuss*

Eierstich

Die Eier zusammen mit der Sahne gründlich vermengen und mit Salz, Pfeffer und Muskatnuss würzen. Klassisch wird diese „Royal-Masse" nun in einer Terrinen-Form im Dämpfer zum Stocken gebracht, alternativ die Masse einfach in einen Eiswürfelbeutel geben und in einem Topf mit Wasser leicht simmernd gar kochen.

Kräuterbrot

500 g	*Mehl*
300 ml	*Wasser*
1	*Hefewürfel*
5 g	*Salz*
3 EL	*Honig*
40 g	*getr. Kräuter nach Wahl*

Kräuterbrot

Die Hefe in dem lauwarmen Wasser zusammen mit dem Honig auflösen und etwa 10 Minuten lang gehen lassen. Dann mit den restlichen Zutaten und Kräutern vermengen und etwa 5 Minuten durchkneten, im Anschluss für etwa 30 Minuten abgedeckt aufgehen lassen, dann in die gewünschte Form bringen und erneut für 20 Minuten ruhen lassen. Die Brote dann etwa 25 Minuten bei 180 °C backen.

Grießnocken	
250 ml	*Milch*
60 g	*Grieß*
1	*Ei*
etwas	*Salz, Pfeffer, Muskatnuss*

Grießnocken

Die Milch in einem Topf zum Kochen bringen, den Grieß dazugeben und mit Salz, Pfeffer und Muskatnuss würzen. Mit einem Holzlöffel kräftig rühren. Sobald sich ein Kloß gebildet hat und der Topfboden wieder „sauber" ist, den Topf vom Herd nehmen. Diesen Vorgang nennt man Abbrennen. In den noch warmen Kloß nun das Ei mit einem Holzlöffel einarbeiten. **Wichtig:** Bei größeren Mengen an Eiern bitte die Eier nach und nach dazugeben und immer wieder einarbeiten. Den Teig einige Zeit quellen lassen und in der Zwischenzeit leicht gesalzenes Wasser zum Kochen bringen. Vom Teig mit zwei Löffeln nun Klößchen formen und im Salzwasser langsam gar ziehen. Schwimmen die Klößchen auf, sind diese fertig.

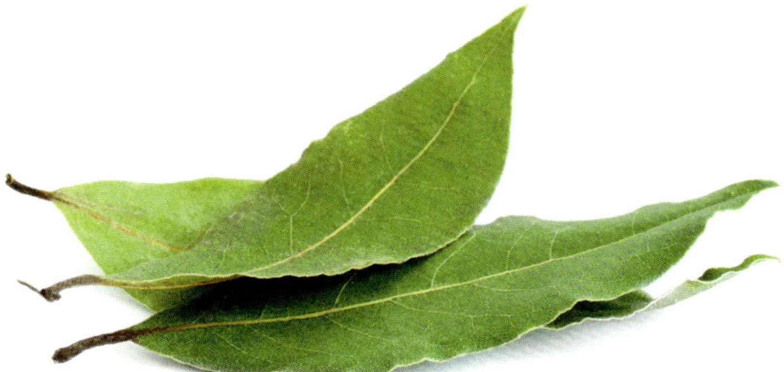

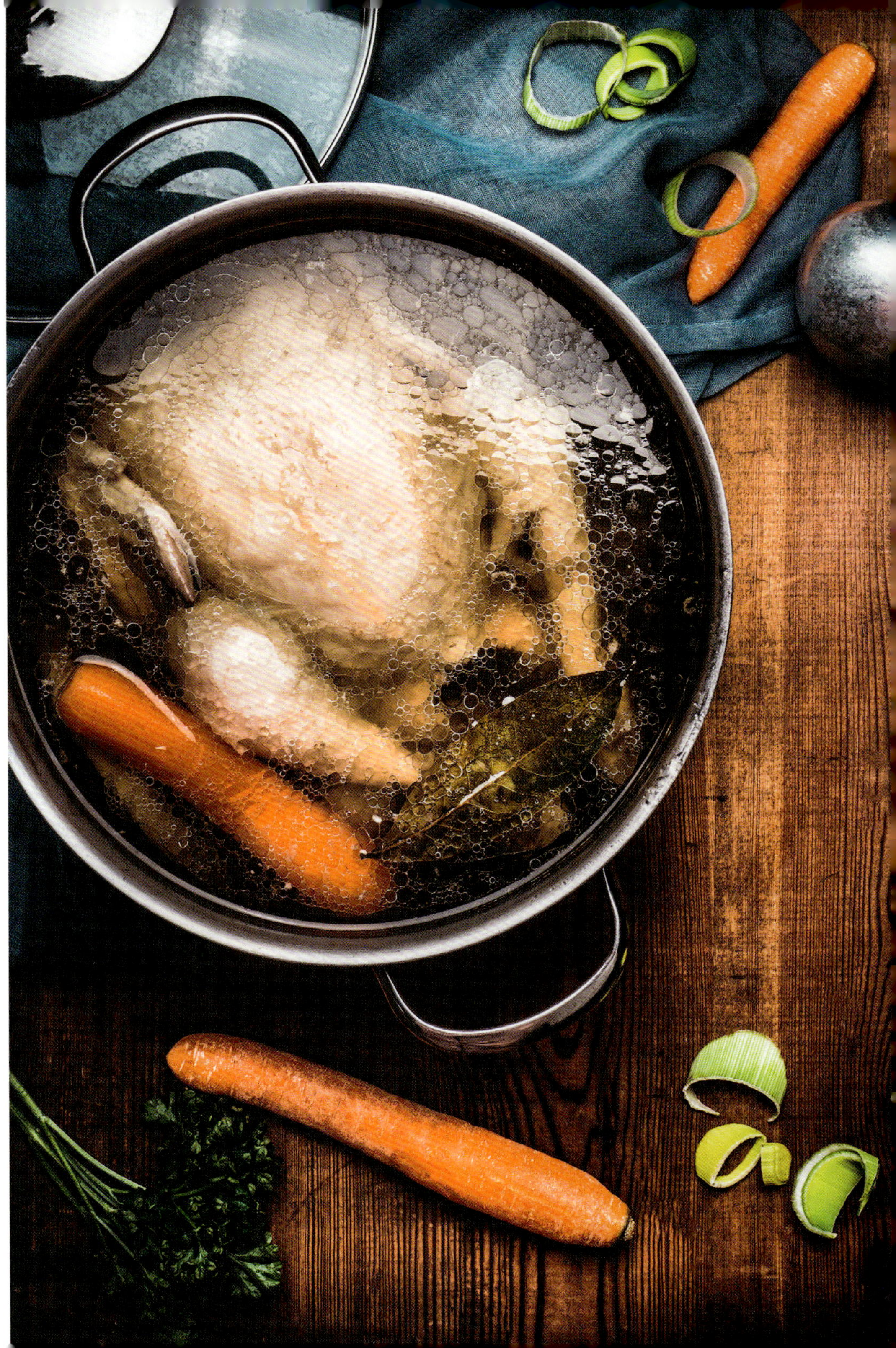

Butterweiche Rinderroulade mit Rahmwirsing und cremigem Röstzwiebelstampf

90 Minuten | für 4 Personen | Hauptspeise

Rinderrouladen

4	Rouladenscheiben, je 200 g
12	Bacon in Scheiben
2	Gewürzgurken
2	Schalotten
40 g	Senf
3	Gemüsezwiebeln
40 g	Tomatenmark
200 ml	Rotwein
500 ml	Rinderbrühe
etwas	Salz, Pfeffer Lorbeerblätter, Nelke, Piment Wacholder, Sternanis

Rinderrouladen

Für die Rouladen am besten schöne große Scheiben von der Rinderoberschale/ Unterschale oder dickem Bug nehmen (dies sind alles Teilstücke der Rinderkeule). Die Rouladenscheiben beidseitig mit Salz und Pfeffer würzen und die Innenseite mit Senf einstreichen. Darauf der Länge nach je 3 Scheiben Bacon legen. Die Schalotte schälen, halbieren und der Länge nach in Streifen schneiden. Die Gewürzgurke ebenfalls in Streifen schneiden. Gewürzgurke und Schalotte nun auf die vier Rouladen aufteilen, diese an den Seiten leicht einklappen, aufrollen und mit einer Rouladennadel (alternativ Zahnstocher) verschließen. Die Rouladen nun in einem Topf rundherum gut gebräunt anbraten, danach aus dem Topf nehmen und die in Scheiben geschnittenen Gemüsezwiebeln in dem Topf anrösten. Sobald die Zwiebeln genügend gebräunt sind, das Tomatenmark dazugeben, ebenfalls anbraten und nach und nach den Rotwein dazugeben. Jetzt die Rouladen wieder in den Topf geben und mit so viel Brühe (alternativ Wasser) auffüllen, dass sie gut bedeckt sind. Gewürze, Kräuter und eine Prise Salz dazugeben. Die Rouladen nun schmoren, bis sie zart sind (dies lässt sich einfach mit einem Messer überprüfen. Sobald das Messer leicht in die Roulade reingeht und diese beim Anheben des Messers sofort abfällt, ist die Roulade zart). Nun noch die entstandene Sauce mit Salz und Pfeffer abschmecken und je nach Konsistenz mit Speisestärke abbinden.

Rahmwirsing

½	Wirsing
1	Zwiebel
100 g	Speck
10 g	Mehl
20 g	Butter
400 ml	Sahne
100 g	Walnüsse

Rahmwirsing

Die Zwiebel pellen und fein würfeln. Den Wirsing von den äußeren dunklen Blättern befreien, dann Kopf vierteln und den Strunk entfernen, in dünne Streifen schneiden und in einem Topf mit etwas Butter zerfallen lassen. Die Butter und die Zwiebelwürfel separat anschwitzen und das Mehl hineinstreuen. Kurz mit anrösten und die Sahne zugeben. Aufkochen lassen, den Wirsing zugeben und mit Salz, Pfeffer und Muskat abschmecken. Zum Schluss die gerösteten und gehackten Walnüsse dazu geben.

Röstzwiebelstampf

400 g	Kartoffeln
200 ml	Sahne
100 g	Butter
100g	Röstzwiebeln
etwas	Salz, Pfeffer, Muskatnuss

Röstzwiebelstampf

Die Kartoffeln schälen, grob zerkleinern und gar kochen (ca. 20 Minuten). In der Zwischenzeit die Sahne mit der Butter aufkochen und mit Salz, Pfeffer und Muskatnuss kräftig abschmecken. Die gar gekochten Kartoffeln abgießen, kurz ausdämpfen lassen und zerstampfen, dann nach und nach die gewürzte Sahne-Buttermischung dazu rühren und zum Schluss die Röstzwiebeln unterheben. Mit Salz, Pfeffer und Muskatnuss abschmecken.

Großmutters Käsekuchen auf Apfel-Birnen-Kompott und Fliederbeersuppe

60 Minuten | für 4 Personen | Dessert

Großmutters Käsekuchen

150 g	*Butterkekse (1 Packung)*
100 g	*Butter*
½ TL	*Zimt*
250 ml	*Magerquark*
100 g	*Frischkäse*
100 g	*Zucker*
1	*Vanillestange*
1	*Zitrone*
4 EL	*Rosinen*
40 ml	*Rum*
4	*Eier*

Apfel-Birnen-Kompott

2	*Äpfel*
1	*Birne*
100 g	*Zucker*
1	*Vanilleschote*
1 Prise	*Zimt*
6 cl	*Obstler*
200 ml	*Apfelsaft*
etwas	*Speisestärke*

Fliederbeersuppe

400 ml	*Fliederbeersaft*
2	*Äpfel*
150 g	*Zucker*
1	*Zitrone*
1	*Stangenzimt*
2	*Nelken*
40 g	*Sago*

Großmutters Käsekuchen: Die Butter schmelzen und das Zimt darin auflösen. Die Kekse zermahlen und mit dem Zimt und der flüssigen Butter vermengen. Die Zitrone waschen und mithilfe einer feinen Reibe die äußere, gelbe Schale abreiben. 4 kleine Förmchen ausbuttern und die Keksbrösel verteilen und fest drücken. In einem vorgewärmten Backofen bei 180 °C für ca. 5 Minuten anbacken. Herausnehmen (den Backofen anlassen) und zum Abkühlen beiseitestellen. Die Rosinen mit dem Rum übergießen, kurz ziehen lassen. Den Quark, den Frischkäse, den Zucker, die Zitronenschale und das Mark der Vanilleschote mithilfe eines Handmixers cremig rühren. Die Eier einzeln unter ständigem Rühren dazugeben. Zum Schluss die Rosinen unterheben. Die Quarkmasse auf dem kalten Keksboden gleichmäßig verteilen, etwas Wasser auf das Backblech geben (ca. 2 Gläser) und wieder in den Backofen geben (ca. 20–30 Minuten bei 180 °C). Wenn der Käsekuchen goldbraun und aufgegangen ist, den Backofen ausschalten und noch für ca. 15 Minuten drin stehen lassen.

Apfel-Birnen-Kompott: Die Äpfel und Birne schälen, vom Kerngehäuse befreien und in gleichmäßige Würfel schneiden. Aus dem Zucker ein Karamell schmelzen, dieses mit Apfelsaft ablöschen und los kochen. Anschließend die Flüssigkeit mit der Stärke binden und die Obstwürfel darin gar kochen.

Fliederbeersuppe: Den Fliederbeersaft mit dem Saft der Zitrone und deren Zeste, Nelken, Stangenzimt und dem Zucker auf kleiner Flamme 20 Minuten köcheln lassen. In der Zwischenzeit die Äpfel schälen, vierteln und entkernen. Dann in gleichmäßige Stücke schneiden. Nach 20 Minuten den Fliederbeersaft durch ein feines Sieb in einen zweiten Topf geben. In dem noch heißen Saft nun die Apfelstückchen und den Sago geben und auf kleiner Flamme bei gelegentlichem Rühren 15 Minuten köcheln lassen. Warm servieren.

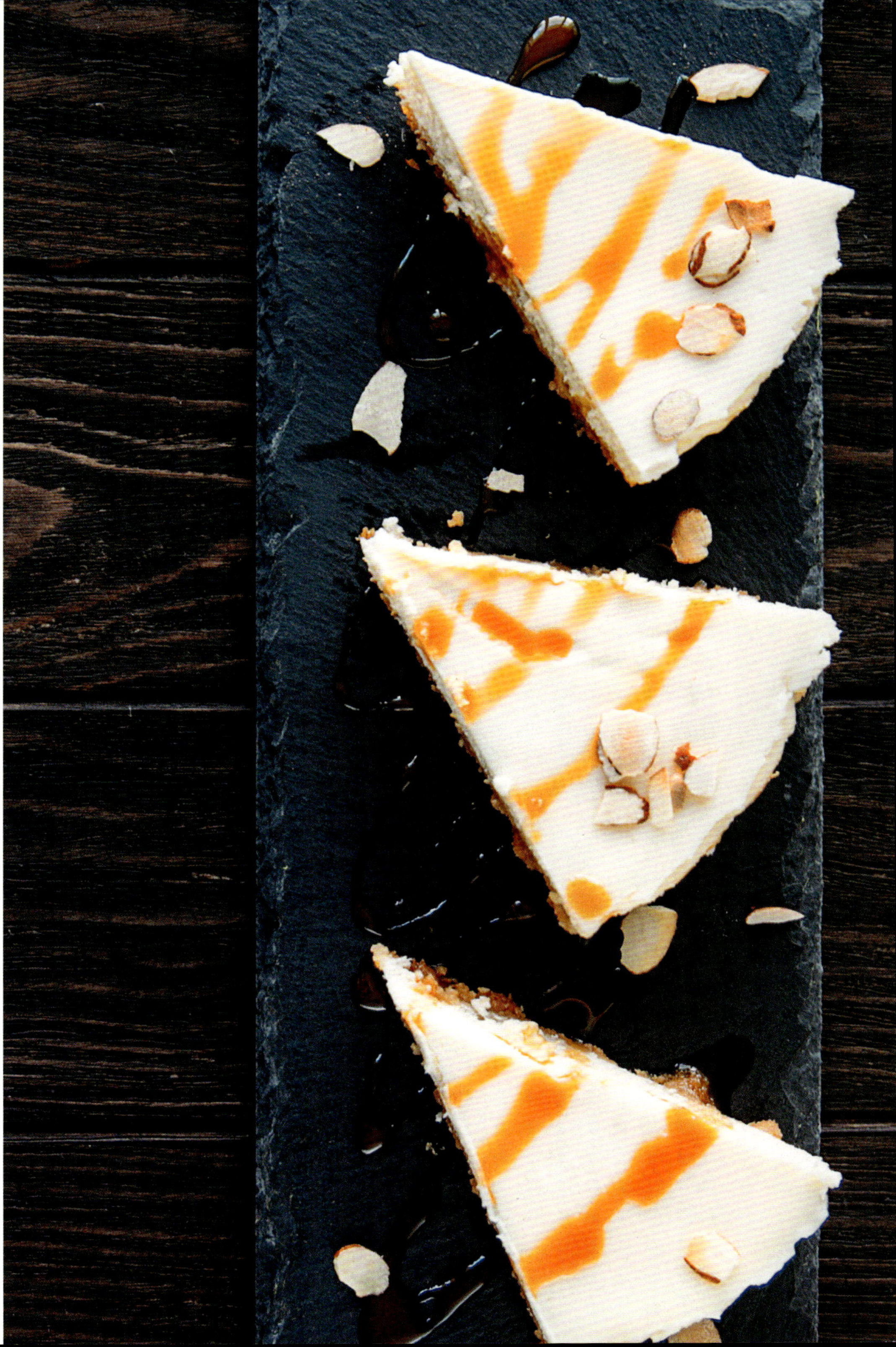

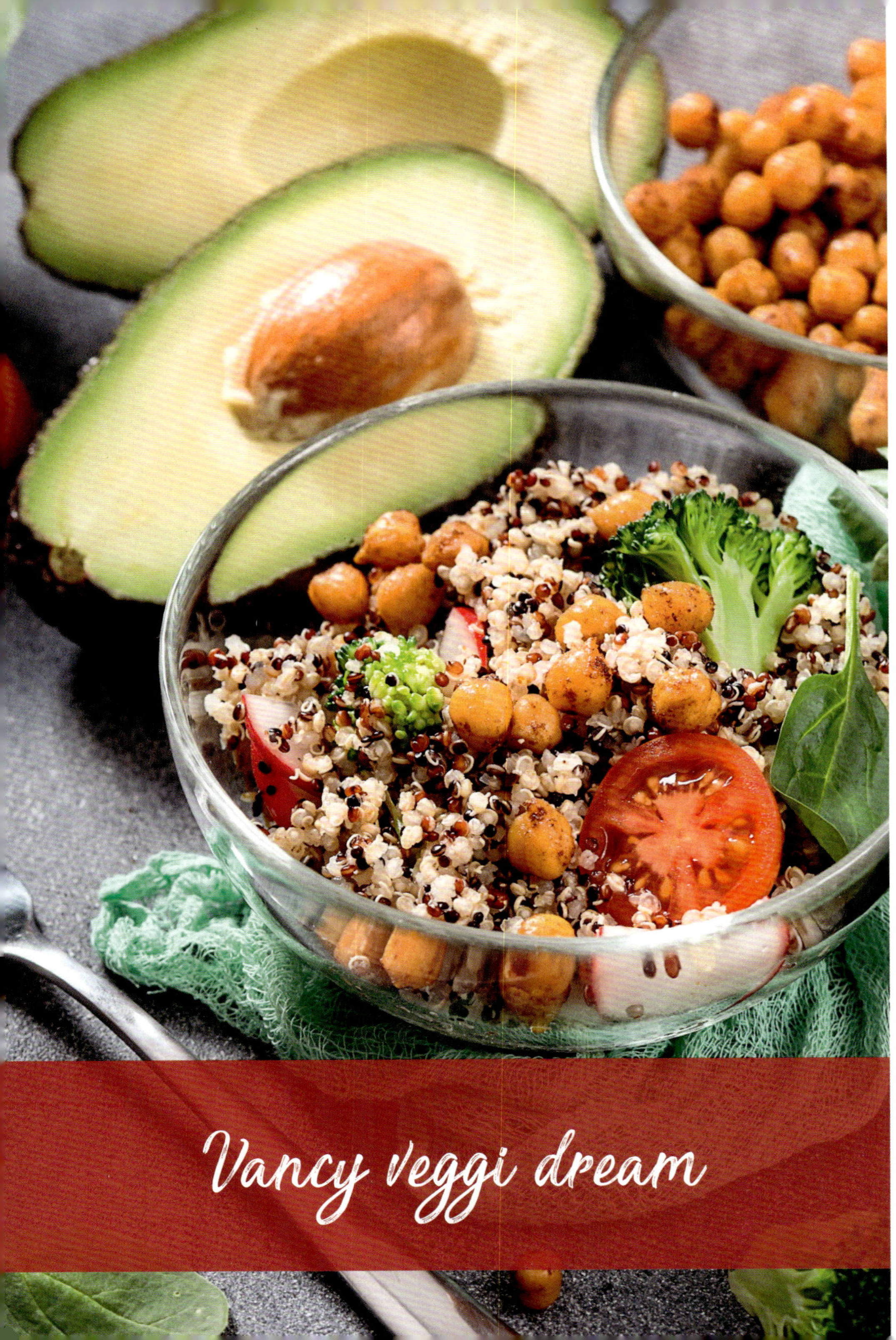

Vancy veggi dream

60 Minuten | für 6 Personen | Alle an einen Tisch

Hausgebackenes Gewürzbrot

130 g	Weizenvollkornmehl
130 g	Weizenmehl
1 TL	Backpulver
½ TL	Meersalz
4 EL	Sonnenblumenkerne
1	Ei
220 g	Buttermilch
1 EL	Sonnenblumenöl
2 TL	Honig
1 TL	Café-de-Paris Gewürzmischung

Hausgebackenes Gewürzbrot

Den Backofen auf 180 °C vorheizen. Die Form mit Backpapier auslegen. Beide Mehlsorten, Backpulver, Salz und Sonnenblumenkerne in eine Rührschüssel geben und gut vermischen. Das Ei, die Buttermilch, das Sonnenblumenöl und den Honig in einen Rührbecher geben, mit der Gabel verquirlen und zusammen mit der Café-de-Paris Gewürzmischung zur Mehlmischung geben. Zutaten in der Schüssel mit den Händen zu einem glatten Teig verarbeiten. Aus dem Teig auf einer leicht bemehlten Arbeitsfläche einen Laib formen und auf das Backpapier in der Form geben. Den Teigling kreuzweise einschneiden und noch ein paar Sonnenblumenkerne darüber streuen. Das Brot im heißen Ofen ca. 25 Minuten backen. Nach dem Herausholen auf einem Kuchengitter auskühlen lassen.

Zuccinisuppe mit Karamellnüssen

3	Zwiebeln
3	Knoblauchzehen
4	Zucchini
4 EL	Olivenöl
1,2 L	Gemüsebrühe
250 g	Sahne
etwas	Salz, Pfeffer
2 EL	Zucker
300 g	gemischte Nusskerne
1	Zitrone
160 g	saure Sahne
18	Minzblättchen

Zucchinisuppe mit Karamellnüssen

Zwiebeln und Knoblauch schälen und würfeln. Die Zucchini waschen, putzen und in 2 cm große Würfel schneiden. Das Olivenöl in einem großen Topf erhitzen, Zwiebeln und Knoblauch darin glasig andünsten. Die Zucchini dazugeben und 5 Minuten mitdünsten. Anschließend Gemüsebrühe und Sahne angießen, zum Kochen bringen und die Suppe bei kleiner Hitze zugedeckt 10 Minuten köcheln lassen. Die Suppe mit einem Pürierstab pürieren und mit Salz und Pfeffer abschmecken. Eine Pfanne erhitzen und den Zucker darin karamellisieren. Die Nüsse dazugeben und so lange im Karamell wenden, bis sie davon ummantelt sind. Die Zitrone auspressen. Die Suppe noch einmal aufkochen und mit Salz, Pfeffer und etwas Zitronensaft abschmecken. Die Minze waschen und trocken tupfen. Die Suppe im Topf mit den Nüssen und Minzeblättern garniert servieren. Saure Sahne in eine Schüssel geben und mit auf den Tisch stellen.

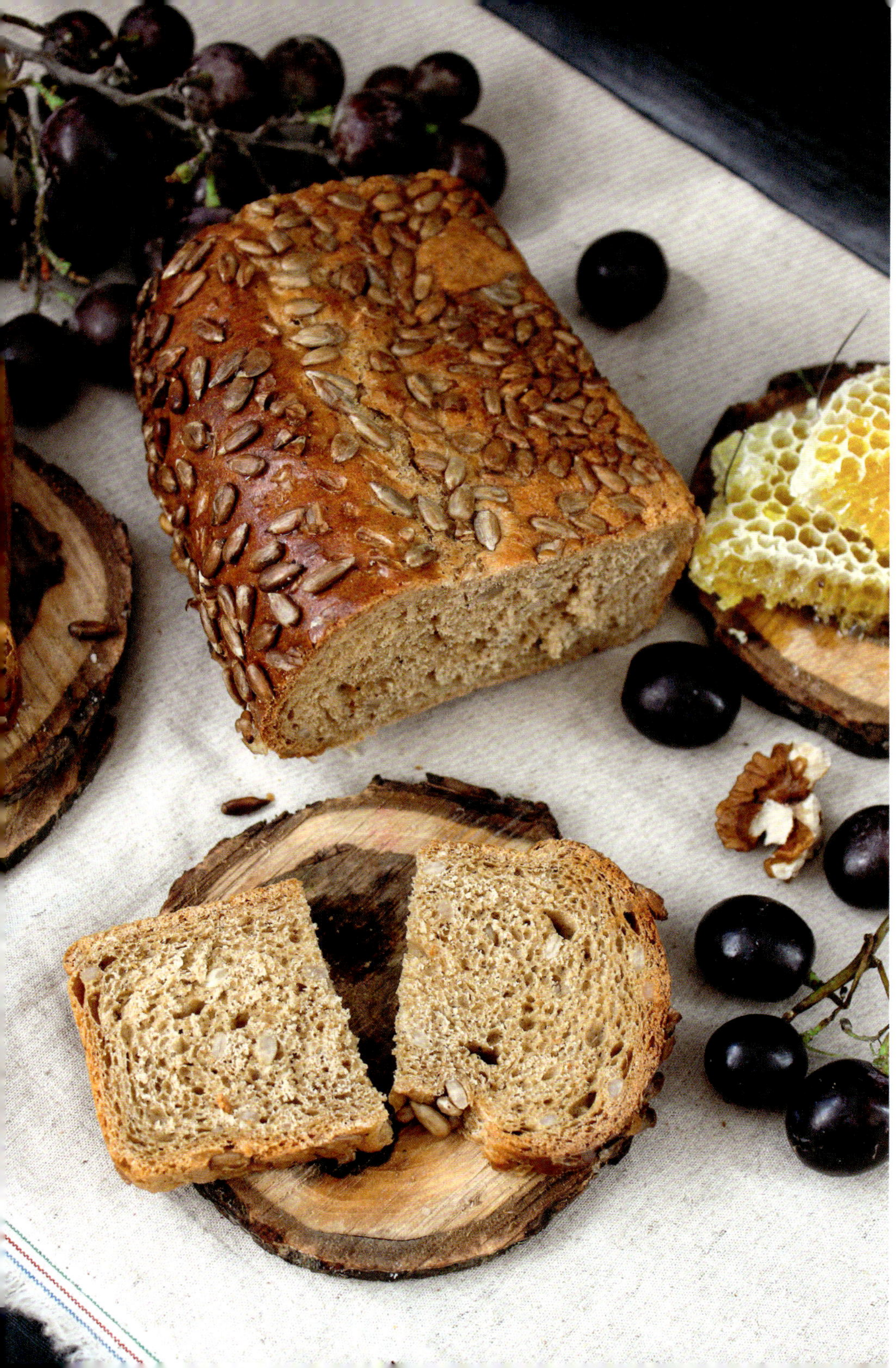

Aioli

3	*Eigelbe*
50 ml	*Milch*
2	*Knoblauchzehen*
250 ml	*Öl*
etwas	*Paprikapulver, Salz, Pfeffer*

Paprika mit Kartoffel-Oliven-Füllung

500 g	*festkochende Kartoffeln*
2 EL	*Olivenöl*
100 g	*schwarze Oliven*
3	*Tomaten*
4 EL	*Crème fraîche*
4 EL	*Semmelbrösel*
etwas	*Salz, Pfeffer*
6	*große, rote Spitzpaprika*
600 ml	*Tomatensauce*
½ Bund	*Petersilie*
3 EL	*gehackte Pistazienkerne*

Aioli

Die Eigelbe mit den Knoblauchzehen und der Milch pürieren. Dann nach und nach langsam unter ständigen pürieren das Öl einlaufen lassen so dass sich eine Emulsion entwickelt. Wenn die Aioli die gewünschte Konsistenz hat mit Salz, Pfeffer und Paprikapulver abschmecken.

Paprika mit Kartoffel-Oliven-Füllung

Die Kartoffeln gründlich waschen, schälen und in ca. 1 cm große Stücke schneiden. Das Olivenöl in einer beschichteten Pfanne erhitzen und die Kartoffeln darin bei mittlerer Hitze unter Wenden ca. 20 Minuten anbraten. Dann die Kartoffeln in eine Schüssel geben und abkühlen lassen. Die Oliven hacken und dazugeben. Die Tomaten waschen, halbieren, von den Stielansätzen und den Kernen befreien und in 0,5 cm große Würfel schneiden. Tomatenwürfel, Crème fraîche und Semmelbrösel unter die Kartoffel-Oliven-Mischung heben. Diese zum Schluss mit Salz und Pfeffer abschmecken.
Die Paprika längs halbieren, vom Kerngehäuse befreien und waschen. Kartoffelfüllung gleichmäßig auf die Paprikahälften verteilen. Tomatensauce in die Form geben und die gefüllten Paprikahälften daraufsetzen.

Den Backofen auf 180 °C vorheizen. Die gefüllten Paprika im heißen Ofen garen. Sollten die Paprika sehr braun werden, die Form bis zum Ende der Garzeit mit Alufolie abdecken. Inzwischen Petersilie waschen, trocken schütteln und die Blättchen von den Stielen zupfen. Die Paprika in der Form auf den Tisch stellen – hitzebeständigen Untersetzer nicht vergessen! Mit Pistazien und Petersilienblättchen bestreuen.

Geschmorte Möhren mit Granatapfel

Geschmorte Möhren mit Granatapfel

½ kg	*junge Möhren mit Grün*
3	*Thymianzweige*
3	*Rosmarinzweige*
5 TL	*Olivenöl*
etwas	*Salz, Pfeffer*
2	*Granatäpfel*
600 g	*Hirtenkäse*

Von den Möhren das Grün bis auf 4 cm abschneiden. Möhren schälen und in eine große Schüssel geben. Die Kräuter waschen, trocken schütteln und die Blättchen bzw. Nadeln von den Stielen zupfen. Blättchen und Nadeln zu den Möhren geben. Olivenöl, Salz und Pfeffer dazugeben und gut mit den Möhren mischen. In eine Schüssel ca. 10 cm hoch kaltes Wasser füllen. Die Granatäpfel halbieren und unter Wasser die Kerne herauslösen. Das weiße Fruchtfleisch mit einem Sieb aus dem Wasser entfernen, die Granatapfelkerne in eine Schüssel geben und beiseitestellen. Den Backofen auf 180 °C vorheizen. Die Möhren auf einem mit Backpapier belegten Backblech verteilen und im heißen Ofen (Mitte) in ca. 30 Minuten weich schmoren. Anschließend die Möhren aus dem Ofen holen und etwas abkühlen lassen.
Den Hirtenkäse in eine Schüssel geben und mit den Händen zerbröseln. Die noch warmen Möhren auf eine Platte geben, den Hirtenkäse sowie die Granatapfelkerne darüber streuen und ab auf den Tisch damit.

Frittata vom Frühlingsgemüse

Frittata vom Frühlingsgemüse

8	*Eier*
400 ml	*Milch*
1	*Karotte*
1	*Kohlrabi*
100 g	*Champignons*
100 g	*Zuckerschoten*
½ Bund	*Frühlingslauch*
200 g	*Kirschtomaten*
etwas	*Salz, Pfeffer, Muskat*
8 EL	*Olivenöl*

Die Eier trennen. Die Champignons säubern und vierteln. Die Karotte und den Kohlrabi schälen und in Würfel (ca. 1 cm groß) schneiden. Die Zuckerschoten schräg halbieren. Die äußeren Blätter vom Frühlingslauch entfernen und in Ringe schneiden. Die Kirschtomaten waschen und halbieren. Die Karotten,- und Kohlrabiwürfel in einer heißen Pfanne mit etwas Öl anbraten. Die Champignons nach ca. 2 Minuten zugeben und kurz vorm Schluss die Zuckerschoten, die Kirschtomaten und den Frühlingslauch. Mit Salz und Pfeffer würzen und auf ein Backblech oder in eine Ofenform geben.
Die Eigelbe mit der Milch vermixen, abschmecken mit Salz, Pfeffer und Muskat und über das Gemüse geben. Für ca. 40 Minuten bei 150 °C in einen vorgewärmten Backofen geben. Wenn die Frittata fest geworden ist, herausnehmen und mit Hilfe eines Ausstechers portionieren.

Schokoladen Cupcakes

Schokoladen Cupcakes

140 g	*weiche Butter*
160 g	*Zucker*
2 Pck.	*Vanillezucker*
2	*Eier*
3 EL	*Kakaopulver*
160 g	*Mehl*
1 TL	*Backpulver*
½ TL	*Natron*
¼ TL	*Salz*
100 g	*saure Sahne*
120 g	*Zartbitter-Kuvertüre*
200 g	*weiche Butter*
200 g	*Puderzucker*
200 g	*weiße Schokolade*

Den Backofen auf 160 °C (Umluft) vorheizen. Die Papierförmchen in die Mulden der Muffinform setzen. Für den Teig Butter, Zucker und Vanillezucker in eine Rührschüssel geben und mit den Quirlen des Handrührgeräts cremig aufschlagen, dann die Eier nacheinander unterrühren. Das Kakaopulver mit 3 EL heißem Wasser glatt rühren und unter die Butter-Ei-Masse rühren. Mehl, Backpulver, Natron und Salz mischen und abwechselnd mit der sauren Sahne unter die Butter-Ei-Masse rühren. Den Teig gleichmäßig auf die Förmchen in den Blechmulden verteilen und im heißen Backofen (Mitte) 20 Minuten backen. Die Cupcakes aus dem Ofen holen, 5 Minuten in der Form ruhen lassen, herausheben, auf einem Kuchengitter auskühlen lassen.

Für das Topping die dunkle Kuvertüre hacken, über einem heißen Wasserbad schmelzen und wieder auf Raumtemperatur abkühlen lassen. Die Butter in eine Rührschüssel geben und mit den Quirlen des Handrührgeräts cremig rühren. Flüssige Kuvertüre und Puderzucker dazugeben und die Creme luftig aufschlagen. Das Topping in einen Spritzbeutel mit großer Lochtülle füllen und je ein spiralförmiges Häubchen auf die Cupcakes setzen. Weiße Schokolade mit einer Küchenraspel grob raspeln und auf die Cupcakes streuen. Die Cupcakes auf einer Platte anrichten und auf den Tisch stellen.

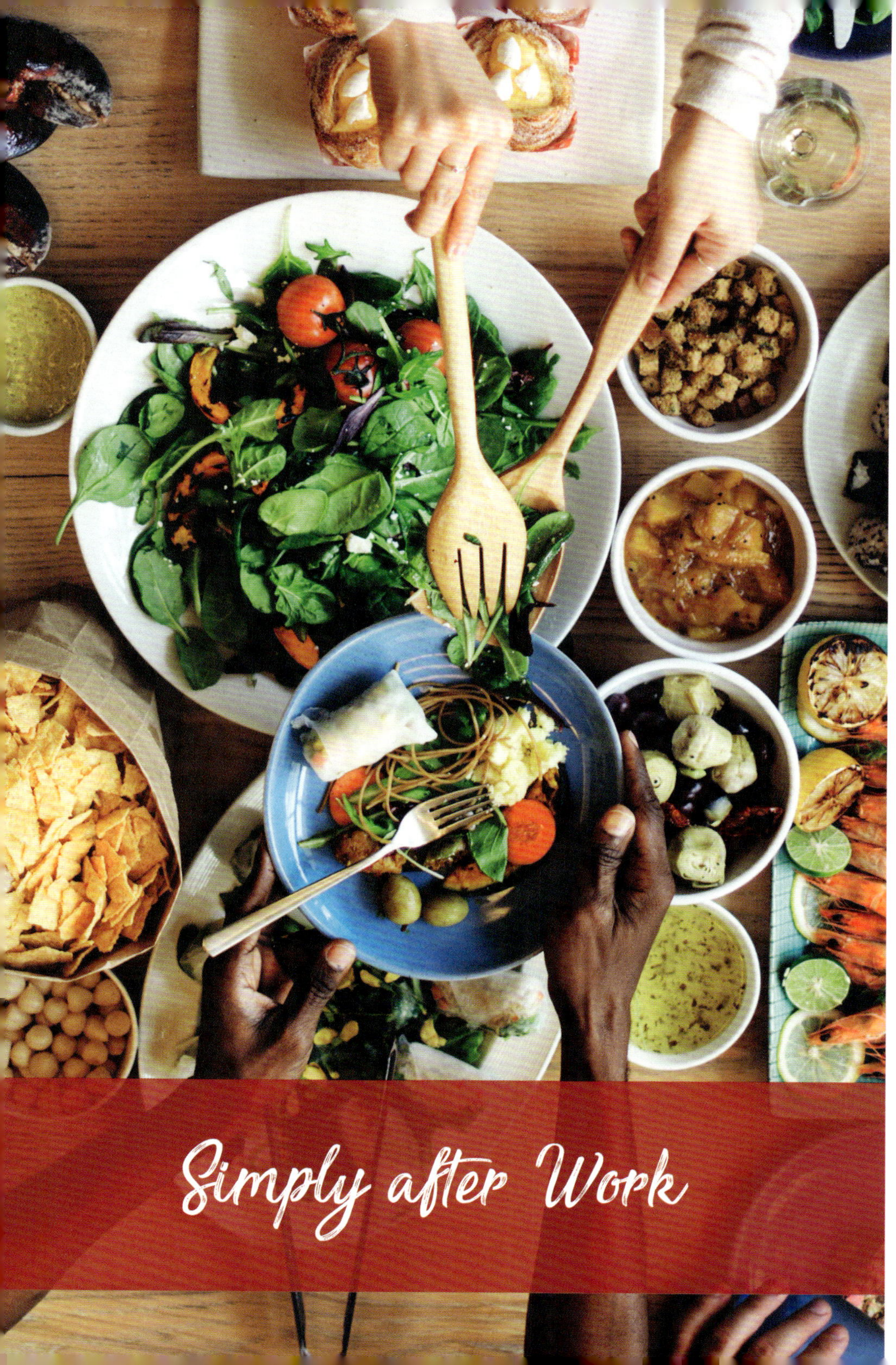

60 Minuten | für 6 Personen | Alle an einen Tisch

Apfel-Sellerie Suppe mit Walnüssen

500 g	*Knollensellerie*
3	*Äpfel*
100 g	*weiße Zwiebeln*
25 g	*Butter*
¼ L	*Gemüsebrühe*
200 g	*Sahne*
etwas	*Salz, Pfeffer*
1 EL	*Zucker*
180 g	*Walnusskerne*
½ Bund	*Petersilie*
6 TL	*Zitronenöl*

Apfel-Sellerie Suppe mit Walnüssen

Den Knollensellerie putzen, schälen und würfeln. Die Äpfel waschen, vierteln, vom Kerngehäuse befreien und grob würfeln. Die Zwiebeln schälen und würfeln. Die Butter in einem Topf erhitzen und Sellerie, Äpfel und Zwiebeln darin bei mittlerer Hitze ca. 5 Minuten andünsten.

Die Gemüsebrühe angießen, aufkochen und die Suppe zugedeckt bei mittlerer Hitze ca. 35 Minuten köcheln lassen. Dann die Suppe mit dem Pürierstab fein pürieren. Die Sahne dazugeben, die Suppe nochmals kurz aufkochen und mit Salz und Pfeffer abschmecken. Eine Pfanne erhitzen, den Zucker am Pfannenboden verteilen und karamellisieren. Die Nüsse dazugeben und im Karamell schwenken, dann auf ein Stück Backpapier schütten und etwas abkühlen lassen. Inzwischen die Petersilie waschen, trocken schütteln und die Blättchen abzupfen. Die Suppe mit Petersilie, karamellisierten Walnüssen und dem Zitronenöl garnieren und im Topf auf den Tisch stellen.

Crostini mit Tomaten und Pinienkernen

Crostini mit Tomaten und Pinienkernen

1	*Knoblauchzehe*
5 EL	*Pinienkerne*
2	*kleine Zwiebeln*
600 g	*reife Tomaten*
10	*Basilikumblätter*
16 EL	*Olivenöl*
2 EL	*Aceto balsamico bianco*
1 EL	*Zucker*
2	*Ciabatta-Brote*
etwas	*Salz, Pfeffer*

Den Knoblauch schälen und fein hacken. Pinienkerne in einer Pfanne ohne Fett unter ständigem Rühren rösten, bis sie rundum leicht gebräunt sind. Zwiebeln schälen und fein würfeln. Tomaten waschen, von den Stielansätzen befreien und in kleine Stücke schneiden. Die Basilikumblätter waschen, abtrocknen und in feine Streifen schneiden. Tomaten, Zwiebelwürfel, Pinienkerne und Basilikum in einer Schüssel vermengen. 2 EL Öl und den Essig unterheben. Die Tomatenmischung mit Zucker, Salz und Pfeffer abschmecken und in den Kühlschrank stellen. Die Brote in je neun ca. 1 cm dicke Scheiben schneiden. Je 2 EL Öl in einer großen Pfanne erhitzen und darin je drei Scheiben Ciabatta von beiden Seiten rösten, aus der Pfanne nehmen und auf einen großen Teller legen. Diesen Arbeitsschritt so lange wiederholen, bis alle Brotscheiben geröstet sind. Die Brote etwas abkühlen lassen und dann die Tomatenmischung darauf häufeln. Die Crostini auf eine große Platte legen, mit etwas Pfeffer übermahlen, mit etwas Olivenöl beträufeln und auf den Tisch stellen.

Schinkenwraps mit Mango-Chutney

Schinkenwraps mit MangoChutney

3	*Möhren*
3	*Mini-Römersalat*
225 g	*dünner Putenaufschnitt*
½ Bund	*gemischte Kräuter*
6	*Weizen-Wraps, 20 cm*
200 g	*Humus*
12 TL	*Mango Chutney (Glas)*
12 St.	*Butterbrotpapier*

Die Möhren putzen, schälen und grob in eine Schüssel raspeln. Die Salate vom Strunk befreien, in einzelne Blätter zupfen, waschen und trocken schleudern. Dann die Salatblätter zusammen mit dem Putenaufschnitt in 1 cm dicke Streifen schneiden und zu den Möhren in die Schüssel geben. Die Kräuter waschen, trocken schütteln, die Blättchen abzupfen und diese in Streifen schneiden. Kräuter ebenfalls in die Schüssel geben und alle Zutaten gut vermischen. Die Wraps dünn mit Humus bestreichen. Dann je ein Sechstel der Salatmischung und je 2 TL Chutney auf jedem Wrap verteilen, dabei am oberen Rand ca. 4 cm frei lassen. Die Seitenränder etwas nach innen klappen, die Wraps dann von unten nach oben aufrollen, in Frischhaltefolie wickeln und kalt stellen. Wraps aus der Frischhaltefolie wickeln und in der Mitte schräg halbieren. Die Enden mit je 1 Stück Butterbrotpapier umwickeln. Die Wraps auf einer Platte anrichten und auf den Tisch stellen, fertig!

Ratzfatz-Moussaka mit Auberginen

Ratzfatz-Moussaka mit Auberginen

700 g	*festkochende, neue Kartoffeln*
2	*Auberginen*
4 EL	*Sonnenblumenöl*
etwas	*Salz, Pfeffer*
½ TL	*Zimtpulver*
1 TL	*gemahlener Kreuzkümmel*
2	*rote Zwiebeln*
3	*Knoblauchzehen*
600 g	*Rinderhackfleisch*
400 g	*stückige Dosentomaten*
140 g	*Parmesan*
45 g	*Butterbrotpapier*
45 g	*Mehl*
400 ml	*Milch*
3	*Eier (M)*
½ TL	*frisch geriebene Muskatnuss*
1	*Auflaufform ca. 30×40cm*
etwas	*Olivenöl für Form*

Die Kartoffeln sehr gründlich waschen, in 0,5 cm dicke Scheiben schneiden und in eine Schüssel geben. Auberginen putzen, waschen und in 0,5 cm dicke Scheiben schneiden. Je 1 EL Öl in einer Grillpfanne erhitzen und die Auberginenscheiben darin in drei Portionen von beiden Seiten goldgelb anbraten. Die gegrillten Scheiben zu den Kartoffeln geben, alles mit Salz, Pfeffer, Zimt und Kreuzkümmel würzen und gut vermischen.
Die Zwiebeln und den Knoblauch schälen und fein würfeln. Das restliche Öl in einem Bräter erhitzen und Zwiebeln und Knoblauch darin farblos anbraten. Das Hackfleisch dazugeben und ca. 10 Minuten anbraten. Die Dosentomaten dazugeben, das Ragout noch einmal aufkochen und mit Salz und Pfeffer abschmecken. Den Parmesan fein reiben. Für die Béchamelsauce die Butter in einem Topf zerlassen. Das Mehl dazugeben und darin kurz anschwitzen. Nach und nach die Milch zugießen und unter Rühren dicklich einkochen lassen. Die Sauce mit Salz und Pfeffer abschmecken, vom Herd nehmen, 50 g Parmesan und die Eier unterrühren.

Die Auflaufform mit Olivenöl fetten. Die Hälfte der Kartoffel- und Auberginenscheiben darin verteilen, diese mit Salz, Pfeffer und Muskatnuss würzen und mit etwas Parmesan bestreuen. Die Hackfleischsauce gleichmäßig darauf verteilen. Die restlichen Kartoffeln und Auberginen daraufschichten und mit der Béchamelsauce begießen. Moussaka mit dem restlichen Käse bestreuen.

Den Backofen auf 180 °C vorheizen und die Moussaka darin auf mittlerer Schiene ca. 50 Minuten backen, bis der Käse geschmolzen und goldgelb ist.

Chili-Garnelen-Spieße mit Apfelspalten

Chili-Garnelen-Spieße mit Apfelspalten

18	*küchenfertige TK-Garnelen*
2	*Knoblauchzehen*
2	*frische rote Chilis*
6 EL	*Olivenöl*
1 TL	*Kurkuma*
3	*säuerliche Äpfel*
1	*Zitrone*
½ Bund	*Petersilie*
etwas	*Salz, Pfeffer*
6	*Holzspieße*

Die gefrorenen Garnelen in eine Schüssel geben und zugedeckt über Nacht im Kühlschrank auftauen lassen. Die Garnelen in ein Sieb abgießen und abtropfen lassen. Für die Marinade den Knoblauch schälen und fein hacken. Chilischoten halbieren, von Kernen befreien, waschen und ebenfalls fein hacken. Knoblauch, Chilistückchen, das Olivenöl und Kurkuma in eine Schüssel geben, die Garnelen untermischen und zugedeckt marinieren. Die Äpfel waschen, vierteln, vom Kerngehäuse befreien und in 1 cm breite Spalten schneiden. Die Garnelen aus der Marinade heben, etwas abtropfen lassen und jeweils 3 Garnelen und 3 Apfelspalten im Wechsel auf jeden Spieß stecken. Eine große Pfanne erhitzen und die Spieße darin portionsweise von beiden Seiten ohne Fett scharf anbraten, dann 5 Minuten bei kleiner Hitze ziehen lassen. Inzwischen die Zitrone auspressen. Petersilie, falls ihr sie verwendet, waschen, trocken schütteln und die Blättchen abzupfen.

Die Spieße auf einer großen Platte anrichten, mit Zitronensaft beträufeln und nach Belieben mit Petersilienblättchen bestreuen, dann noch mit Salz und Pfeffer übermahlen und auf den Esstisch stellen.

Vanilletraum im Glas mit Beeren

Vanilletraum im Glas mit Beeren

1	*Zitrone*
1	*Vanilleschote*
400 g	*Joghurt*
400 g	*saure Sahne*
600 g	*Frischkäse*
4 EL	*Zucker*
1 TL	*Zucker*
300 g	*Pecannusskerne*
300 g	*Beeren nach Wahl*
6 TL	*gehackte Pistazien*
6	*Minzblätter*

Für die Joghurtcreme die Zitrone auspressen. Die Vanilleschote längs aufschneiden und das Mark mit einem spitzen Messer herauskratzen. Zitronensaft und Vanillemark zusammen mit allen anderen Zutaten für die Creme in eine Schüssel geben und mit einem Schneebesen glatt verrühren. Die Masse in Spritzbeutel füllen, diese unten und oben mit je einem Clip verschließen und die Masse im Kühlschrank kalt stellen.

Für das Topping eine Pfanne erhitzen und den restlichen Zucker (1 TL) darin karamellisieren. Die Pecannüsse dazugeben und so lange bei mittlerer Hitze wenden, bis sie mit dem Karamell ummantelt sind. Die Nüsse auf ein mit Backpapier belegtes Blech schütten und bis zum Servieren beiseitestellen. Die Minze, falls verwendet, waschen und trocken tupfen. Die Beeren verlesen, waschen, bei Bedarf putzen und eventuell etwas kleiner schneiden.

Die Joghurtcreme mit dem Spritzbeutel auf die Gläser verteilen. Dann die Beeren und die karamellisierten Nüsse darauf verteilen und die Desserts mit den Minzeblättern sowie den gehackten Pistazien garnieren. Das Dessert mit allen anderen Speisen auf den Tisch stellen.

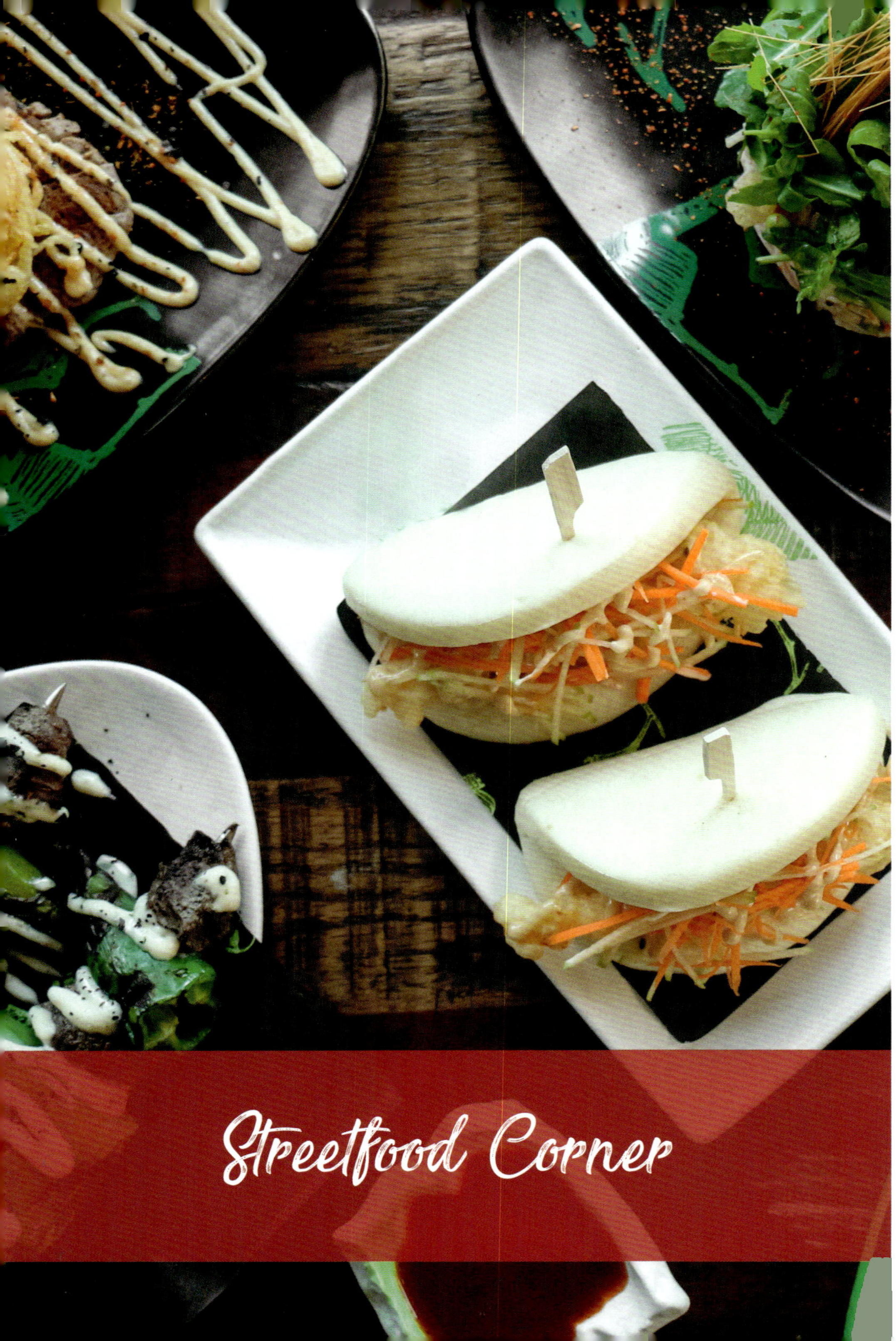

Streetfood Corner

60 Minuten | für 6 Personen | Alle an einen Tisch

Salat Nizza Style im Becher

Salat Nizza Style im Becher

500 g festkochende Kartoffeln
etwas Salz
6 Eier
1 gelbe Paprika
1 Salatgurke
1 weiße Zwiebel
300 g Kirschtomaten
100 g schwarze Oliven
4 EL Weißweinessig
3 EL Olivenöl
etwas Pfeffer
250 g Thunfisch Dose, eigener Saft
250 g Fetakäse
6 Pappbecher à 250 ml

Die Kartoffeln gründlich waschen. In einen Topf Wasser füllen und zum Kochen bringen. Das Wasser salzen, die Kartoffeln dazugeben, zugedeckt bei mittlerer Hitze in ca. 30 Minuten bissfest garen, anschließend abgießen, ausdampfen lassen und pellen. Während die Kartoffeln garen, in einem zweiten Topf Wasser zum Kochen bringen. Die Eier hineingeben, zugedeckt bei mittlerer Hitze in 10 Minuten hart kochen, dann abgießen, kalt abschrecken und pellen. Die Paprika halbieren, von Kernen und Trennwänden befreien, waschen und in 1 cm große Würfel schneiden. Gurke waschen, längs halbieren, die Kerne mit einem Löffel herauskratzen und das Fruchtfleisch in 1 cm große Würfel schneiden. Die Zwiebel schälen, halbieren und klein würfeln. Die Kartoffeln und die Eier ebenfalls in 1 cm große Würfel schneiden und alle vorbereiteten Zutaten in einer Schüssel vermischen. Die Kirschtomaten waschen, zusammen mit den Oliven halbieren und zum Salat geben. Essig und Öl dazugeben, den Salat mit Salz und Pfeffer abschmecken und gut vermischen. Den Salat in die Becher füllen. Den Thunfisch abtropfen lassen und mit einer Gabel zerpflücken. Fetakäse zerkrümeln und beides gleichmäßig auf den Salaten verteilen. Die Nizzasalat-Becher auf den Esstisch stellen und genießen.

Kokos-Curry-Glasnudel-Suppe

Kokos-Curry-Glasnudel-Suppe

3	Knoblauchzehen
1	frischer Ingwer, 2 cm
2	frische rote Chilis
2	Limetten
3 EL	Sonnenblumenöl
3 EL	rote Currypaste
1,2 L	Gemüsebrühe
500 g	Kokosmilch
2 EL	Agavendicksaft
4 EL	Sojasauce
300 g	Glasnudeln
4	Frühlingszwiebeln
250 g	Zuckerschoten
½ Bund	Koriander

Den Knoblauch und den Ingwer schälen und klein schneiden. Die Chilis halbieren, entkernen, waschen und klein schneiden. Die Limetten auspressen. Das Öl in einem hohen Topf erhitzen und die Currypaste darin ca. 5 Minuten anschwitzen. Knoblauch, Ingwer und die Chili dazugeben und kurz mitbraten. Dann Gemüsebrühe, Kokosmilch, Limettensaft, Agavendicksaft und Sojasauce angießen und den Topfinhalt einmal aufkochen. Die Glasnudeln dazugeben und darin in ca. 5 Minuten garen. Inzwischen die Frühlingszwiebeln und die Zuckerschoten putzen, waschen und in feine Streifen schneiden. Koriander waschen, trocken schütteln, die Blättchen abzupfen und diese ebenfalls in Streifen schneiden.

Den Fond mit den Glasnudeln auf den Tisch stellen. Zuckerschoten, Koriander und Frühlingszwiebeln gleichmäßig auf sechs Suppenschalen verteilen, zum Suppentopf stellen. Die Gäste können sich jetzt den Fond mit den Glasnudeln selber nach Belieben über das Gemüse in den Schälchen gießen.

Sweet Potato Chips

Sweet Potato Chips

6	große Süßkartoffeln
6 EL	Sonnenblumenöl
3 TL	Salz
2 TL	Paprika, edelsüß
2	Thymianzweige/ Rosmarinzweige
etwas	Pfeffer

Für die Sweet Potatoe Chips den Backofen auf 180 °C vorheizen und ein Backblech mit Backpapier belegen. Die Süßkartoffeln gründlich waschen. Am besten geht das mit einer Bürste unter fließendem Wasser. Die spitzen Süßkartoffelenden abschneiden und die Kartoffeln in gleichmäßige Spalten schneiden. Diese in eine Schüssel geben. Öl, Salz und Paprikapulver dazugeben und alles gut vermengen. Süßkartoffeln auf dem Backblech verteilen und im heißen Ofen (Mitte) 25 Minuten backen, bis die Kartoffelspalten weich und leicht gebräunt sind. In der Zwischenzeit Thymian und Rosmarin waschen, trocken schütteln und Blättchen bzw. Nadeln von den Zweigen streifen. Anschließend die Blättchen und Nadeln fein hacken. Die Sweet Potatoe Chips auf einer Platte anrichten, mit Thymian, Rosmarin und frisch gemahlenem Pfeffer bestreuen.

Chili con Carne Hot Dog mit Aioli

Chili con Carne Hot Dog mit Aioli

2 EL	Sonnenblumenöl
200 g	Rinderhackfleisch
1	frische rote Chili
120 g	Kidneybohnen, Dose
160 ml	scharfer Salsa Dip
etwas	Salz, Pfeffer
100 g	Cheddar-Käse
6	Hot Dog Brötchen
4	Knoblauchzehen
1	Bio-Zitrone
4	Eigelbe (M)
3 EL	Apfelessig
350 ml	Olivenöl
1 EL	Dijon- Senf
3 Msp.	Safranpulver
etwas	Salz, Pfeffer

Für das Chili con Carne das Öl in einer Pfanne erhitzen und das Hackfleisch darin krümelig anbraten. Inzwischen die Chilischote halbieren, von Kernen befreien, waschen und hacken. Die Bohnen abtropfen lassen und zusammen mit der Chili zum Hackfleisch in die Pfanne geben. Beides kurz mitbraten. Den Salsa-Dip dazugeben, zum Kochen bringen und 5 Minuten bei mittlerer Hitze köcheln lassen. Chili con Carne mit Salz und Pfeffer abschmecken.

Für die Aioli den Knoblauch schälen und durch die Presse drücken. Die Zitrone auspressen und den Saft zusammen mit den Eigelben und dem Apfelessig in einem hohen Rührbecher geben. Die Eigelbmischung mit einem Pürierstab ca. 3 Minuten pürieren. Dann unter ständigem Mixen nach und nach in dünnem Strahl das Olivenöl einfließen lassen, bis eine dickflüssige, cremige Masse entsteht. Dijon-Senf, Knoblauch und Safran zur Aioli geben und diese noch einmal glatt pürieren. Aioli mit Salz und Pfeffer abschmecken. Den Cheddar reiben. Die Brötchen kurz im Ofen erwärmen. Inzwischen eine Grillpfanne erhitzen und die Würstchen darin von allen Seiten kurz angrillen. In jedes Brötchen jeweils eine Wurst legen. Danach das Chili con Carne auf den Würstchen verteilen und mit Käse bestreuen. Wer mag, kann die Hot Dogs noch kurz in den Ofen legen, bis der Cheddar geschmolzen ist.

Die fertigen Hot Dogs auf einer großen Platte anrichten. Die Pommes in mehreren Schälchen anrichten und mit Salz und Pfeffer würzen. Die Aioli in kleine Schälchen geben, fertig! Ab damit auf den Tisch.

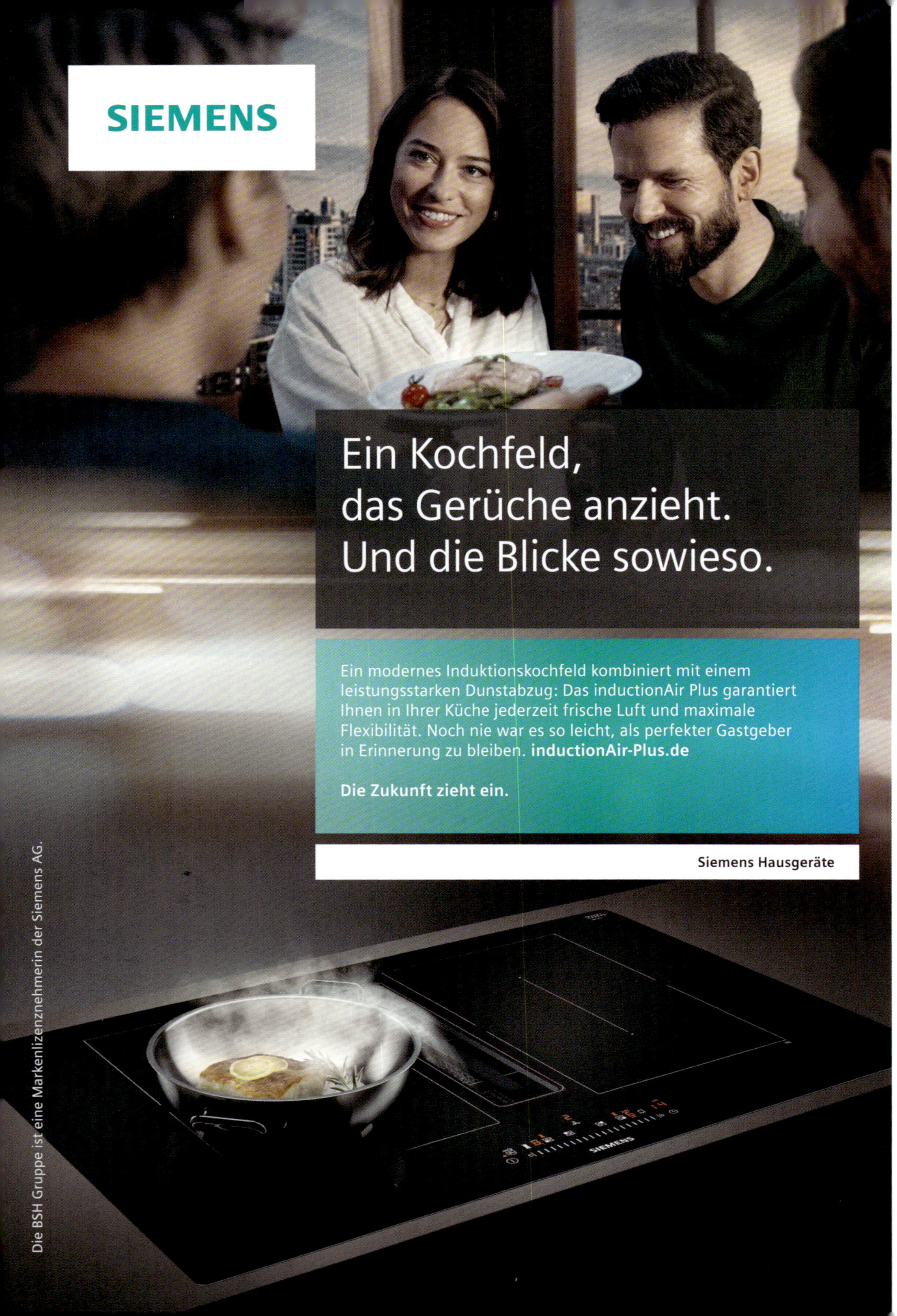

Rinderstreifen mit Spargel und Datteln

180 g	getrocknete Feigen
200 ml	Apfelsaft
1,2 kg	grüner Spargel
150 g	Pinienkerne
180 g	frische Datteln, entsteint
1	frischen Ingwer ca. 2 cm
2	Knoblauchzehen
2	Zitronen
3 EL	Olivenöl
etwas	Salz, Pfeffer
600 g	Flanksteak
1 EL	Zatar (orientalische Gewürzmischung)
3 EL	Sonnenblumenöl
etwas	Salz, Pfeffer

Rinderstreifen mit Spargel und Datteln

Die Feigen in eine Schüssel geben, mit dem Apfelsaft übergießen und über Nacht einweichen. Das Flanksteak mit dem Zatar und dem Öl marinieren und abgedeckt in den Kühlschrank stellen. Für den Salat den Spargel im unteren Drittel schälen und von den holzigen Enden befreien. Spargelstangen in reichlich kochendem Salzwasser in ca. 4 Minuten garen, anschließend in ein Sieb abgießen und mit kaltem Wasser abspülen. Spargelstangen zuerst quer halbieren, dann jeweils nochmals längs halbieren und in eine große Schüssel geben. Die Pinienkerne in einer Pfanne ohne Fett unter ständigem Rühren bei kleiner Hitze goldgelb anrösten. Feigen und Datteln halbieren und in grobe Streifen schneiden. Pinienkerne, Feigen und Datteln zu den Spargelstücken in die Schüssel geben. Ingwer und Knoblauch schälen, fein würfeln und ebenfalls dazugeben. Zitronen auspressen und den Saft zusammen mit dem Olivenöl unter den Salat mischen. Diesen mit Salz und Pfeffer abschmecken.

Eine große Pfanne erhitzen, das Flanksteak darin auf beiden Seiten ca. 2 Minuten scharf anbraten, anschließend vom Herd ziehen und noch weitere 15 Minuten bei 140 °C im Ofen medium garen. Kurz ruhen lassen und in Streifen schneiden. Den Salat nochmal mit Salz und Pfeffer abschmecken, auf sechs flache Schalen verteilen und darauf die Steakstreifen anrichten, fertig.

Bunte Vanille-Waffeln mit Schokolade

Bunte Vanille-Waffeln mit Schokolade

150 ml	*Milch*
42 g	*frische Hefe*
350 g	*Butter*
650 g	*Weizenmehl*
3	*Vanillezucker*
1 Prise	*Salz*
4	*Eier*
300 g	*Hagelzucker*
125 g	*weiße Kuvertüre*
125 g	*dunkle Kuvertüre*
6 EL	*bunte Streusel*
etwas	*Sonnenblumenöl*
1	*Waffeleisen*

Die Milch lauwarm erhitzen, die Hefe hineinbröckeln, darin auflösen. Die Butter zerlassen. Mehl, Vanillezucker und Salz in einer großen Rührschüssel vermischen. Hefemilch, Eier, 150 ml Wasser und flüssige Butter dazugeben und mit den Knethaken des Handrührgeräts zu einem glatten Teig verkneten. Den Teig zugedeckt bei Raumtemperatur ca. 30 Minuten gehen lassen. Etwa 5 Minuten vor Ende der Gehzeit des Teigs das Waffeleisen vorheizen. Die Backflächen des Waffeleisens dünn mit Öl bestreichen. Den Hagelzucker unter den Teig heben. 4 EL Teig in die Mitte der unteren Backfläche des Waffeleisens geben. Das Waffeleisen zuklappen, etwas zusammendrücken und die Waffel darin in 2–3 Minuten goldbraun backen. Auf die gleiche Art und Weise so viele Waffeln backen, bis der Teig aufgebraucht ist. Inzwischen Kuvertüren separat über einem heißen Wasserbad schmelzen. Waffeln mit der Kuvertüre besprenkeln und mit den Streuseln verzieren. Die Waffeln auf einer Platte anrichten.

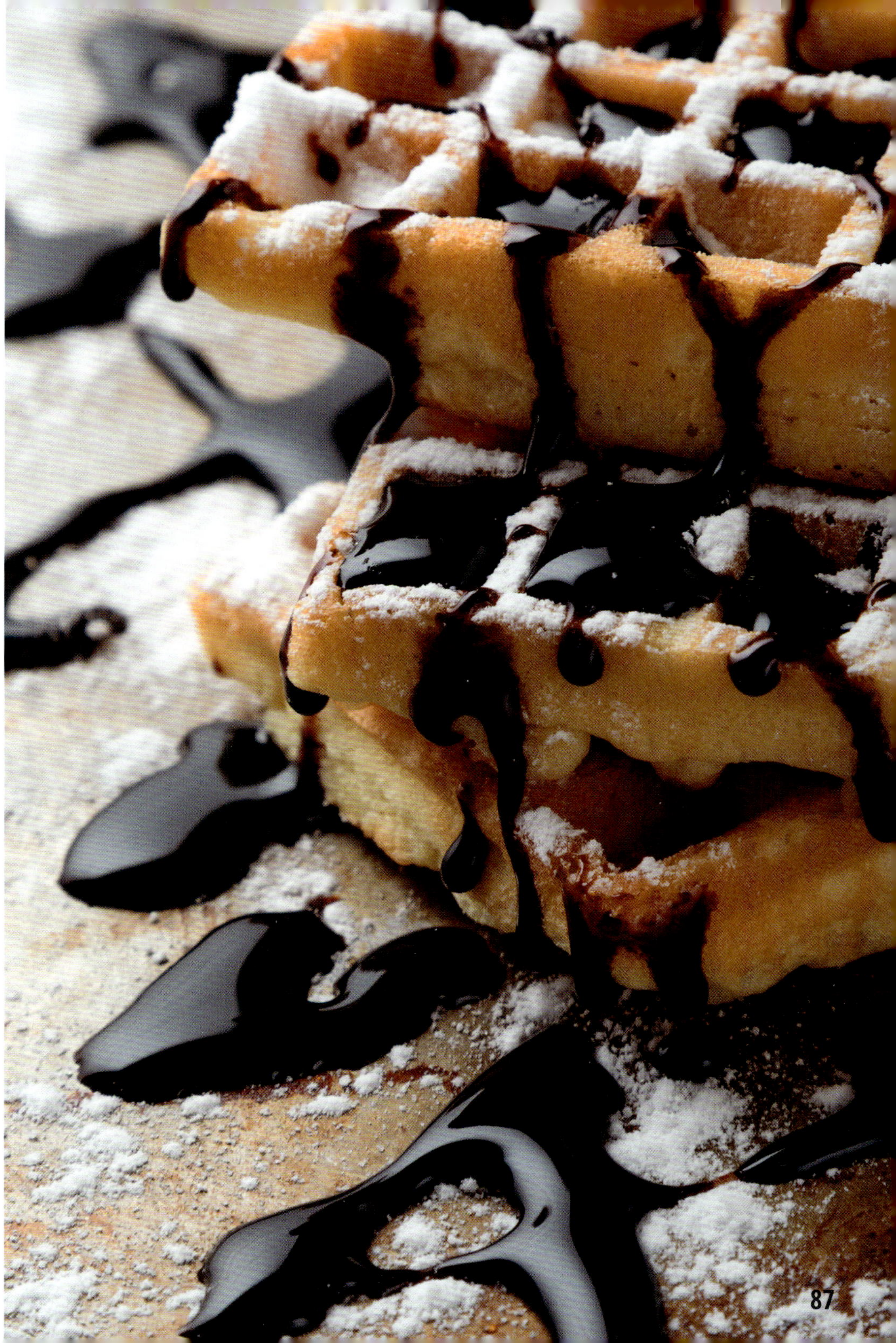

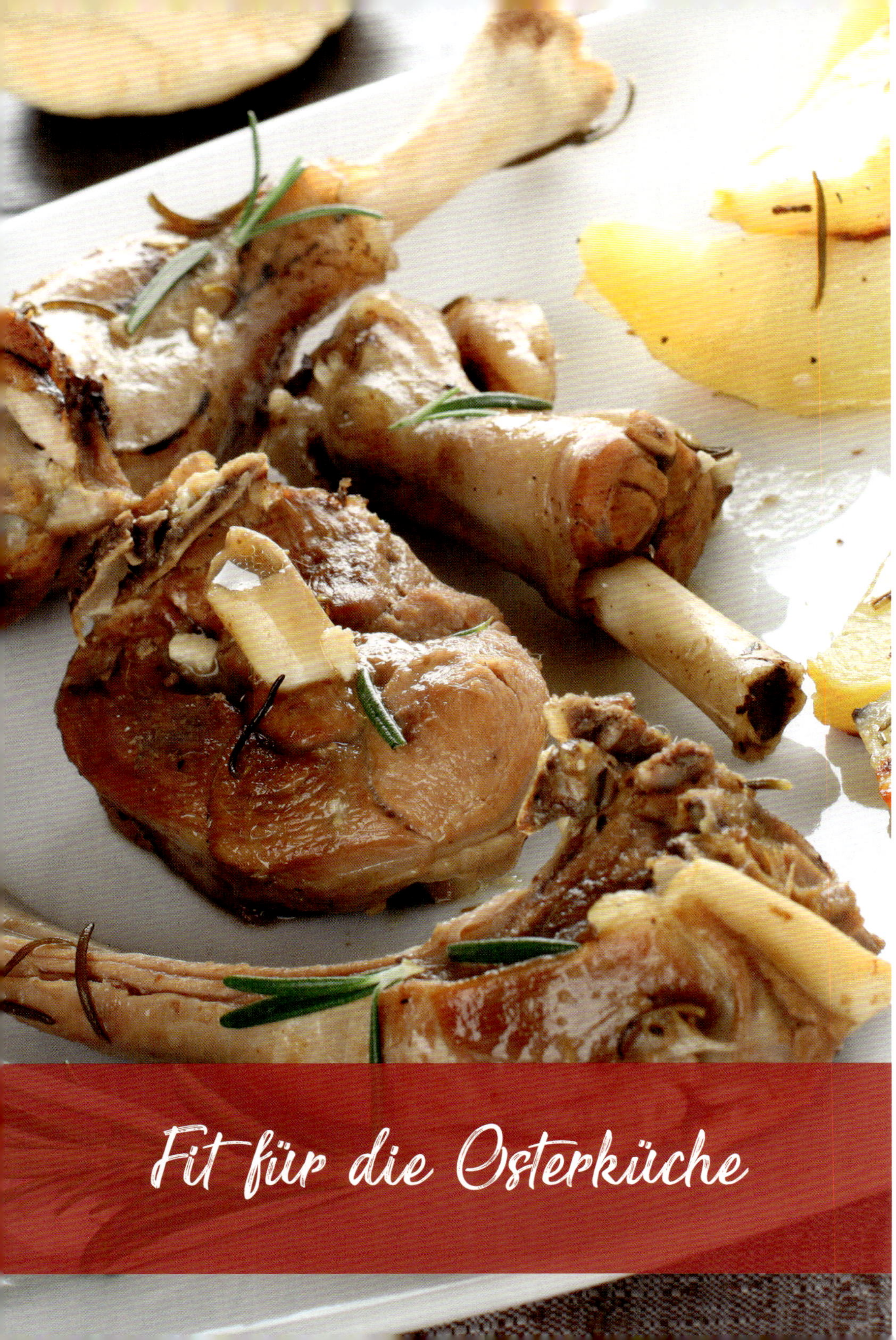

Cremiges Selleriecremesüppchen mit Bärlauchpesto und frischem Kräuterbrot

40 Minuten | für 4 Personen | Suppe

Selleriecremesuppe

400 g	Sellerie
1	Zwiebel
2	Pastinaken
250 ml	Sahne
400 ml	Gemüsebrühe
etwas	Salz, Pfeffer
10 g	Trüffelbutter
	frischer Sommertrüffel
etwas	Salz, Pfeffer
150 g	Zuckerschoten
50 g	Butter

Selleriecremesuppe

Die Zwiebel in Streifen schneiden und glasig anschwitzen. Den Sellerie und die Pastinaken schälen und in grobe Würfel schneiden, zu den Zwiebeln geben und ebenfalls mit anschwitzen, anschließend mit der Gemüsebrühe auffüllen, mit Salz und Pfeffer würzen und alles gemeinsam für etwa 20 Minuten weichkochen lassen.

Mit der Sahne aufgießen und die Trüffelbutter dazugeben danach pürieren und nach Geschmack nachwürzen. Wer die Suppe etwas kräftiger mag, kann zum Ende hin noch etwa 20 g Creme Double dazugeben.

Die Zuckerschoten in feine Streifen schneiden und mit etwas Butter in einer Pfanne kurz anbraten. Mit Salz und Pfeffer würzen und als Einlage für die Suppe verwenden, sodass das Wachtelei nicht in der Flüssigkeit versinkt.

Bärlauchpesto

1 Bund	Bärlauch
½	Basilikum
100 g	Parmesan
2	Knoblauchzehen
80 g	Pinienkerne
250 ml	Olivenöl
etwas	Salz, Pfeffer

Bärlauchpesto

Die Pinienkerne in einer heißen Pfanne goldbraun anrösten. Die Knoblauchzehen pellen. Den Parmesan mit Hilfe einer feinen Reibe zerkleinern. Die Blätter vom Basilikum und dem Bärlauch waschen und trocknen. Alle Zutaten (Basilikum, Bärlauch, Pinienkerne, Parmesan, Knoblauchzehen, Olivenöl) in einen Mixer geben und zerkleinern. Herausnehmen, ggf. noch etwas Öl zugeben und mit Salz und Pfeffer abschmecken. Servieren.

Kräuterbrot

500 g	Mehl
1	Hefewürfel
300 ml	lauwarmes Wasser
20 ml	Olivenöl
½ Bund	Kräuter
30 g	Oliven
2 EL	Honig
etwas	Salz, Pfeffer

Kräuterbrot

Den Hefewürfel mit Honig im lauwarmen Wasser auflösen. Die Flüssigkeit in das Mehl geben und zu einen Teig verkneten. Die gehackten Kräuter unterkneten. Den Teig 45 Minuten aufgehen lassen und die Oliven unter den Teig arbeiten. Zwei schöne Brotlaibe formen und für ca. 25 Minuten bei 200 °C backen.

Geschmorte Keule vom Osterlamm mit Bohnengemüse und Kartoffelnest

90 Minuten | für 4 Personen | Hauptspeise

Geschmorte Lammkeule

900 g Lammkeule o. K.
1 Zwiebel
½ Sellerie
½ Lauchstange
2 Karotten
20 g Tomatenmark
500 ml Rotwein
500 ml Brühe
2 Knoblauchzehen
1 Rosmarinzweig
1 Thymianzweig

Geschmorte Lammkeule: Sellerie und Karotten in walnussgroße Würfel schneiden und in einem großen Topf mit etwas Öl anrösten. Haben sie gut Farbe angenommen, die ebenfalls grob gewürfelte Zwiebel sowie den Lauch dazugeben und mitrösten, das Tomatenmark zugeben und mit dem Rotwein ablöschen und reduzieren lassen. In der Zwischenzeit die Lammkeule von Fett und Sehnen befreien, etwas in Form binden, gut anbraten und zu dem Schmoransatz geben, dann mit der Brühe auffüllen, den Knoblauch, das Rosmarin und den Thymian dazugeben und mit Salz und Pfeffer würzen. Die Lammkeule etwa 60 Minuten lang schmoren, bis das Fleisch zart ist, anschließend die Lammkeule entfernen und den Schmoransatz durch ein Sieb geben. Die aufgefangene Sauce nachschmecken und mit etwas Speisestärke abbinden.

Kartoffelnester

600 g Kartoffeln
4 Eier
etwas Salz, Pfeffer, Muskatnuss

Kartoffelnester: Die Kartoffeln mit Salz weichkochen oder weich dämpfen. Anschließend die Schale pellen und durch eine Kartoffelpresse geben. Dann die Eigelbe sowie Salz, Pfeffer und Muskatnuss dazugeben. Das Eiweiß mit etwas Salz steif schlagen und unterheben. Nun in einen Spritzbeutel füllen und mit einer Sterntülle Ringe in gewünschter Größe formen. Diese mit etwas Eigelb bestreichen und bei 180 °C etwa 17 Minuten lang backen.

Bohnengemüse

500 g Bohnen
100 g Speck
1 Zwiebel
½ Bund Bohnenkraut
etwas Salz, Pfeffer

Bohnengemüse: Die Enden der Bohnen abschneiden und je nach Größe in mundgerechte Stücke schneiden. Anschließend im kochenden Salzwasser für etwa 3 Minuten blanchieren, dann im Eiswasser abschrecken (so bleibt die grüne Farbe erhalten). Den Speck in Würfel schneiden und in einer Schwenkpfanne das Fett auslassen. Sobald der Speck beginnt knusprig zu werden, die in Würfel geschnittene Zwiebel sowie das gehackte Bohnenkraut dazugeben und mit braten, dann die Bohnen dazugeben, mit etwas Wasser ablöschen und alles gemeinsam warm schwenken.

Beschwipste Crème Brûlée vom Eierlikör mit Mohngebäck

30 Minuten | für 6 Personen | Dessert

Crème Brûlée

150 ml Milch
250 ml Sahne
7 Eier
100 g Zucker
50 ml Eierlikör
1 Vanillestange
etwas brauner Zucker (zum Flämmen)

Crème Brûlée: Die Eier trennen. Die Vanillestange längs halbieren und das innere Mark herauskratzen. Die Milch, die Sahne, den Zucker und das Vanillemark in einen Topf geben und zum Kochen bringen. Die heiße Flüssigkeit vom Herd nehmen und unter ständigem Rühren in die Eigelbe hineingießen (aufpassen, dass das Ei nicht ausflockt). Nun den Eierlikör ebenfalls einrühren. In die Crème-Brûlée-schalen gießen.Auf ein Backblech mit etwas Wasser (ca. 1 cm hoch) in den Backofen bei 110 °C ca. 1 Stunde geben. Wenn die Brûlée fest geworden ist, herausnehmen und zum Abkühlen in den Kühlschrank stellen. Den braunen Zucker dünn darüber streuen und mithilfe eines Bunsenbrenners goldbraun karamellisieren. (Wer keinen Bunsenbrenner hat, die Förmchen kurz in einen Backofen bei Oberhitze-Grill geben).

Mohngebäck

125 g Mehl
100 ml Milch
125 g Zucker
125 g Butter
2 Eier
100 g Kuvertüre, weiß
100 g Marzipan
50 g Mohn
7 Eigelbe

Mohngebäck: Die Eigelbe zusammen mit dem Zucker schaumig schlagen. Die beiden Eiweiße mit etwas Salz steif schlagen. Die Butter und das Marzipan in einer Rührmaschine aufschlagen, dann das Eigelb dazugeben und nach und nach das Mehl sowie die Milch dazugeben. Zum Schluss den Mohn und das Eiweiß sowie die zerkleinerte Kuvertüre einrühren. Kuchen abfüllen und ca. 25 Minuten bei 180 °C backen.

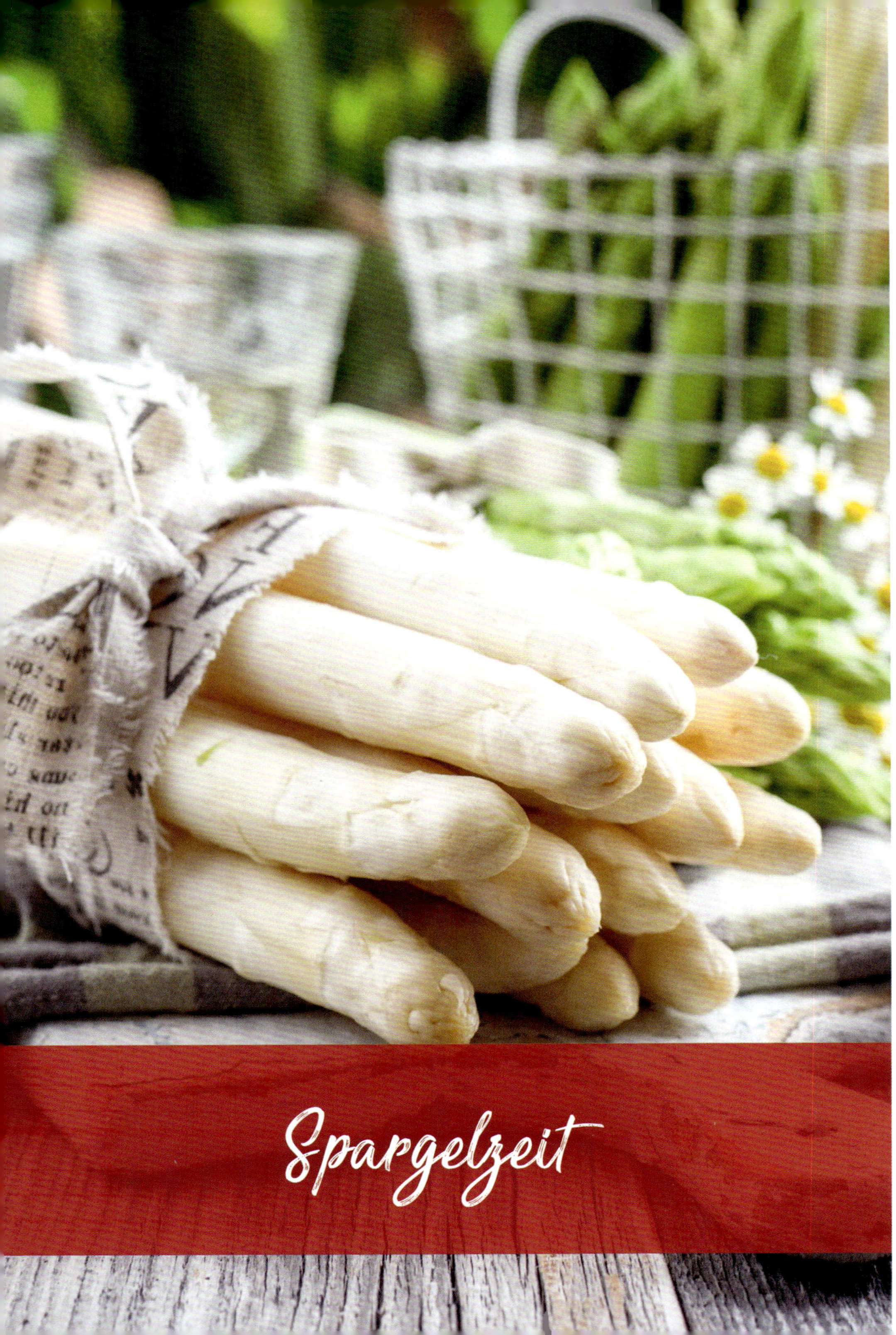

Cremiges Spargelsüppchen mit Garnelenragout und hausgebackenem Brot

30 Minuten | für 4 Personen | Vorspeise

Spargelsüppchen

500 g	Spargel
1	Gemüsezwiebel
400 ml	Spargelbrühe
300 ml	Sahne
20 g	Butter
etwas	Salz, Zucker, Muskatnuss
1	Zitrone

Spargelsüppchen: Den Spargel schälen und die Enden entfernen. Die Spargelschale und die trockenen Endstücke mit Salz und Zucker würzen und für etwa 10 Minuten ziehen lassen, dann mit 400 ml Wasser angießen und für etwa 10 Minuten köcheln lassen, sodass eine Spargelbrühe entsteht.Die Spargelstangen nun in grobe Stücke schneiden, dabei die obersten 3–4 cm vom Spargelkopf aufheben. Die Zwiebel in Würfel schneiden und mit der Butter in einem Topf glasig anschwitzen, dann die Spargelstücke dazu geben, ebenfalls kurz anschwitzen und mit dem Spargelfond übergießen. Nun etwa 15 Minuten köcheln lassen, damit der Spargel weich wird und im Anschluss die Sahne dazugeben und fein pürieren. Die Spargelsuppe nun noch einmal mit Salz, Zucker, Muskatnuss und dem Saft der Zitrone abschmecken. Die aufgehobenen Spargelspitzen der Länge nach halbieren und mit etwas Butter in einer Pfanne bei mittlerer Hitze anbraten. Die Spitzen im Anschluss als Suppeneinlage verwenden.

Garnelenragout

150 g	grüner Spargel
8	Garnelen
1	Schalotte
1	Zitrone
1	Chili
3	Thymianzweige
etwas	Salz, Pfeffer

Garnelenragout: Das untere Drittel vom grünen Spargel schälen und das trockene Endstück abschneiden. Abschnitte zum Spargelfond für die Suppe geben. Den Spargel in dünne Scheiben schneiden. Die Kerne der Chili entfernen und mit der Schalotte klein schneiden. Thymianblätter abzupfen und die Garnelen in kleine Würfel schneiden. Alles zusammen mit etwas Öl in einer Pfanne kräftig anbraten und mit Salz und Pfeffer abschmecken. Als Einlage für die Suppe verwenden.

Kräuterbrot

500 g	Mehl
300 ml	Wasser
1	Hefewürfel
5 g	Salz
3 EL	Honig
40 g	getr. Kräuter nach Wahl

Kräuterbrot: Die Hefe in dem lauwarmen Wasser zusammen mit dem Honig auflösen und etwa 10 Minuten gehen lassen. Dann mit den restlichen Zutaten und Kräutern vermengen und etwa 5 Minuten durchkneten, im Anschluss für etwa 30 Minuten abgedeckt aufgehen lassen, dann in die gewünschte Form bringen und erneut für 20 Minuten ruhen lassen. Die Brote dann etwa 25 Minuten bei 180 °C backen.

Rosa gebratener Kalbstafelspitz im Kräuterbett auf gebackenem Spargel, Sauce Hollandaise und Taler von der jungen Kartoffel

60 Minuten | für 4 Personen | Hauptspeise

Rosa Kalbstafelspitz

- *1 Kalbstafelspitz (etwa 700g)*
- *40 ml Pflanzenöl*
- *½ Bund Rosmarin*
- *½ Bund Thymian*
- *etwas Salz, Pfeffer*

Rosa Kalbstafelspitz

Den Tafelspitz von Sehnen befreien, das Fett einschneiden und in einer heißen Pfanne bei großer Hitze von allen Seiten gut anbraten, anschließend mit Salz und Pfeffer würzen. Den Rosmarin und den Thymian zu einem Kräuterbett zupfen und den Tafelspitz darauflegen. Den Tafelspitz dann im Ofen bei 80 °C für etwa 1 Stunde garen, zum Schluss den Ofen für etwa 8 Minuten auf 160 °C aufheizen. Den Tafelspitz vorn anschneiden, noch etwa 5 Minuten im ausgeschalteten Ofen ruhen lassen.

Gebratener Spargel

- *4 grüne Spargelstangen*
- *8 weiße Spargelstangen*
- *4 Kirschtomaten*
- *½ Bund Frühlingslauch*

Gebratener Spargel

Den Spargel schälen und in schräge Stückchen schneiden, in einer Pfanne anbraten und mit Salz und Pfeffer würzen. Etwas Zucker dazugeben und den Spargel leicht karamellisieren lassen. Kirschtomaten halbieren und Frühlingslauch in feine Ringe schneiden. Beides dazugeben und servieren.

Gratinierter Spargel

- *400 g Spargel*
- *150 ml Sahne*
- *150 ml Spargelfond*
- *150 g Parmesan*
- *1 Ei*

Gratinierter Spargel

Den Spargel schälen, mit Salz und Zucker aufkochen und einige Minuten unter geringer Hitze garen. Den Spargel herausnehmen und den Fond eventuell mit Salz und Zucker nachschmecken. Die Sahne dazugeben und mit etwas Speisestärke leicht abbinden. Die Sauce etwas abkühlen lassen, eine ofenfeste Form leicht ausbuttern den Spargel hineinlegen. Das Ei in die Sauce einrühren und über den Spargel gießen. Den Käse reiben und über den Spargel geben und im Ofen einige Minuten gratinieren.

Kartoffeltaler

- *600 g Kartoffeln (mehlig)*
- *4 Eier*
- *½ Bund Petersilie, Kerbel*
- *etwas Speisestärke*
- *etwas Salz, Pfeffer, Muskatnuss*

Kartoffeltaler

Die Kartoffeln schälen und in Salzwasser gar kochen. Anschließend durch ein Sieb geben, ausdämpfen lassen und mit einem Kartoffelstampfer zerdrücken. Die Eier, Salz, Pfeffer; Muskatnuss und die fein geschnittenen Kräuter dazugeben und gut verrühren. Mithilfe der Stärke auf „Konsistenz" bringen, sodass sich kleine Taler formen lassen, diese dann in einer Pfanne goldbraun ausbraten.

Sauce Hollandaise

- *200 g Butter*
- *4 Eigelbe*
- *150 ml Kalbsbrühe*
- *150 ml Weißwein*
- *1 Zitrone*
- *2 EL Worchester Sauce*
- *etwas Salz, Pfeffer, Zucker*

Sauce Hollandaise

Die Kalbsbrühe und den Weißwein mit etwas Zucker, Salz und Pfeffer auf etwa 75 ml einkochen lassen, dann die Eigelbe einschlagen, bis sie leicht binden, dann nach und nach die geklärte Butter einschlagen. Zum Schluss mit etwas Zitronensaft, Worchestersauce, Pfeffer und Salz abschmecken.

Grünes Spargeleis auf Erdbeersalat und Pinienkern-Segel

60 Minuten | für 4 Personen | Dessert

Grünes Spargeleis
300 g Grüner Spargel
200 ml Sahne
90 g Zucker
1 Vanilleschote
6 Eigelbe
100 g Créme fraîche
etwas Salz

Grünes Spargeleis
Den Spargel im unteren Drittel schälen, die Enden abschneiden und die Stangen in wenig gesalzenem Wasser garen. Abgießen, abtropfen lassen und pürieren. Sahne und Zucker mit der Vanille in einem Topf aufkochen, das Eigelb mit einer Prise Salz glatt rühren und mit etwa einem Drittel der heißen, nicht kochenden Sahne verrühren. Diese Mischung in die restliche nicht kochende Milch rühren, sodass keine Klümpchen entstehen. Unter Rühren andicken, aber nicht mehr kochen lassen. Die Masse durch ein Sieb in eine Schüssel streichen und in Eiswasser abkühlen. Créme fraîche und Spargelpüree in die abgekühlte Ei-Milch rühren und in die Eismaschine geben.

Erdbeersalat
¼ Bund Minze
400g Erdbeeren
1 Orange
40 ml Triple Sec
Zucker nach Wahl

Erdbeersalat
Die Erdbeeren waschen, den Strunk entfernen und in mundgerechte Stücke schneiden und in eine große Schüssel geben. Den Saft und den Abrieb der Orange, Triple Sec, die fein gehackte Minze und wahlweise Zucker dazugeben und kurz durchziehen lassen.

Pinienkern-Segel
100 g Pinienkerne
200 g Zucker

Pinienkern-Segel
Ein Backblech mit Backpapier auslegen. Die Pinienkerne in einer Pfanne ohne Fett kurz goldbraun anrösten und kurz auf das Blech geben. In der Pfanne den Zucker karamellisieren. Wenn der Zucker goldbraun und durchsichtig ist, die Pinienkerne einrühren und die Masse auf das Blech geben. Eine zweite Lage Backpapier darüberlegen und das Ganze schnell und vorsichtig mit dem Nudelholz platt rollen. Vor dem Servieren in Segel brechen. Wer mag, kann die kalte Masse auch in der Küchenmaschine zu Krokant vermahlen

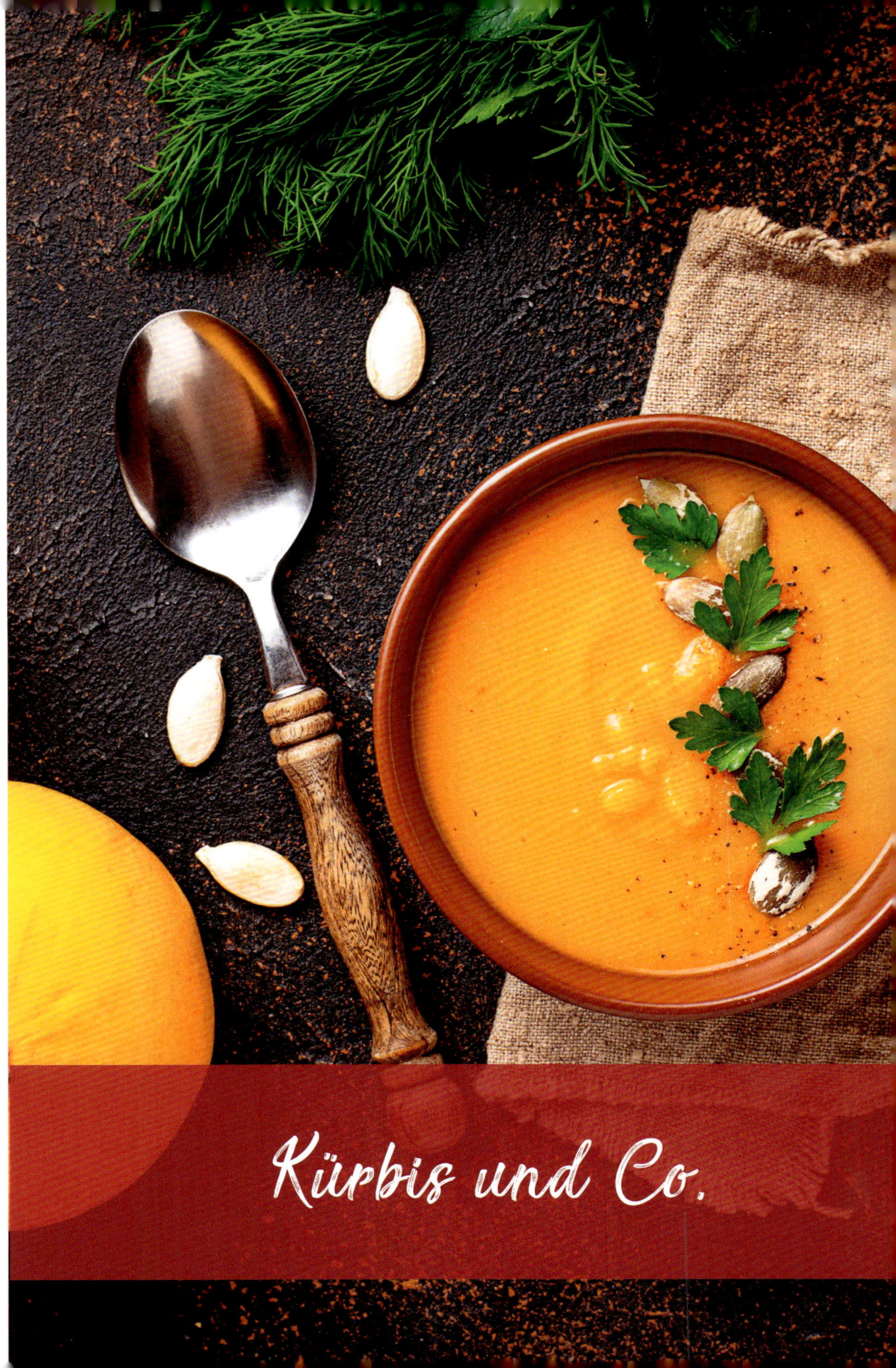

Kürbis und Co.

Variationen vom Kürbis

10 Minuten | für 4 Personen | Vorspeise

Kürbissuppe

½	*Hokkaido-Kürbis*
1	*Gemüsezwiebel*
1	*Kartoffel (groß)*
300 ml	*Gemüsebrühe*
200 ml	*Sahne*
100 ml	*Apfelsaft*
etwas	*Currypulver, Cumin, Muskat, Zucker, Salz, Pfeffer,*

Saltimbocca vom Kürbis

¼	*Hokkaido-Kürbis*
8	*Salbeiblätter*
8 Scheiben	*Parmaschinken*
3 EL	*Olivenöl*
50 g	*Parmesan*
etwas	*Pfeffer*

Kürbisbrot

500 g	*Mehl*
150 ml	*Wasser, lauwarm*
1	*Hefewürfel*
1 EL	*Honig*
150 g	*Kürbispüree*
1 TL	*Salz*
50 g	*Kürbiskerne*
3 EL	*Kürbiskernöl*

Kürbisbutter

150 g	*Butter*
50 g	*Kürbispüree*
¼ Bund	*Schnittlauch*
1	*Knoblauchzehe*
20 g	*Dijonsenf*
1 TL	*Paprikapulver*
etwas	*Salz, Pfeffer*

Kürbissuppe

Den Kürbis in grobe Stücke schneiden, die Zwiebel und die Kartoffel schälen und würfeln. Alles gemeinsam in einem Topf farblos anschwitzen und anschließend mit der Gemüsebrühe und dem Apfelsaft aufgießen. Direkt kräftig mit Salz, Pfeffer, Muskatnuss, Curry, Cumin und Zucker würzen und 20 Minuten weichkochen lassen. Dann die Sahne dazugießen und pürieren, gegebenenfalls erneut abschmecken.

Saltimbocca vom Kürbis

Den Kürbis in 8 gleich große Stücke schneiden. Den Parmesan reiben. Den Kürbis mit dem Olivenöl bestreichen, mit Pfeffer würzen, 1 Salbeiblatt drauflegen, mit Parmesan bestreuen und in ein Parmaschinkenblatt wickeln. Bei 180 °C im Backofen ca. 20 Minuten backen.

Kürbisbrot

Die Hefe in dem lauwarmen Wasser mit Honig auflösen. Sobald die Hefe Bläschen wirft, mit den restlichen Zutaten zu einem glatten Teig verarbeiten. Aus dem Teig Brote in der gewünschten Form rollen und diese bei 60 °C für etwa 30 Minuten aufgehen lassen. Im Anschluss bei 200 °C für 20–25 Minuten backen.

Kürbisbutter

Die Kräuter fein schneiden, die Knoblauchzehe pressen.Die Butter mit einem Handrührgerät cremig aufschlagen, dann die Kräuter, Kürbispüree, Paprikapulver, Senf und den Knoblauch einrühren und mit dem Salz und Pfeffer abschmecken.

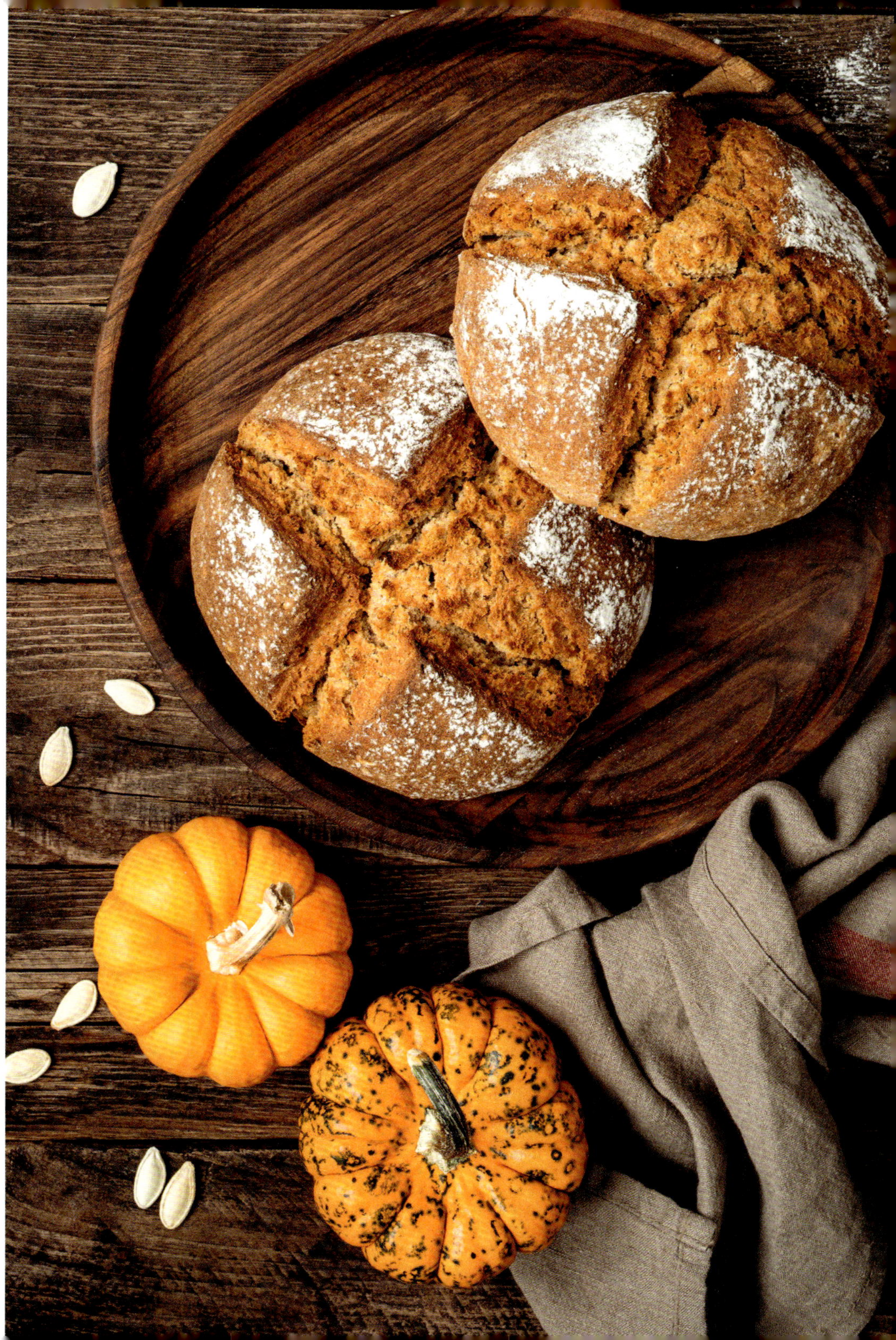

Roulade von der Wachtelbrust mit hausgemachten Kürbisgnocci und Salbei

40 Minuten | für 4 Personen | Hauptspeise

Roulade von der Wachtelbrust

16	*Wachtelbrüste*
1	*Schweinenetz*
150 g	*Hähnchenbrust*
1	*Ei*
100 ml	*Sahne*
10 g	*getrocknete Morcheln*
etwas	*Salz, Pfeffer, Muskatnuss*

Roulade von der Wachtelbrust

Die getrockneten Morcheln in lauwarmen Wasser einweichen. Das Schweinenetz in kaltem Wasser waschen, säubern und trocken tupfen. Die gekühlten Hähnchenbrüstchen in kleine Stücke schneiden und mit Salz und Pfeffer würzen. Mit Hilfe eines Blenders aus den Hähnchenstückchen, dem Ei und der Sahne eine Farce herstellen. Die eingeweichten Morcheln in kleine Stücke schneiden und zur Farce geben. Diese dann kaltstellen. Die gesäuberten Wachtelbrüstchen von allen restlichen Knochen befreien und mit einem Fleischklopfer mit Hilfe einer Folie zärtlich platieren. Das Schweinenetz ausbreiten und alle platierten Wachtelbrüstchen nebeneinander in Form eines schlanken Quadrates auslegen. Mit Salz und Pfeffer würzen und dann die gekühlte Morchel-Farce auf den Wachtelbrüstchen verteilen. Mit Hilfe des Schweinenetz das Ganze zu einer Art Rolle formen. Das überschüssige Netz abschneiden und die Enden unter der Rolle verstecken. Die Wachtelroulade bei 160 °C / Umluft im Backofen bis zu 72 °C im Kern garen. Das fast geschmolzene Schweinenetz kann nun entfernt und die Wachtelbrustroulade aufgeschnitten und serviert werden.

Kürbiskernpesto

150 g	*Kürbiskerne*
150 ml	*Olivenöl*
50 g	*Parmesan*
2 EL	*Balsamicoessig*
½ Bund	*Petersilie*
etwas	*Salz, Pfeffer, Honig*

Kürbiskernpesto

Die Kürbiskerne in einer Pfanne ohne Öl anrösten bis sie beginnen zu duften und etwas abkühlen lassen. Alle Zutaten in ein hohes Standgefäß geben und mit dem Pürierstab glatt pürieren. Gegebenenfalls etwas Öl nachgeben. Mit Salz, Pfeffer, Honig und dem Essig abschmecken.

Kürbisgnocchi

300 g	*Kartoffeln*
200 g	*Mehl*
100 g	*Grieß*
50 g	*Parmesan*
2	*Eier*
50 g	*Butter*
¼	*Butternutkürbis*
100 g	*Kirschtomaten*
¼ Bund	*Frühlingslauch*
3	*Schalotten*
¼Bund	*Salbei*
etwas	*Salz, Pfeffer, Muskatnuss*

Kürbisgnocchi

Den Parmesan mithilfe einer Reibe fein reiben. Die Kartoffeln schälen, waschen und in Salzwasser weich kochen. Abgießen und gut ausdampfen lassen. Die Kartoffeln durch eine Presse drücken und den Parmesan, den Grieß und die Eier zugeben. Mit Salz, Pfeffer und Muskat abschmecken. Den kompakten Teig (ggf. Mehl oder Grieß zugeben) in eine etwa ein Zentimeter dicke Rolle formen. Mit einem Messer ca. 2 cm lange Stücke schneiden und mit einer Kuchengabel leicht eindrücken. Die Gnocchi in Salzwasser wie Nudeln gar kochen. Wenn sie oben schwimmen, mithilfe einer Schaumkelle herausnehmen und in eine heiße Pfanne mit flüssiger Butter hineingeben und kross anbraten, dann beiseitestellen und warm halten.

Den Kürbis in kleine Würfel schneiden, die Kirschtomaten vierteln, den Fühlingslauch, die Schalotten und den Salbei in feine Ringe schneiden. Den Kürbis in einer großen Pfanne (Wok) mit etwas Öl anbraten. Wenn der Kürbis Farbe bekommt, die Schalotten, Kirschtomaten, den Salbei und den Frühlingslauch unterheben und ca. 5 Minuten weiterbraten. Dann die Gnocci erneut hinzugeben, mit dem Pesto marinieren, erneut abschmecken und servieren.

Lauwarmer Pumpkinpie mit Variation von der Blutorange

40 Minuten | für 4 Personen | Dessert

Pumpkinpie
(1 Springform 26 cm)

Mürbeteig:

200 g	Weizenmehl
1 TL	Backpulver
75 g	Rohrzucker
2	Vanillezucker
100 g	Butter, kalt
1	Eigelb
1	Zitrone (Schale & Abrieb)
etwas	Mehl für die Arbeitsfläche

Füllung:

600 g	Kürbispüree
180 g	Rohrzucker
1 TL	Zimtpulver
½ TL	Ingwerpulver
1 Prise	Nelkenpulver
3	Eier
250 g	Frischkäse
etwas	Fett für die Form, Puderzucker

Pumpkinpie

Für den Mürbeteig Mehl, Backpulver, Rohrzucker und Salz in einer Rührschüssel vermischen. Kalte Butter (am besten direkt aus dem Kühlschrank) in Flöckchen, Eigelb und Zitronensaft und Schale dazugeben. Mit dem Knethaken des Handrührers so lange rühren, bis der Teig krümelig zusammenhält, danach mit den Händen zu einem Teigstück zusammendrücken. Auf der bemehlten Arbeitsplatte kurz und kräftig zu einem glatten Teig kneten. Den Teig in Klarsichtfolie wickeln und im Kühlschrank mindestens 30 Minuten ruhen lassen.

Für die Füllung Kürbismus, Rohrzucker, Zimt, Ingwer, Nelkenpulver, verquirlte Eier, eine Prise Salz und Frischkäse verrühren.

Den Teig aus dem Kühlschrank holen, auf der bemehlten Arbeitsplatte kräftig durchkneten, ausrollen und in einer eingefetteten Springform (26 cm) oder Pieform zu einem Boden mit einem hohen Rand auslegen. Den Teigboden mit einer Gabel mehrmals einstechen. Die Kürbismasse in die Form füllen, glatt streichen und den Kuchen im vorgeheizten Backofen 60–70 Minuten bei 175 °C backen. Den Kuchen aus dem Ofen nehmen, 10 Minuten stehen lassen und aus der Form nehmen. Völlig abkühlen lassen. Vor dem Servieren den Kuchenrand mit Puderzucker bestäuben.

Ragout von der Blutorange

3	Blutorangen
1	Zimtstange
100 g	Zucker
1	Vanilleschote
100 ml	Orangensaft
2 EL	Orangenlikör
1 EL	Speisestärke

Ragout von der Blutorange

Die Vanillestange längs halbieren und das innere Mark herauskratzen. Die äußere Schale der Orangen mit Hilfe eines kleinen Messers entfernen und keilförmig die Filets herausschneiden. Den Zucker in einem Topf karamellisieren und mit Orangensaft und dem Orangenlikör ablöschen. Die Zimtstange und das Vanillemark hinzugeben und für ca. 8 Minuten leicht köcheln lassen. Wenn sich der karamellisierte Zucker aufgelöst hat, mit der angerührten Speisestärke abbinden. Nochmal aufkochen lassen und die Orangenfilets hineingeben. Zum Erkalten vom Herd ziehen und servieren.

Blutorangen-Buttermilcheis

400 ml	Buttermilch
2	Blutorangen
4	Eigelbe
2 cl	Grand Manier
90 g	Zucker

Blutorangen-Buttermilcheis

Den Saft sowie den Abrieb der Orangen zusammen mit der Buttermilch und 60 g des Zuckers zum Kochen bringen. In der Zwischenzeit die Eigelbe mit dem restlichen Zucker schaumig aufschlagen. Die heiße Buttermilch-Masse unter ständigem Rühren zu den Eiern geben und alles noch einmal leicht ankochen lassen. Die Masse etwas erkalten lassen, den Grand Manier dazugeben und in einer Eismaschine gefrieren lassen.

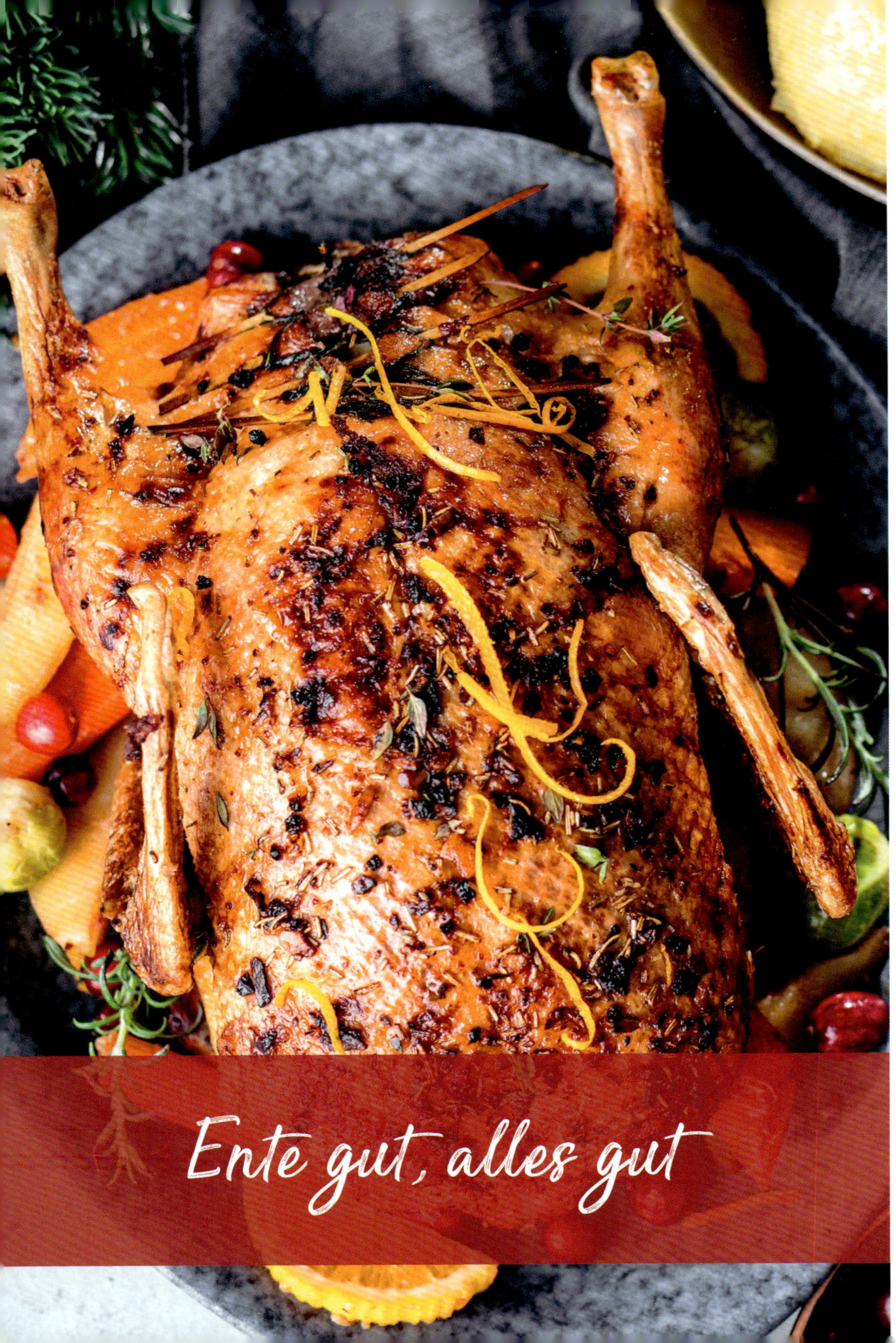

Entenkraftbrühe mit Kräuterflädle und hausgebackenem Speckbrot und Kürbischutney

90 Minuten | für 4 Personen | Vorspeise

Entenkraftbrühe

400 g	Entenflügel o. Ä.
1	Gemüsebund
½ L	Geflügelbrühe
5	Eiklar
100 g	Geflügelfleisch
1 EL	Tomatenmark
100 ml	Rotwein
2 cl	Sherry dry
etwas	Salz, Pfeffer, Muskatnuss

Entenkraftbrühe

Die Entenknochen/-Flügel in einem Topf goldbraun anbraten. Auf die braunen Knochen nun das Tomatenmark geben und ebenfalls mit anrösten. Mit der Hälfte des Rotweins ablöschen und erneut rösten lassen. Diesen Vorgang noch einmal wiederholen. Schließlich mit der kalten Geflügelbrühe aufgießen und an die Seite stellen. Das Gemüse schälen bzw. waschen und mit einer Vierkantreibe grob reiben. Den Lauch bitte fein schneiden. Das Geflügelfleisch sehr fein hacken und zusammen mit dem Eiklar und dem Gemüse vermengen. Diese Masse nun in die lauwarme Brühe zu den Knochen geben. Unter ständigem, aber mäßigen Rühren zum Kochen bringen. Sobald die Brühe einmal kurz!!! aufgekocht ist, die Temperatur verringern und ca. 45 Minuten simmern lassen. Durch ein Tuch passieren und mit dem Sherry, Salz, Pfeffer und Muskat abschmecken.

Kräuterflädle

2	Petersilienstängel
1 Bund	Schnittlauch
50 g	Mehl
125 ml	Milch
2	Eier
½ TL	Salz
etwas	Butterschmalz

Kräuterflädle

Kräuter abbrausen und trocken schütteln. Die Petersilienblätter abzupfen und fein hacken. Den Schnittlauch in feine Röllchen schneiden. Kräuter, Mehl, Milch, Eier und Salz in einer Schüssel zu einem glatten Teig verrühren. Aus dem Teig portionsweise 4–5 große, dünne Pfannkuchen backen.

Speckbrot

500 g Mehl
1 Hefewürfel
350 ml Wasser
100 g Speckwürfel
100 g Röstzwiebeln
etwas Zucker, Salz

Speckbrot

Mehl, Wasser, Hefe und etwa 1 EL Zucker sowie 1 TL Salz in einer Küchenmaschine für gut 10 Minuten kneten lassen. In der Zwischenzeit den Speck fein würfeln und in einer Pfanne auslassen, dann zum Teig zugeben. Den Teig im Anschluss, mit einem feuchten Tuch bedeckt für etwa 1 Stunde gehen lassen. Anschließend in Form bringen und erneut 10 Minuten ruhen lassen.

Bei 200 °C je nach Größe 15 (für Brötchen) bis 25 Minuten (bei Baguette o.ä.) backen.

Kürbischutney

½ Butternutkürbis
60 g Zucker
50 ml Weißwein
10 ml Apfelessig
1 Karotte
1 Zwiebel
1 Apfel
20 g Speisestärke
5 g Kurkuma
10 g Ingwer

Kürbischutney

Den Kürbis von Schale und Kernen befreien und in Würfel schneiden, ebenso die Karotte, Zwiebel und Apfel. Aus dem Zucker einen Karamell kochen und das geschnittene Gemüse dazugeben, kurz durchrühren und dann mit dem Weißwein ablöschen. Nun mit Salz, Pfeffer, Kurkuma und Ingwer würzen und alles gemeinsam weich kochen lassen. Ist die gewünschte Bissfestigkeit erreicht den Apfelessig dazugeben und mit der Speisestärke leicht abbinden.

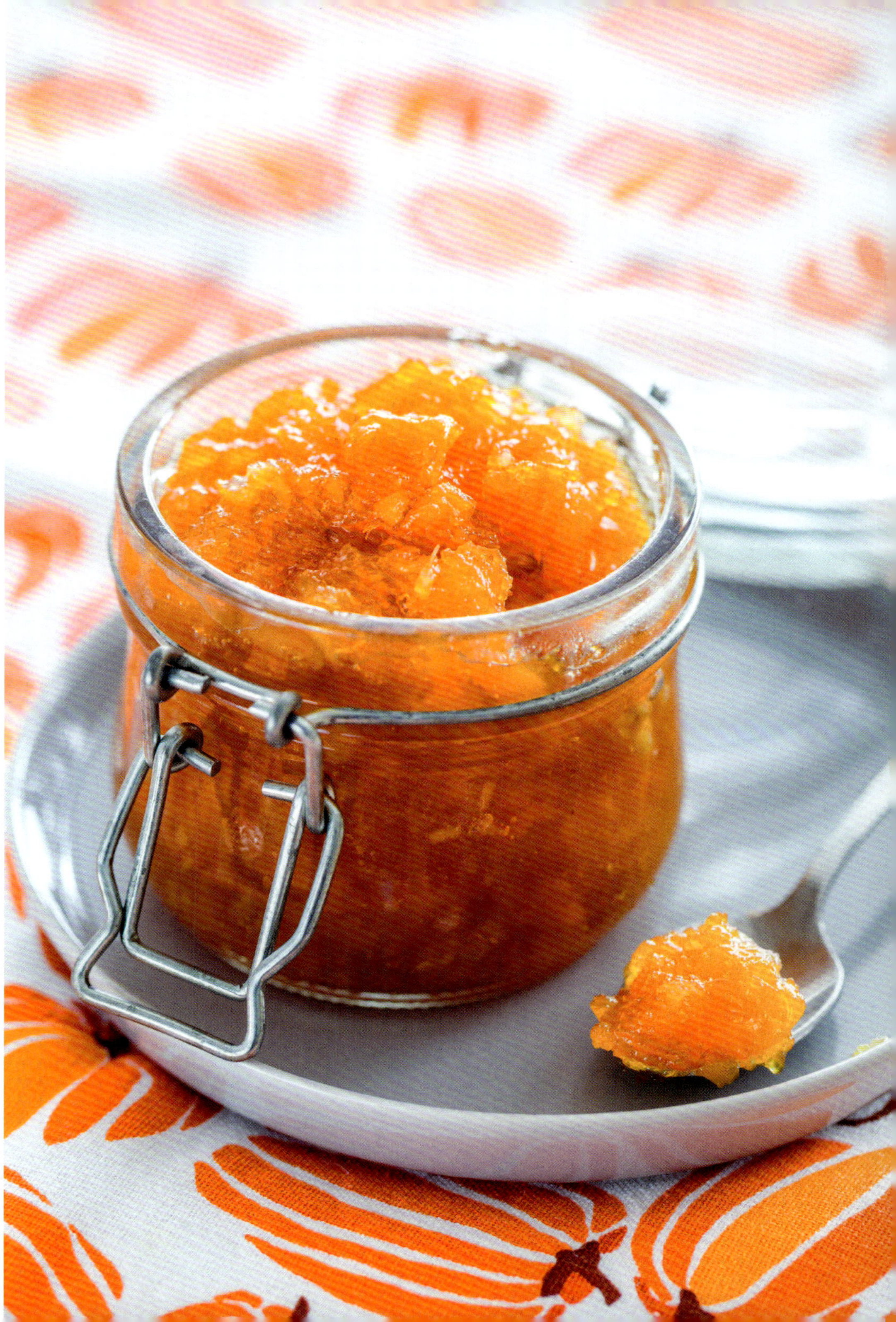

Ente im Ganzen mit Preiselbeerrotkohl, dazu Semmelknödel und Dunkelbier-Orangensauce

120 Minuten | für 4 Personen | Hauptspeise

Ente

1	*Ente ca. 1,6 kg*
400 ml	*Geflügelbrühe*
60 g	*Quittengelee*
etwas	*Salz, Pfeffer*
2	*Äpfel/Zwiebeln*
1	*Orange*
2	*Toastbrotscheiben*
20 g	*Geflügel-gewürzsalz*
1 Prise	*Zimt*

Ente

Ente innen und außen waschen, trocken tupfen und rundum mit Salz und Pfeffer würzen. Äpfel, Zwiebel und Orangen schälen, grob würfeln, mit Gewürzsalz und Zimt abschmecken und in die Gans füllen, diese dann mit einem Zahnstocher verschließen. Keulen über der Bauchöffnung mit Küchengarn zusammenbinden. Ente auf dem Backofenrost (Fettpfanne darunter) im vorgeheizten Ofen bei 220 °C auf der untersten Schiene 15 Minuten anbraten (Ober/Unterhitze). Brühe aufkochen und in die Fettpfanne geben. Hitze auf 200 °C reduzieren und die Ente 1,5 Stunden braten. Quittengelee und 1/4 TL Salz in einem kleinen Topf erhitzen. Ente während der letzten 15 Min damit regelmäßig rundum bestreichen. Den aufgefangenen Saft entfetten und zu der Sauce geben.

Preiselbeerrotkohl

500 g	*Rotkohl*
90 g	*Zwiebeln*
90 g	*rote Johannisbeeren*
etwas	*Salz, Zucker*
20 ml	*Himbeeressig*
180 ml	*trockener Rotwein*
30 g	*Schmalz*
400 ml	*Brühe*
20 g	*Preiselbeer-marmelade, Lorbeer, Nelke, Wacholder*

Preiselbeerrotkohl

Den Rotkohl von den Außenblättern befreien, vierteln, den Strunk entfernen und hauchdünn hobeln. Rotkohl mit Essig, Rotwein, Salz und Zucker marinieren. Zwiebeln schälen, in feine Streifen schneiden und anschließend in Schmalz anschwitzen. Rotkohl, Johannisbeeren und Gewürzbeutel zufügen. Mit Brühe und Rotwein auffüllen und abgedeckt weich schmoren. Gewürzbeutel entfernen, Preiselbeergelee unterarbeiten und abschmecken.

Semmelknödel

250 g	*Brötchen vom Vortag*
1	*Gemüsezwiebel*
3	*Eier*
250 ml	*Milch*
½ Bund	*Blattpetersilie*
etwas	*Muskat, Salz, Pfeffer*
etwas	*Butter zum Braten*

Semmelknödel

Die Brötchen in etwa 1 cm große Würfel schneiden und in eine Schale geben. Die Gemüsezwiebel würfeln und in einem Topf glasig anschwitzen, mit der Milch ablöschen und einmal aufkochen lassen, dann zu den Brotwürfeln geben und etwa 10 Minuten ziehen lassen. Währenddessen die Blattpetersilie in feine Streifen schneiden und dazugeben, ebenso die Eier. Mit Salz, Pfeffer und Muskatnuss kräftig würzen, auf eine Frischhaltefolie geben und zusammenrollen. Anschließend bei 100 °C im Dämpfer für 20 Minuten garen. Die Semmelknödel werden danach in Scheiben geschnitten und diese noch einmal in einer Pfanne mit etwas Butter ausgebraten.

Dunkelbier-Orangensauce

4 Stunden | für 4 Personen | Sauce

Dunkelbier-Orangensauce

1 kg	*Geflügelknochen*
2	*Karotten*
½	*Sellerie*
2	*Zwiebeln*
1	*Lauchstange*
8 EL	*Tomatenmark*
500 ml	*Geflügelbrühe*
200 ml	*Rotwein*
2	*Orangen*
500 ml	*Dunkelbier*

Dunkelbier-Orangensauce
Die Geflügelknochen im Topf rösten. Karotten und Sellerie in walnussgroße Stücke schneiden und ebenfalls kräftig anrösten. Nebenbei die Zwiebeln und den Lauch gleich groß schneiden und zufügen. Das Tomatenmark zufügen und ebenfalls anrösten lassen, dann mit Rotwein ablöschen und reduzieren und zwei weitere Male wiederholen. Anschließend mit Geflügelfond auffüllen. Jetzt für mindestens 2 Stunden köcheln lassen. Danach durch ein Sieb passieren, das Fett von der Oberfläche abschöpfen, das Bier dazugeben und erneut kochen lassen, bis die gewünschte „Kräftigkeit" erreicht ist. Dann die Zeste und den Saft der Orangen dazureiben und noch leicht mit Stärke abbinden.

Baguette

500 g	*Mehl*
300 ml	*Wasser (lauwarm)*
1	*Hefe*
10 g	*Salz*
2 EL	*Honig*
3 EL	*Olivenöl*

Baguette
Den Hefewürfel zusammen mit dem Honig in das lauwarme Wasser geben und sich auflösen lassen. Dann die Flüssigkeit zusammen mit dem Olivenöl und Salz in das Mehl einarbeiten und für etwa 5 Minuten gründlich durchkneten. Denn Teig an einem warmen, nicht zugigem Ort mit einem Tuch bedeckt für etwa 30 Minuten aufgehen lassen, dann noch einmal gut durchkneten und in die gewünschte Form geben. Das Brot nun im Ofen bei 200 °C für etwa 12–14 Minuten backen. Nach Geschmack können dem Brot auch weitere Zutaten wie Kräuter, Körner u. Ä. zugegeben werden.

Bratapfelstrudel mit Vanillesauce

60 Minuten | für 4 Personen | Dessert

Bratapfelstrudel

500 g	*Äpfel*
4 EL	*Zitronensaft*
100 g	*Zucker*
40 ml	*Calvados*
40 ml	*Rum*
30 g	*Semmelbrösel*
50 g	*Rosinen*
250 g	*Strudelteig*
200 g	*Marzipan-rohmasse*
etwas	*Butter, Semmelbrösel, Puderzucker*

Bratapfelstrudel
Die Rosinen mit dem Rum marinieren. Die Äpfel schälen, vierteln, entkernen und in haselnussgroße Würfel schneiden. Das Marzipan klein zupfen, mit den Äpfeln würfeln, Zitronensaft, Zucker, Calvados, Rum, Semmelbrösel und Rosinen vermischen und ziehen lassen. Den Strudelteig auslegen, mit flüssiger Butter bepinseln und mit Semmelbröseln und Zucker bestreuen. Die marinierten Äpfel in einem dicken Streifen auf eine Längsseite des Teiges geben. Dabei einen 5 cm breiten Rand freilassen. Den Strudel rollen und die Enden gut zusammendrücken. Auf ein mit Backpapier ausgelegtes Backblech legen und mit Butter bepinseln. Bei 200 °C ca. 20 Minuten backen. Den Strudel einige Minuten auskühlen lassen, in Stücke schneiden und mit Puderzucker bestäubt servieren.

Vanillesauce

250 ml	*Milch*
250 ml	*Sahne*
2	*Vanilleschoten*
120 g	*Zucker*
6	*Eigelbe*

Vanillesauce
Milch, Sahne, das Mark der Vanilleschoten und 70 g des Zuckers aufkochen. Die Eigelbe mit dem restlichen Zucker schaumig schlagen, dann die heiße Masse langsam zu den Eigelben geben und gründlich verrühren. Anschließend die Masse einmal vorsichtig ankochen lassen, dann kalt rühren.

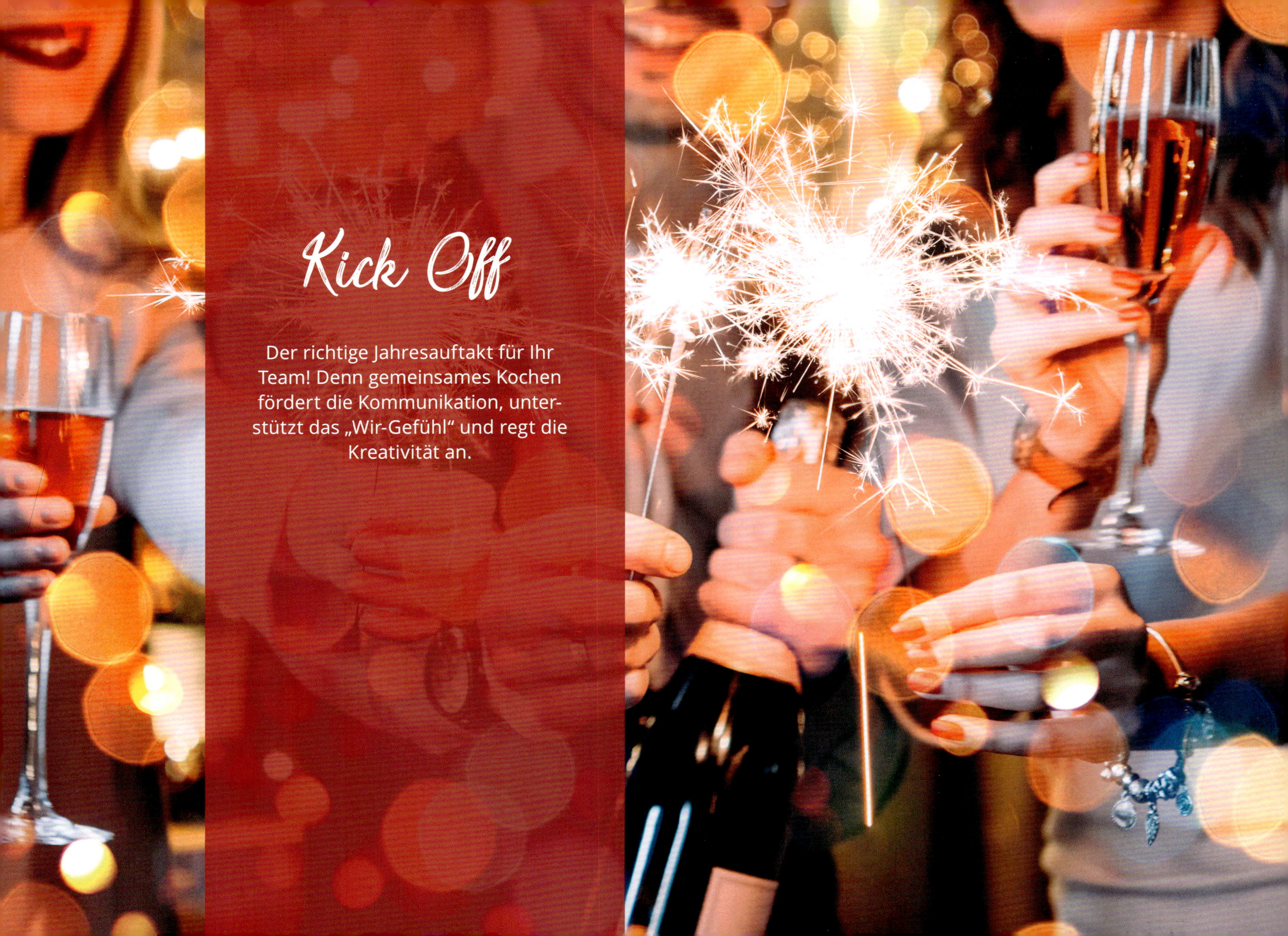

Kick Off

Der richtige Jahresauftakt für Ihr Team! Denn gemeinsames Kochen fördert die Kommunikation, unterstützt das „Wir-Gefühl“ und regt die Kreativität an.

Blumenkohl-Currysüppchen mit in Orange pochiertem Sesamlachs

45 Minuten | für 4 Personen | Vorspeise

Blumenkohl-Currysüppchen

300 g	*Blumenkohl*
1	*Zwiebel*
400 ml	*Gemüsebrühe*
1 TL	*gelbe Currypaste*
½ TL	*Kreuzkümmel*
100 ml	*Weißwein*
250 ml	*Sahne*
10 ml	*Sonnenblumenöl*
	Salz, Pfeffer

Blumenkohl-Currysüppchen: Den Blumenkohl in kleine Stücke schneiden. Die Zwiebeln pellen und in Ringe schneiden. In einem Topf, ohne Öl, die Currypaste und den Kreuzkümmel anrösten, bis es intensiv duftet. Dann 3 EL Öl dazugeben und kurz alles miteinander vermengen. Im Curry-Öl den Blumenkohl und die Zwiebeln anschwitzen bis sich am Topfboden ein leichter Belag bildet. Mit dem Wein ablöschen und kurz aufkochen lassen. Die Gemüsebrühe und die Sahne angießen und alles so lange bei mittlerer Hitze kochen lassen, bis der Blumenkohl fast von allein zerfällt. Zum Schluss alles pürieren und mit Salz und Pfeffer und evtl. mehr Currypaste abschmecken.

In Orange pochierter Lachs

250 g	*Lachs*
2	*Orangen*
8	*Thymianzweige*
2 EL	*Sesam*
etwas	*Salz, Pfeffer*

In Orange pochierter Lachs: Den Lachs von der Haut filetieren, eventuell vorhandene Gräten ziehen und in vier gleichmäßige Stücke portionieren. Die Sesamkörner in einer Pfanne rösten, dann die Oberseite des Lachs hineindrücken, sodass der Sesam daran haften bleibt. Den Lachs nun mit Salz und Pfeffer würzen und dicht an dicht in ein passendes etwas erhöhtes Gefäß geben. Den Thymian und die Schale der Orange in einen Topf reiben und den Saft dazu pressen, nun auf die Hälfte reduzieren und zu dem Lachs gießen. Alles gemeinsam für etwa 20 Minuten bei 80 °C backen.

Fladenbrot

500 g	*Weizenmehl*
1	*Hefewürfel*
10 g	*Zucker*
300 ml	*warmes Wasser*
15 g	*Salz*
50 g	*Butter*
1	*Ei*
25 ml	*Sonnenblumenöl*
1	*Eigelb*
30 ml	*Milch*
10 g	*Schwarzkümmel*
10 g	*Sesam*

Fladenbrot: Das Mehl in eine Schüssel geben. Die Hefe und den Zucker mit dem warmen Wasser verrühren und zu dem Mehl geben und verkneten. 15 Minuten abgedeckt ruhen lassen. Die weiche Butter, das Ei, das Sonnenblumenöl und das Salz zu dem Vorteig kneten und erneut 15 Minuten abgedeckt aufgehen lassen. Den Teig auf zwei Kugeln aufteilen, diese mit dem Nudelholz zu dünnen Fladenbroten formen und mit einem feuchten Tuch bedeckt im Ofen bei 60 °C für etwa 20 Minuten aufgehen lassen. Dann die Brote mit der Eigelb-Milch-Mischung bestreichen und den Sesam sowie den Schwarzkümmel darüber geben. Bei 200 °C für etwa 20 Minuten backen.

Auf Rosmarin gebackene rosa Entenbrust mit in Ingwer glasierten Karotten und Kartoffelquiche

35 Minuten | für 4 Personen | Hauptspeise

Entenbrust

4	*Entenbrüste*
etwas	*Salz, Pfeffer*
8	*Rosmarinzweige*

Entenbrust: Das Fett der Entenbrust rautenförmig einschneiden (damit sie sich beim Anbraten nicht verformt, mehr Fett ausgebraten wird und sie dadurch knuspriger wird) und bei mittlerer Hitze ohne Öl in einer Pfanne auf der Fettseite zuerst für etwa 4 Minuten anbraten, dann für weitere 3 Minuten auf der Fleischseite anbraten. Anschließend auf einem mit Backpapier ausgelegten Ofenblech auf den ausgebreiteten Rosmarin betten und nun bei 120 °C bis zu einer Kerntemperatur von 62 °C garen. Im Anschluss noch kurz ruhen lassen.

Glasierte Ingwerkarotten

400 g	*Karotten*
50 g	*Ingwer*
½ Bund	*Blattpetersilie*
60 g	*Butter*
80 ml	*Wasser*
etwas	*Salz, Pfeffer, Speisestärke*

Glasierte Ingwerkarotten: Die Karotten schälen und in die gewünschte Form schneiden. Ingwer schälen und dann reiben. Blattpetersilie in feine Streifen schneiden. Die Karotten in der Butter leicht anschwitzen, dann den Ingwer und das Wasser dazugeben und garen. Zum Schluss den Sud leicht mit Speisestärke binden, mit Salz und Pfeffer würzen und die Blattpetersilie einrühren.

Kartoffelquiche

Teig:

150 g	*Mehl*
75 g	*Butter*
1	*Eigelb*
30 ml	*Wasser*
etwas	*Salz*

Füllung:

300 g	*Kartoffeln, festkochend*
200 ml	*Sahne*
4	*Eier*
etwas	*Salz, Pfeffer, Muskatnuss*
150 g	*geriebenen Parmesan*

Kartoffelquiche:

Teig: Das Mehl mit dem Eigelb, der Butter und dem Salz mit einem Knethaken vermengen, dann das Wasser einkneten und den Teig in Klarsichtfolie gewickelt für etwa 30 Minuten kalt stellen. Den Teig nun mit einem Nudelholz ausrollen, in der für die Förmchen (z. B. Muffin Förmchen) geeigneten Größe ausstechen und diese damit befüllen. Am besten geht der Teig auch den gesamten Rand nach oben. Den Teig nun bei 180 °C für etwa 10 Minuten vorbacken, sodass er leicht knusprig ist.

Füllung: Die Kartoffeln schälen, in Würfel schneiden und in Salzwasser garen, anschließend gut ausdämpfen lassen und auf den Quicheteig geben. Aus dem Eiern mit der Sahne eine Royal-Masse rühren und diese mit Salz, Pfeffer und Muskatnuss abschmecken und an die Kartoffelwürfel gießen, bis diese so gerade bedeckt sind, dann etwas Käse darüber streuen und bei 180 °C backen bis die Royal Masse gestockt ist.

Jus

45 Minuten | für 4 Personen | Jus

Jus

500 g	*Geflügelknochen*
100 g	*Karotten*
100 g	*Sellerie*
100 g	*Zwiebeln*
½	*Lauchstange*
4 EL	*Tomatenmark*
200 ml	*Sherry*
700 ml	*Rotwein*
2l	*Geflügelbrühe*

Jus

Die Geflügelknochen im Ofen bei 160 °C für 90 Minuten rösten. Karotten und Sellerie in walnussgroße Stücke schneiden und in einem großen Topf kräftig anrösten. Nebenbei die Zwiebeln und den Lauch gleich groß schneiden und zufügen. Wenn alles gut angeröstet ist, die Knochen zugeben. Das Tomatenmark zufügen und ebenfalls anrösten lassen, dann mit Rotwein und Sherry ablöschen und reduzieren lassen und zwei weitere Male wiederholen. Anschließend mit Fond (falls nicht vorhanden Wasser) auffüllen und für mindestens 1,5 Stunden köcheln lassen (am besten mindestens 4 Stunden kochen). Danach durch ein Sieb passieren, das Fett von der Oberfläche abschöpfen und erneut kochen lassen, bis die gewünschte „Kräftigkeit" erreicht ist. Noch leicht mit Stärke abbinden.

Schokoladenmalheur mit Amarettoeis und Birnenspalten

40 Minuten | für 4 Personen | Dessert

Schokoladenmalheur

125 g	*Zartbitter-kuvertüre*
125 g	*Butter*
95g	*Zucker*
60 g	*Mehl*
2	*Eier*
1	*Eiweiß*

Schokoladenmalheur

Butter und Kuvertüre auf einem Wasserbad in einer Schüssel schmelzen lassen. Eier, Eiweiß und Zucker schaumig aufschlagen. Die Schokolademasse langsam in die Eimasse rühren. Zum Schluss das Mehl einsieben und unterheben. Die Förmchen ausbuttern und auszuckern. Zu 2/3 die Gläser befüllen. Bei 185 °C im Ofen 18 Minuten backen. Danach sofort entnehmen und stürzen. Die Backzeit verändert sich, wenn man andere Gefäße nimmt!

Amarettoeis

350 ml	*Sahne*
150 ml	*Milch*
150 g	*Zucker*
8	*Eigelbe*
1	*Vanilleschote*
20 ml	*Amaretto*

Amarettoeis

Das Eigelb mit 25 g Zucker schaumig aufschlagen. Die Schoten der Länge nach aufschneiden und das Mark auskratzen. Vanillemark, restlicher Zucker, Amaretto, Sahne und Milch auf dem Herd aufkochen lassen. Danach, unter ständigem Rühren, die heiße Flüssigkeit in die Eigelbe geben. Die Eimilchmasse auf 80 °C erhitzen. Die Eismasse in der Eismaschine cremig rühren.

Birnenspalten

2	*Birnen*
1	*Vanilleschote*
50 ml	*Weißwein*
60 g	*Zucker*
4 cl	*Williamsbirnengeist*
etwas	*Speisestärke*

Birnenspalten

Die Birne schälen, vierteln und das Kerngehäuse entfernen, anschließend in Spalten schneiden. Den Weißwein mit dem Zucker aufkochen lassen, das Mark sowie die Schote der Vanille zugeben und die Birnenspalten darin garen, dann mit der Speisestärke etwas abbinden und den Williamsgeist hinzufügen.

Rote Beete Orio mit knackigem Feldsalat und karamellisierten Walnüssen

60 Minuten | für 4 Personen | Vorspeise

Rote Beete Orio

3	*Rote Beete, vorgegart*
1	*Bio Orange*
5	*Thymianzweige*
2	*Knoblauchzehen*
1 EL	*Senf*
5 EL	*Olivenöl*
	Salz, Pfeffer, Zucker
100 g	*Pumpernickel-krümel*
150 g	*Ziegenfrischkäse*
4 EL	*Honig*
½	*Bund*
etwas	*Schnittlauch, Salz, Pfeffer, Cayennepfeffer*

Rote Beete Orio

Backofen auf 200 °C vorheizen. Die Orange reiben und zusammen mit dem Saft der Orange in eine Schüssel geben. Die Thymianblättchen abzupfen und kleinhacken. Die Knoblauchzehen schälen und ebenfalls kleinhacken und mit dem Thymian in die Schüssel geben. Senf und Olivenöl dazugeben, alles gut verrühren und kräftig mit Salz, Pfeffer und Zucker abschmecken. Von nun an ist das Tragen von Einweghandschuhe empfohlen, da die Rote Beete sehr stark färbt!

Die Rote Beete in ca. 1 cm dicke Scheiben schneiden und mit einem Ringausstecher so groß wie möglich ausstechen. Die ausgestochenen Rote Beete Scheiben in der Marinade wenden (oder bepinseln) und auf ein mit Backpapier ausgelegtes Backblech legen. Für 20 Minuten backen und dabei nach 10 Minuten wenden.

Den Schnittlauch in feine Ringe schneiden. Ziegenfrischkäse, Honig und Schnittlauch gut verrühren und mit Salz, Pfeffer und einer Prise Cayennepfeffer würzen. In einen Spritzbeutel füllen. Die Rote Beete Scheiben nach kurzer Abkühlphase mit der Frischkäsemasse füllen und eine zweite Rote Beete Scheibe drauflegen. Dann mit der offenen Seite in den Pumpernickelkrümeln wälzen.

Feldsalat

3	*Orangen*
150 g	*Feldsalat*
2 TL	*Senf*
5 EL	*Öl*
1	*Chicorée*
etwas	*Salz, Pfeffer*

Feldsalat

Die Orangen filetieren, Saft dabei auffangen. Trennhäute kräftig ausdrücken. 150 ml Orangensaft abmessen und in einem kleinen Topf bei starker Hitze auf 4 EL einkochen lassen. In einer Schüssel mit Senf, Salz und Öl verrühren und mit Salz und Pfeffer abschmecken.

Feldsalat verlesen, waschen und trocken schleudern. Chicorée bis zum harten Strunk aufblättern, dabei 4 kleine Chicoréeblätter beiseitelegen. Chicoréeblätter schräg in knapp 1 cm breite Streifen schneiden, mit Feldsalat und Orangenfilets mischen und auf 4 Tellern anrichten. Salatsauce darüber verteilen. Die kleinen Blätter als Dekoration benutzen.

Karamellisierte Walnüsse

150 g	*Walnüsse*
60 g	*Zucker*
60 g	*Butter*

Karamellisierte Walnüsse

In einer Pfanne die Butter erhitzen. Den Zucker und die grob gehackten Walnüsse hinzugeben und karamellisieren lassen. Immer rühren und beobachten, denn sonst werden die Walnüsse sehr schnell zu dunkel. Die Nüsse auf ein Blech geben und abkühlen lassen. Die Nüsse auf dem Salat anrichten.

Kräuterbrot

500 g	*Mehl*
300 ml	*Wasser*
1	*Hefewürfel*
5 g	*Salz*
3 EL	*Honig*
50 ml	*Olivenöl*
40 g	*getr. Kräuter nach Wahl*

Kräuterbrot

Die Hefe in dem lauwarmen Wasser zusammen mit dem Honig auflösen und etwa 10 Minuten lang gehen lassen. Dann mit den restlichen Zutaten und Kräutern vermengen und etwa 5 Minuten durchkneten, im Anschluss für etwa 30 Minuten abgedeckt aufgehen lassen und in die gewünschte Form bringen. Erneut für 20 Minuten ruhen lassen. Die Brote etwa 25 Minuten bei 180 °C backen.

Zwiebelrostbraten vom Flanksteak mit gebratenem Speck-Rosenkohl und Erdapfelkräuterstampf

90 Minuten | für 4 Personen | Hauptspeise

Zwiebelrostbraten vom Flanksteak
- 1 kg Flanksteak
- 3 Gemüsezwiebeln
- 20 g Mehl
- 20 g Butter
- 200 ml Bockbier
- 200 ml Rinderjus
- 10 g Kümmel
- etwas Salz, Pfeffer

Zwiebelrostbraten vom Flanksteak

Das Flanksteak von allen Seiten pfeffern und salzen. In einer heißen Pfanne von jeder Seite etwa 2 Minuten anbraten und auf ein Ofengitter geben. Für 15–20 Minuten im vorgeheizten Ofen bei 140 °C garen. Die in Ringe geschnittene Zwiebel in der Pfanne goldbraun und knusprig ausbacken und auf ein Küchenkrepp geben, um das überschüssige Fett abzutropfen. Zwiebeln auf das Fleisch geben. Zu dem Bratensud die Butter geben und das Mehl einstreuen, kurz rösten lassen, mit dem Bockbier und Jus aufgießen und den Kümmel einstreuen. Bis zur gewünschten Konsistenz einkochen lassen und abschmecken.

Speck-Rosenkohl
- 400 g Rosenkohl
- 150 g Speck
- 1 Zwiebel
- 40 g Butter
- etwas Salz, Pfeffer

Speck-Rosenkohl

Den Rosenkohl von den äußeren Blättern befreien und in kochendem Wasser etwa 4 Minuten blanchieren, anschließend in Eiswasser abschrecken, gut abtropfen lassen und halbieren. Den Speck und die Zwiebel würfeln, zuerst den Speck anbraten bis er leicht gebräunt ist, die Zwiebeln dazugeben und mit braten. Ist beides gut gebräunt, den Rosenkohl zugeben, ebenfalls mit braten und zum Schluss die Butter einrühren. (Dadurch, dass der Rosenkohl mit anbrät, wird der Kohlgeschmack deutlich milder.) Mit Salz und Pfeffer würzen.

Erdapfel-Kräuterstampf
- 400 g Kartoffeln festkochend
- 100 g Kräuter nach Wahl
- 50 g Butter
- 100 ml Sahne
- etwas Salz, Pfeffer, Muskatnuss

Erdapfel-Kräuterstampf

Die Kartoffeln schälen und in Salzwasser gar kochen, anschließend gut abdämpfen lassen und zerstoßen. Die Sahne und die Butter zusammen mit den gehackten Kräutern (z. B. Schnittlauch, Petersilie und Kerbel) einmal aufkochen lassen und zu den Kartoffeln geben. Alles mit Salz, Pfeffer und Muskatnuss abschmecken.
Der Erdapfel-Kräuterstampf ist ähnlich wie ein Kartoffelpüree, soll aber deutlich fester und gröber sein.

Kaiserschmarrn mit Zwetschgenröster

30 Minuten | für 4 Personen | Dessert

Kaiserschmarrn
- 6 Eier, getrennt
- ½ TL Salz
- 1 EL Zucker
- 280 g Mehl
- 300 g Milch
- 6 EL Butter
- 6 EL Zucker
- etwas Puderzucker

Kaiserschmarrn

Eiweiße und Salz mit den Quirlen des Handrührers steif schlagen. Zucker zugeben und 1 Minute weiterschlagen. Mehl, Milch und Eigelbe mit einem Schneebesen verrühren. Eischnee in mehreren Portionen unterheben.

4 Esslöffel Butter in einer beschichteten Pfanne schmelzen. Mit 4 Esslöffel Zucker bestreuen. Teig in die Pfanne gießen und bei mittlerer Hitze 5 Minuten braten. Pfannengriff eventuell mit Alufolie umwickeln. Im heißen Ofen bei 175 °C (Umluft 160 °C) auf der mittleren Schiene 10 Minuten backen. Kaiserschmarrn aus dem Ofen nehmen, 2 Esslöffel Butter und 2 Esslöffel Zucker zugeben. Den Schmarrn mit 2 Holzspateln in Stücke reißen und wenden. Bei mittlerer Hitze 5 Minuten nachbraten. Mit Puderzucker bestreuen.

Zwetschgenröster
- 70 g brauner Zucker
- ½ Liter Rotwein
- 300 g Zwetschgen
- 1 Zimtstange

Zwetschgenröster

Den Zucker karamellisieren und mit Rotwein ablöschen, die Zwetschgen und die Zimtstange hinzugeben und alles 3 bis 5 Minuten kochen lassen, anschließend zur Seite stellen und ruhen lassen.

Tarte vom Wintergemüse mit Minz-Gremolata, dazu Feldsalat mit Wildkräutervinaigrette

60 Minuten | für 4 Personen | Vorspeise

Tarte vom Wintergemüse

200 g Parmesan, gerieben
4 Eier
200 g Schmand
100 g Pastinaken
100 g Rosenkohl
100 g Kürbis
2 Schalotten
50 g getrocknete Tomaten
4 Thymianzweige
1 Zitrone
200 g Blätterteig
etwas Salz, Pfeffer, Zucker

Feldsalat mit Wildkräutervinaigrette

150 g Feldsalat
½ Bund Brunnenkresse
½ Bund Schnittlauch
2 EL Senf
2 EL Honig
1 EL heller Essig
3 EL Apfelsaft
3 EL Olivenöl

Minz-Gremolata

½ Bund Minze
1 Zitrone
½ Bund Petersilie
1 Knoblauchzehe
100 ml Olivenöl
etwas Salz, Pfeffer, Zucker

Tarte vom Wintergemüse

Den Blätterteig auf einem Backblech auslegen oder in Tarteformen legen. Den Boden mit einer Gabel gut einstechen. In der Zwischenzeit den Ofen auf 180 °C vorheizen. Den Teig für ca. 5–8 Minuten blind vorbacken. Für die Füllung den Schmand mit den Eiern cremig rühren und kurz kalt stellen. Die Schalotten und getrockneten Tomaten halbieren und in feine Ringe schneiden. Pastinaken, Kürbis und Rosenkohl putzen und in kleine Würfel/Blätter schneiden. Alles mit dem Thymian in einer Pfanne mit etwas Öl anschwitzen und den Zitronensaft dazugeben. Das Ganze kurz abkühlen lassen und mit der Käsecreme vermengen. Mit Salz, Pfeffer, Zucker und Zitronensaft abschmecken und auf den Quicheboden geben, den geriebenen Parmesan verteilen und bei 180 °C für weitere 25 Minuten backen.

Feldsalat mit Wildkräutervinaigrette

Den Salat waschen und trocknen, dann die Kräuter hacken. Alle Zutaten mithilfe eines Mixers vermengen. Mit Salz und Pfeffer abschmecken und alles über den Salat geben.

Minz-Gremolata

Die Minze abzupfen und klein hacken, aber nicht zu fein. Die Petersilie mitsamt den Stängeln fein hacken. Die Schale und den Saft der Zitrone zu den Kräutern geben. Eine Knoblauchzehe fein hacken oder reiben und dazugeben und alles mit dem Olivenöl gut umrühren und mit Salz, Pfeffer und Zucker abschmecken.

Perlgraupenrisotto mit Hokkaidokürbis und knusprigem Salbei

30 Minuten | für 4 Personen | Hauptspeise

Perlgraupenrisotto

300 g Perlgraupen
2 Schalotten
50 g Butter
700 ml Gemüsebrühe
150 ml Weißwein
½ Bund Salbei
90 g Parmesan
etwas Salz, Pfeffer
200 g Hokkaidokürbis, gehobelt

Kürbischutney

600 g Hokkaidokürbis
80 g Zucker
100 ml Weißwein
10 ml Apfelessig
1 Karotte
1 Zwiebel
1 Apfel
20 g Speisestärke
5 g Kurkuma
10 g Ingwer
etwas Salz, Pfeffer

Knuspriger Salbei

16 große Salbeiblätter
8 EL Tempuramehl
etwas Salz, Pfeffer Sonnenblumenöl

Perlgraupenrisotto

Die Schalotten schälen und in Ringe schneiden, diese in der Butter glasig anschwitzen. Anschließend die Perlgraupen dazugeben, kurz anschwitzen und mit dem Weißwein ablöschen. Ist der Weißwein verkocht, den gehobelten Kürbis und den gehackten Salbei hinzugeben. Das Risotto nach und nach mit der Gemüsebrühe angießen und mit Salz und Pfeffer würzen. Nach etwa 20 Minuten ist das Risotto „al dente" und der geriebene Parmesan kann beigefügt werden. Noch einmal abschmecken und servieren.

Kürbischutney

Den Kürbis von Kernen befreien und in Würfel schneiden, ebenso die Karotte, die Zwiebel und den Apfel. Aus dem Zucker einen Karamell kochen und die geschnittenen Gemüse dazugeben, kurz durchrühren und mit dem Weißwein ablöschen. Nun mit Salz, Pfeffer, Kurkuma und Ingwer würzen und alles gemeinsam weich kochen lassen. Ist die gewünschte Bissfestigkeit erreicht, den Apfelessig hinzufügen und mit der Speisestärke leicht abbinden. Erneut abschmecken.

Knuspriger Salbei

Die Blätter vom Stängel befreien. Das Tempuramehl kräftig mit Salz und Pfeffer würzen und mit kaltem Wasser (teelöffelweise dazugeben) zu einem dicken Teig verrühren. Die Salbeiblätter in den Tempurateig tunken und in einem Topf oder einer Fritteuse kross frittieren/ausbacken. Herausnehmen und auf ein Stück Küchenpapier zum Abtropfen legen.

Warmes Karotten-Walnussküchlein mit Orangen-Karamellsauce und Eis von der Tonkabohne

40 Minuten | für 4 Personen | Dessert

Karotten-Walnussküchlein

3	*Eier*
1	*Orange*
150 g	*Karotten*
125 g	*Zucker*
125 g	*Walnüsse gehackt*
80 g	*Mehl*
1 TL	*Backpulver*
125 g	*Puderzucker*
2 EL	*Orangenlikör*
1 Prise	*Salz*
etwas	*Vanillezucker*

Karotten-Walnussküchlein

Zuerst die Eier trennen. Orange zur Hälfte die Schale abreiben und den Saft auspressen. Karotten schälen und fein reiben. Eigelbe, 80g Zucker, Vanillinzucker und Salz schaumig rühren. Orangenschale, -saft, Karotten dazugeben. Die Mandeln mit Mehl und Backpulver mischen und unterheben. Ofen auf 175 °C vorheizen. Eiweiß steif schlagen, dabei den restlichen Zucker zugeben. Den Eischnee vorsichtig in die Eigelbmasse unterheben. 4 kleine Förmchen ausfetten und mit Brösel ausstreuen. Teig einfüllen und 25–30 Minuten backen. Aus den Förmchen lösen und ganz abkühlen lassen. Für den Guss Puderzucker mit Orangenlikör verrühren. Masse soll dickflüssig sein, Küchlein damit überziehen. Mit Marzipankarotten belegen.

Orangen-Karamellsauce

150 ml	*Sahne*
100 g	*Zucker*
5 g	*Meersalz*
20 g	*Butter*
1	*Orange (Saft + Abrieb)*

Orangen-Karamellsauce

Den Zucker in einem Topf bei mittlerer Hitze vorsichtig schmelzen, dann rösten, bis er bernsteinfarben aussieht. Die Hitze senken und die Sahne und die Butter dazugeben und vorsichtig einrühren. Nun die Masse erneut erwärmen, bis eine homogene Sauce entstanden ist. Zum Schluss das Meersalz, Orangenabrieb und Saft unterrühren.

Tonkabohnen Eis

350 ml	*Sahne*
150 ml	*Milch*
150 g	*Zucker*
7	*Eigelbe*
1	*Tonkabohne*
50 ml	*Limoncello*

Tonkabohnen Eis

Die Eigelbe mit 50 g Zucker schaumig aufschlagen. Die Tonkabohne mit einer feinen Reibe vorsichtig reiben. Restlichen Zucker, Sahne, Milch, Tonkabohne und Limoncello auf dem Herd aufkochen lassen. Danach, unter ständigem Rühren, die Sahne in die Eigelbe geben. Die Eimilchmasse auf 80 °C erhitzen. Die Eismasse in der Eismaschine cremig rühren.

Süßkartoffelsuppe mit Erdnussbrot und einem Surf-and-Turf-Spieß

45 Minuten | für 4 Personen | Vorspeise

Süßkartoffelsuppe

300 g	*Süßkartoffeln*
100 g	*Sellerie*
100 g	*Karotte*
1	*Zwiebel*
500 ml	*Gemüsebrühe*
150 ml	*Sahne*
	Salz, Pfeffer, Muskatnuss
	Cumin, Cayenne

Süßkartoffelsuppe

Süßkartoffel, Sellerie, Karotte und Zwiebel schälen, grob würfeln und in etwas Öl farblos anschwitzen. Die Gemüsebrühe und Sahne angießen, alles gar kochen lassen, dann pürieren und mit Salz, Pfeffer und Muskatnuss abschmecken. Dann noch mit etwas Cumin und Cayenne verfeinern.

Surf-and-Turf-Spieß

200 g	*Rindfleisch (z. B. Hüfte, Rücken)*
8	*Garnelen o.K.o.S.*
2	*Knoblauchzehen*
¼ Bund	*Rosmarin/ Thymian*
50 ml	*Olivenöl*
etwas	*Salz, Pfeffer*

Surf-and-Turf-Spieß

Das Rindfleisch (hierbei auf jeden Fall zum Kurzbraten geeignetes verwenden) und die Garnelen gleich groß würfeln, abwechselnd mit auf einen Spieß stecken. Die Knoblauchzehen mit den Kräutern in etwas Öl pürieren und die Spieße damit einstreichen, danach mit Salz und Pfeffer würzen und garen. Die Spieße können in der Pfanne (etwa 3 Minuten pro Seite) im Ofen (bei 180 °C etwa 8–10 Minuten) oder auf dem Grill (hohe Stufe 2 Minuten pro Seite) gegart werden.

Erdnussbrot

300 g	*Weizenmehl, z. B. 405*
200 g	*Vollkornmehl, z. B. Dinkel*
100 g	*gemahlene Erdnüsse*
100 g	*Erdnüsse*
1	*Hefewürfel*
60 g	*Erdnussbutter*
1 EL	*Honig*
550 ml	*Wasser*
etwas	*Salz*

Erdnussbrot

Das Weizen- und Vollkornmehl zusammen mit den gemahlenen Erdnüssen in eine Schüssel geben, die ganzen Erdnüsse grob zerkleinern und zufügen. Die Hefe zusammen mit dem Honig, dem lauwarmen Wasser sowie der Erdnussbutter gut verrühren und etwas gehen lassen, dann das Salz zugeben und mit dem Mehl zu einem glatten Teig verkneten. Brot oder Brötchen formen und auf einem Backblech im Ofen bei 60 °C etwa 30 Minuten lang gehen lassen, dann bei 200 °C zu Ende backen (die Backzeit hängt von der Größe des Brotes ab: ganzer Teig zu einem Brot= etwa 30 Minuten, Brötchen= etwa 15 Minuten).

Entrecote Double vom norddeutschen Weiderind mit Starkbier-Senfsauce, in Kräuterbutter geschwenkter Pilzpfanne und Kartoffelspalten

60 Minuten | für 4 Personen | Hauptspeise

Roastbeef
800 g Entrecote
4 Knoblauchzehen
etwas Salz, Pfeffer
Thymian, Rosmarin

Pilzpfanne
½ Bund Kräuter nach Wahl
500 g Pilze nach Saison
100 g Butter
etwas Salz, Pfeffer

Scharfe Kartoffelspalten
600 g Drillinge
1 EL Paprikapulver, edelsüß
1 EL Paprikapulver smoked, scharf
50 ml Olivenöl
2 Knoblauchzehen
etwas Salz; Pfeffer

Starkbier-Senfsauce
2 Schalotten
10 g Butter
20 g Tomatenmark
300 ml dunkles Bier
350 ml Rinderfond
50 g Dijonsenf
etwas Salz, Pfeffer

Roastbeef
Zuerst die Sehnen entfernen und das Entrecote halbieren. Eine Pfanne mit etwas Fett erhitzen und das Entrecote von allen Seiten anbraten. Das Fleisch aus der Pfanne nehmen, pfeffern und salzen. Die Knoblauchzehe in Scheiben schneiden und das Fleisch damit einreiben. Nun Rosmarin und Thymian unter das Fleisch betten und darauf verteilen. Im Ofen etwa 30–45 Minuten bei 90 °C garen (je nach Größe). Bei 58 °C Kerntemperatur ist das Fleisch fertig. Nun nur noch aufschneiden und servieren.

Pilzpfanne
Die Pilze ganz nach Saison und Verfügbarkeit auswählen. Die Pilze säubern und in die gewünschte Größe schneiden. Die Kräuter (am besten Petersilie, Schnittlauch, Knoblauch) fein hacken und mit der Butter verrühren. Die Pilze nun in etwas Öl anbraten, dann die Kräuterbutter einschwenken und mit Salz und Pfeffer würzen.

Scharfe Kartoffelspalten
Die Kartoffeln gründlich waschen und in Spalten schneiden. Diese in einer Schüssel mit den Paprikapulvern, dem Olivenöl und dem fein gehackten Knoblauch vermengen und mit Salz und Pfeffer würzen. Die Kartoffelspalten auf ein mit Backpapier ausgelegtes Backblech geben und bei 200 °C für etwa 25–30 Minuten backen.

Starkbier-Senfsauce
Die Schalotten schälen, in Ringe schneiden und mit der Butter leicht anbraten. Das Tomatenmark dazugeben und ebenfalls etwas anbraten. Nun nach und nach das Bier angießen und reduzieren lassen und mit dem Rinderfond aufgießen. Mit Salz und Pfeffer würzen und für etwa 20 Minuten kochen lassen. Zum Schluss den Senf zufügen und alles pürieren.

Haselnuss-Cranberry-Muffin mit Butter-Scotch-Parfait und Blaubeersauce

40 Minuten | für 4 Personen | Dessert

Haselnuss-Cranberry-Muffin
125 g Mehl
125g Haselnüsse gemahlen
125 g Zucker
1 TL Backpulver
2 cl Amaretto
1 Ei
75 ml Milch
60 g getrocknete Cranberrys

Butter-Scotch-Parfait
100 g Zucker
100 ml Wasser
100 g Butter
200 ml Sahne
1 Prise Meersalz
120 g weiße Kuvertüre
3 Eier
1 Tonkabohne, fein gerieben
50 g Zucker
300 ml Sahne

Blaubeersauce
150 g Blaubeeren
50 ml Kirschsaft
50 g Zucker
1 Limette (Schale und Saft)
etwas Speisestärke

Haselnuss-Cranberry-Muffin
Das Mehl mit den gemahlenen Haselnüssen, dem Backpulver und den leicht gehackten Cranberrys in einer Schüssel vermengen. Das Ei mit dem Zucker, der Milch und dem Amaretto aufschlagen. Die Mehl-Mischung unterheben. In gut gefettete Muffinformen füllen und bei 180 °C etwa 18–20 Minuten backen.

Butter-Scotch-Parfait
Das Wasser mit dem Zucker zum Kochen bringen, bis der Zucker gelöst ist und sich ein Karamell gebildet hat. Anschließend die Sahne (200 ml) und die Butter einrühren. Alles zum Kochen bringen und unter ständigem Rühren dickflüssig einköcheln lassen. Final eine Prise Meersalz dazugeben und abkühlen lassen.
Die weiße Kuvertüre mit der geriebenen Tonkabohne auf einem Wasserbad schmelzen. Die Sahne (300 ml) aufschlagen. Die Eigelb zusammen mit dem Zucker auf einem Wasserbad schaumig aufschlagen, daraufhin die weiße Kuvertüre untermischen und etwas abkühlen lassen. Im Anschluss die Schlagsahne sowie den Karamell unterheben und alles in passende Formen füllen (Silikon, Porzellan o. Ä.). Mit etwas Fleur de Sel bestreuen und im Froster gefrieren lassen.

Blaubeersauce
Die Blaubeeren (je nach Verfügbarkeit frisch oder tiefgekühlt) mit Zucker, Kirschsaft und Saft und Abrieb der Limette für etwa 4 Minuten köcheln lassen, dann pürieren und durch ein Sieb geben. Sollte die Sauce zu dünn sein, kann sie noch mit etwas Speisestärke abgezogen werden. Nach Geschmack kann auch noch ein Schluck Obstbrand o. Ä. hinzugegeben werden.

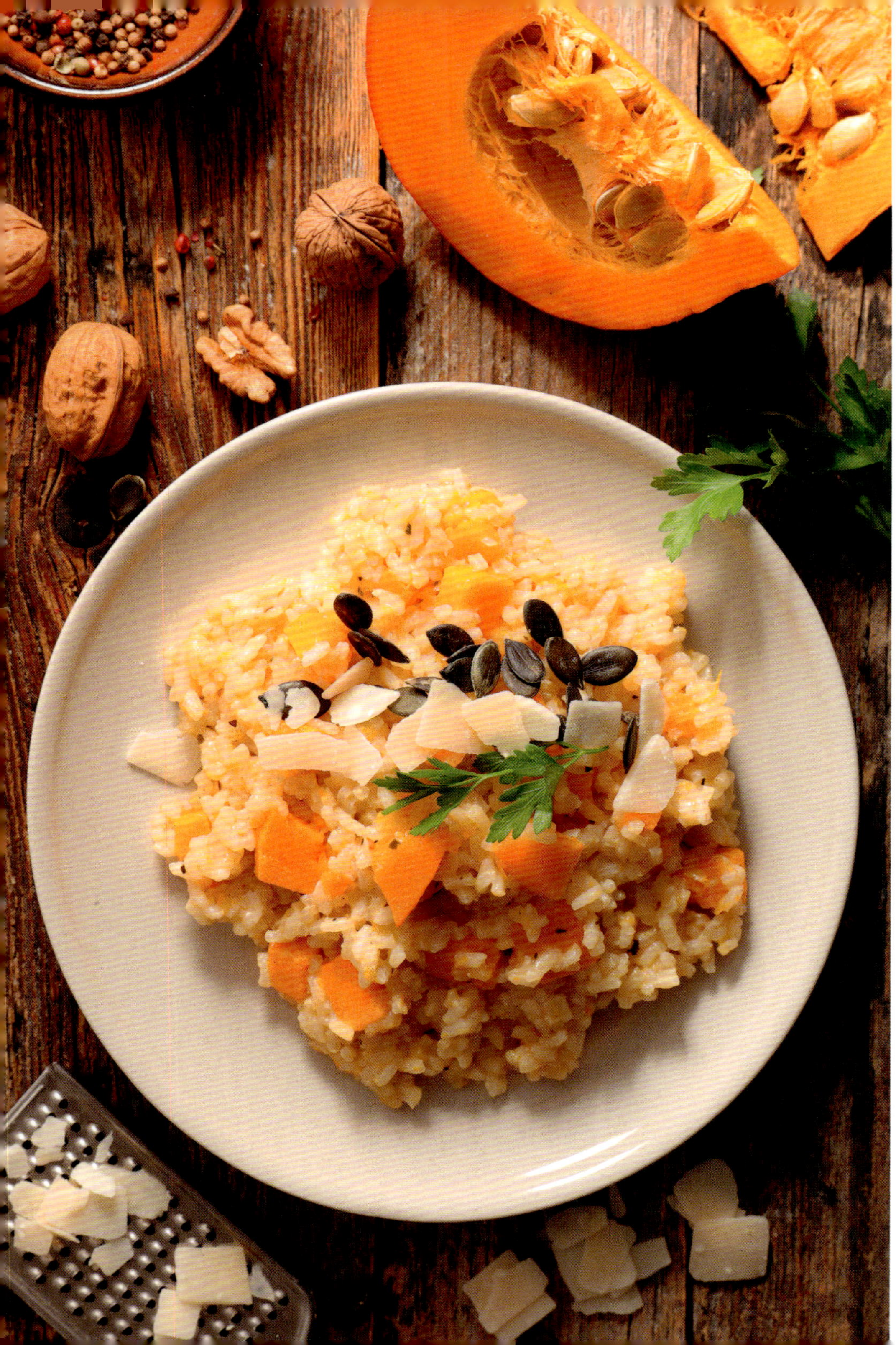

Gebratene Wachtelbrust mit cremigen Kürbis-Birnenrisotto und Kürbiskernpesto

45 Minuten | für 4 Personen | Vorspeise

Wachtelbrüste

4	Wachtelbrüste
1 EL	Feigensenf
etwas	Salz, Pfeffer

Kürbis-Birnenrisotto

100 g	Risottoreis
2	Schalotten
50 g	Butter
300 ml	Gemüsebrühe
100 ml	Weißwein
½ Bund	Salbei
150 g	Parmesan
2	Birnen
300 g	Kürbis
100 ml	Sahne
etwas	Salz, Pfeffer, Muskat

Kürbiskernpesto

150 g	Kürbiskerne
150 ml	Olivenöl
50 g	Parmesan
2 EL	Balsamicoessig
½ Bund	Petersilie
etwas	Salz, Pfeffer, Honig

Feldsalat mit Datteldressing

150 g	Feldsalat
1	Orange
50 g	Datteln
50 g	Nüsse
100 ml	Apfelsaft
100 ml	Olivenöl
etwas	Salz, Pfeffer, Honig

Wachtelbrüste: Die Wachtelbrüste von eventuell vorhandenen Federhälsen befreien, dann mit Salz und Pfeffer würzen und die Hautseite dünn mit dem Feigensenf bestreichen. Den Backofen auf 200 °C Grillfunktion vorheizen. Die Wachtelbrüste mit der Hautseite nach oben ca. 5–8 Minuten im Backofen kross werden lassen.

Kürbis-Birnenrisotto: Die Schalotten schälen und in Ringe schneiden. Von dem Kürbis etwa 200 g in feine Würfel schneiden, den Rest grob zerteilen. Den grob zerteilten Kürbis in einem Dünsteinsatz/Dämpfer garen, dann mit der Sahne pürieren und mit Salz und Pfeffer abschmecken. Die Birne schälen und in feine Würfel schneiden. Die Schalottenringe in etwas Olivenöl andünsten, sobald sie glasig sind, den Risottoreis sowie den fein gewürfelten Kürbis und Birne dazugeben und mit andünsten, dann mit Weißwein ablöschen, diesen verkochen lassen und nun nach und nach mit der Gemüsebrühe auffüllen, bis sie komplett aufgenommen wurde. Nach etwa 20 Minuten ist das Risotto „al dente" und der geriebene Parmesan und die Kürbis-Sahnesauce können dazugegeben werden. Erneut mit Salz, Pfeffer und Muskat abschmecken und servieren.

Kürbiskernpesto: Die Kürbiskerne in einer Pfanne ohne Öl anrösten, bis sie beginnen zu duften. Dann etwas abkühlen lassen. Alle Zutaten in ein hohes Standgefäß geben und mit dem Pürierstab glatt pürieren. Gegebenenfalls etwas Öl nachgeben. Mit Salz, Pfeffer, Honig und Essig abschmecken.

Feldsalat mit Datteldressing: Feldsalat waschen und trocknen. Orangen schälen und in einen Messbecher geben. Datteln kleinschneiden und mit den Nüssen dazugeben. Olivenöl und Apfelsaft eingießen und mit dem Pürierstab pürieren. Mit Salz, Pfeffer und Honig abschmecken.

Stroganov vom Hirsch auf gestovtem Spitzkohl und knusprigen Herzoginkartoffeln

55 Minuten | für 4 Personen | Hauptspeise

Stroganov vom Hirsch

800 g	Hirschrücken
200 g	Champignons
200 g	Cornichons
300 ml	dunkle Bratensauce
100 ml	roter Portwein
200 ml	Sahne
100 ml	Wasser
etwas	Salz, Pfeffer, Zucker, Lorbeerblätter, Muskatnuss

Stroganov vom Hirsch: Den Hirschrücken in Streifen schneiden. Einen Topf mit etwas Öl erhitzen und diese darin kurz scharf anbraten und erst kurz vor dem entnehmen mit Salz und Pfeffer würzen. Das Fleisch wieder entnehmen und die Champignons, halbiert oder geviertelt, im Topf leicht anbraten, die kleingeschnittenen Cornichons zugeben. Mit Wasser, Bratensaft, Portwein und Sahne ablöschen und das Gemüse leicht zum Kochen bringen. Im Anschluss das Fleisch und den Bratensaft dazugeben. Mit den Gewürzen abschmecken. Das Ganze etwa 20–30 Minuten leicht köcheln lassen bis das Fleisch zarter geworden ist. Eventuell zum Schluss nochmals nachschmecken oder leicht abbinden und servieren.

Spitzkohl

600 g	Spitzkohl
1	Zwiebel
50 g	Butter
25 g	Mehl
400 ml	Sahne
1	Limette
etwas	Salz, Pfeffer, Muskatnuss, Öl

Spitzkohl: Die Zwiebel pellen und fein würfeln. Die äußeren Blätter des Spitzkohls abnehmen, den Kohl halbieren, waschen, den Strunk keilförmig herausschneiden und den Rest in Streifen schneiden. Den Spitzkohl in etwas Öl anschwitzen und wieder aus dem Topf nehmen. Die Butter in dem heißen Topf zerlassen und die Zwiebelwürfel darin glasig anschwitzen. Das Mehl einstreuen, kurz mit anrösten und die Sahne zugeben. Aufkochen lassen, den Spitzkohl dazugeben und weich schmoren (evtl. etwas Brühe hinzugießen). Wenn der Spitzkohl „all dente" ist, mit Salz, Pfeffer, Abrieb und Saft der Limette und Muskat abschmecken und servieren. ***Tipp:*** Wer mag, kann noch angeröstete Speckwürfel hineingeben.

Herzoginkartoffeln

500 g	Kartoffeln mehlig
50 g	Butter
3	Eigelbe
etwas	Salz, Pfeffer, Muskatnuss

Herzoginkartoffeln: Die Kartoffeln schälen und in Salzwasser gar kochen, anschließend abgießen und ausdämpfen lassen, durch eine Kartoffelpresse geben und die Butter sowie zwei Eigelbe einarbeiten und mit Salz, Pfeffer und Muskatnuss würzen. In einen Spritzbeutel geben und mit einer Sterntülle rund aufspritzen. Mit dem letzten Eigelb einstreichen und bei 180 °C etwa 10 Minuten backen.

Luftiges Küchlein von der Aprikose mit Schokoladensauce und Cassisbeeren Sorbet

30 Minuten | für 4 Personen | Dessert

Küchlein von der Aprikose

8	Eigelbe
4	Eiweiße
100 g	Zucker
etwas	Salz
80 g	Mehl
20 g	Speisestärke
1	Zitrone
100 g	Aprikosen
etwas	Marillenlikör

Küchlein von der Aprikose

Das Eiweiß mit dem Salz aufschlagen und dabei etwa die Hälfte des Zuckers zugeben. Das Eigelb mit dem restlichen Zucker sowie der Schale der Zitrone aufschlagen. Nun das gesiebte Mehl und die Stärke in das Eigelb mischen und den Eischnee unterheben. Zum Schluss die in Würfel geschnittene Aprikose einrühren (frisch oder tiefgekühlt je nach Saison) und in gebutterte Formen zum Backen geben. Den Biskuit nun je nach Größe der Formen etwa 15 Minuten lang bei 180 °C backen. Nach dem Backen die Küchlein mit etwas Marillenlikör bestreichen.

Schokoladensauce

125 ml	Sahne
100 g	dunkle Kuvertüre
2 cl	Cognac o. Ä.

Schokoladensauce

Die Sahne zusammen mit der zerkleinerten Kuvertüre auf einem Wasserbad unter ständigem Rühren schmelzen, dann den Cognac einrühren.

Cassisbeeren Sorbet

400 g	schwarze Johannisbeeren
125 ml	Johannisbeersaft, rot
150 g	Zucker
50 ml	Creme de Cassis
4	Eiweiße

Cassisbeeren Sorbet

Die schwarzen Johannisbeeren zusammen mit dem Johannisbeersaft und dem Zucker etwa 3–4 Minuten weich kochen, dann pürieren und durch ein Sieb geben. Das Eiweiß mit dem Creme de Cassis leicht anschlagen und unter die Johannisbeerenmasse heben, dann alles gemeinsam in der Eismaschine gefrieren lassen.

Frühlingsspecial

Endlich ist der Frühling da!
Mit unseren schmackhaften
Frühlingsgerichten vertreiben
wir auch den letzten Winterblues.

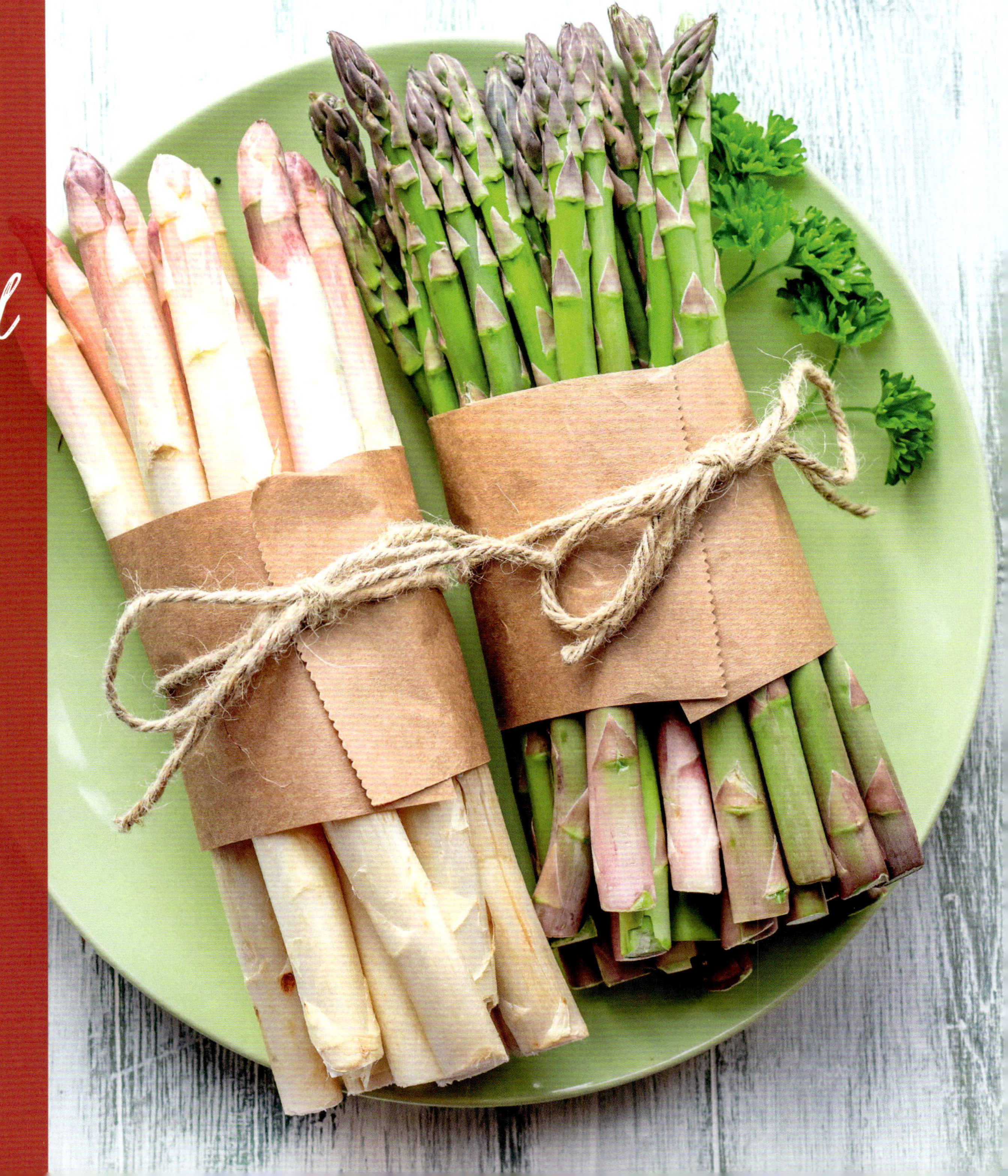

Cremiges Zucchini-Zitronensüppchen mit Oliven-Bruscetta und Kräuterschmand

40 Minuten | für 4 Personen | Suppe

Zucchini-Zitronensüppchen

300 g Zucchini, grün
1 Zwiebel
1 Kartoffel, mehlig
2 Knoblauchzehen
400 ml Gemüsebrühe
100 ml Sahne
1 Zitrone, Bio
4 EL Olivenöl
etwas Salz, Pfeffer

Oliven-Bruscetta

500 g Mehl
300 ml Wasser (lauwarm)
1 Hefe
10 g Salz
2 EL Honig
3 EL Olivenöl
100 g Oliven, schwarz, ohne Stein
1 rote Zwiebel
¼ Bund Basilikum
50 g Pinienkerne
2 Knoblauchzehen
etwas Olivenöl, Salz, Pfeffer

Kräuterschmand

100 g Crème Fraîche
100 g Schmand
½ Bund Schnittlauch
½ Bund Petersilie
1 Knoblauchzehe
etwas Salz, Pfeffer, Zucker, Zitronensaft

Zucchini-Zitronensüppchen: Zuerst Zwiebeln, Kartoffel und Knoblauch schälen, würfeln und im Olivenöl andünsten, dann mit der Gemüsebrühe und der Sahne auffüllen und etwa 20 Minuten gar kochen lassen. In der Zwischenzeit die Zucchini würfeln und diese dann für weitere 5 Minuten mitkochen, anschließend alles cremig pürieren, mit Salz, Pfeffer und Zitronenabrieb abschmecken.

Oliven-Bruscetta: Den Hefewürfel zusammen mit dem Honig in das lauwarme Wasser geben und sich auflösen lassen. Dann die Flüssigkeit zusammen mit dem Olivenöl und Salz in das Mehl einarbeiten und für etwa 5 Minuten gründlich durchkneten. Den Teig an einem warmen, nicht zugigem Ort mit einem Tuch bedeckt für etwa 30 Minuten aufgehen lassen, dann noch einmal gut durchkneten und in die gewünschte Form geben. Das Brot nun im Ofen bei 200 °C für etwa 12–14 Minuten backen. Das Ciabatta in Scheiben schneiden, die Knoblauchzehe halbieren und die Brotscheiben damit einreiben. Etwas Ölivenöl in eine Pfanne geben und die Ciabattascheiben goldbraun rösten. Die Oliven hacken oder pürieren. Die rote Zwiebel schälen, in feine Würfel schneiden und zu den Oliven geben. Die Basilikumblätter abzupfen, in Streifen schneiden und ebenfalls dazugeben. Nun die gerösteten Pinienkerne, einen Schuss Olivenöl sowie Salz und Pfeffer beifügen, alles gut verrühren und auf die Brotscheiben geben. Wer es etwas kräftiger mag, kann auch die Knoblauchzehe, die zum Einreiben des Ciabattas verwendet wurde, noch zu den Oliven hacken.

Kräuterschmand: Den Knoblauch schälen, fein hacken und zu der Crème Fraîche und dem Schmand geben. Den Schnittlauch in feine Ringe schneiden, die Petersilie fein hacken und ebenfalls dazugeben. Nun mit Salz, Pfeffer, Zucker und Zitronensaft würzen und alles zu einer glatten Masse verrühren.

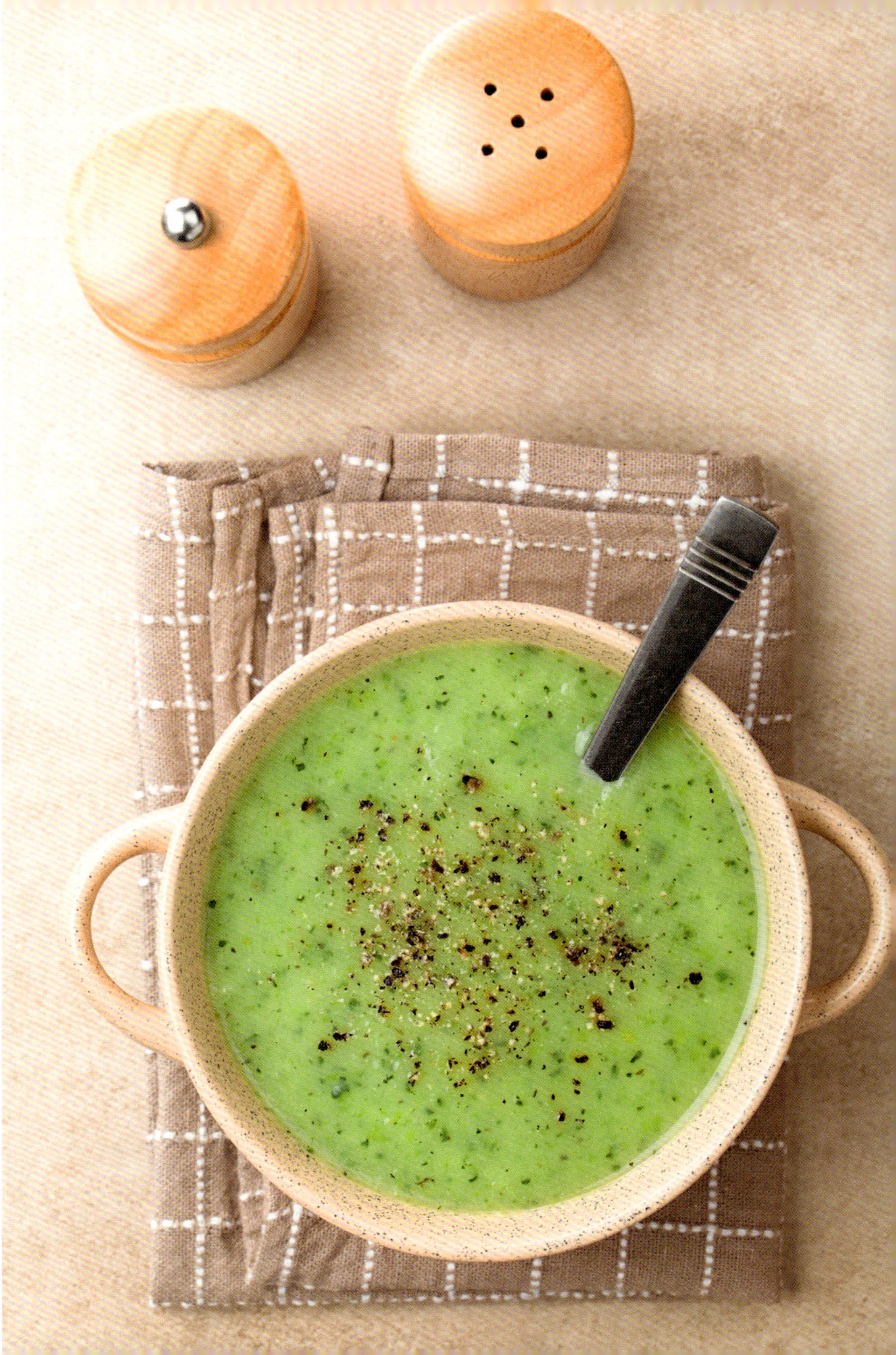

Tomaten-Feta-Törtchen mit Wildkräutersalat und Apfelvinaigrette

50 Minuten | für 4 Personen | Haupspeise

Tomaten-Feta-Törtchen

200 g	*Feta*
3	*Eier*
100 g	*Butter, sehr weich*
200 ml	*Milch*
200 g	*Mehl*
50 g	*Oliven, schwarz, entsteint*
½Bund	*Frühlingslauch*
100 g	*getrocknete Tomaten*
2	*Tomaten*
2	*Knoblauchzehen*
50 ml	*Olivenöl*
½ Bund	*gem. Kräuter*
etwas	*Salz, Pfeffer, Muskatnuss*

Wildkräutersalat und Apfelvinaigrette

1 Schale	*Wildkräutersalat*
2	*Schalotte*
1	*Apfel*
50 ml	*Apfelsaft*
100 ml	*Olivenöl*
2 EL	*Apfelessig*
2 EL	*Senf*
etwas	*Salz, Zucker, Pfeffer*

Parmesanchip

100 g	*Parmesan*

Tomaten-Feta-Törtchen

Den Fetakäse zerbröseln und kurz beiseitestellen. Eier, Butter, Milch und Mehl zu einem glatten Teig verrühren. Die Oliven, den Frühlingslauch, die getrockneten Tomaten und den Knoblauch klein schneiden hacken und kurz in einer Pfanne für 3 Minuten braten. Die Tomaten vierteln, Kerngehäuse entfernen und in kleine Würfen schneiden. Die Kräuter waschen, trocken tupfen und fein hacken. Nun alle Zutaten (außer Feta) in den Teig geben, mit Salz und Pfeffer und Muskatnuss abschmecken und alles gut verrühren. Die Hälfte des Fetakäses unterheben, in ausgefettete Muffinförmchen füllen und mit dem restlichen Feta bestreuen. Bei 180 °C ca. 20–25 Minuten im Backofen backen. Diese Törtchen schmecken warm und kalt.

Wildkräutersalat und Apfelvinaigrette

Schalotten und Apfel in sehr feine Würfel schneiden. Essig, Senf und Apfelsaft glatt rühren und unter ständigem Rühren das Öl tröpfchenweise dazugeben. Die klein geschnittenen Würfel dazugeben und mit Salz, Pfeffer und Zucker abschmecken. Vinaigrette mit dem Wildkräutersalat vermengen und servieren.

Parmesanchip

Den Parmesan reiben, auf ein Backblech mit Backpapier geben und flach verteilen. Nun bei 180 °C für ca 7 Minuten im Ofen backen. Danach auskühlen lassen und die Parmesanchips in der gewünschten Größe abbrechen.

Basilikumpesto

1 Bund	*Basilikum*
60 g	*Pinienkerne*
60 g	*Parmesan*
2	*Knoblauchzehen*
100 ml	*Olivenöl*
etwas	*Salz, Pfeffer*

Aioli

3	*Eigelbe*
50 ml	*Milch*
2	*Knoblauchzehen*
250 ml	*Öl*
etwas	*Paprikapulver, Salz, Pfeffer*

Basilikumpesto

Zunächst das Basilikum fein zupfen, den Knoblauch schälen und in ein hohes Gefäß geben. Etwa 2/3 des Olivenöls dazugeben und pürieren, dann die gerösteten Pinienkerne sowie den geriebenen Parmesan dazugeben und einpürieren. Nun das verbliebene Ölivenöl einpürieren, bis die gewünschte Konsistenz erreicht ist und mit Salz und Pfeffer abschmecken.

Aioli

Die Eigelbe mit den Knoblauchzehen und der Milch pürieren. Dann nach und nach langsam unter ständigem Pürieren das Öl einlaufen lassen, sodass sich eine Emulsion entwickelt. Wenn die Aioli die gewünschte Konsistenz hat, mit Salz, Pfeffer und Paprikapulver abschmecken.

Crème Brûlée von der Tonkabohne mit Beeren-Joghurteis auf Mandelerde

60 Minuten | für 4 Personen | Dessert

Crème Brûlée von der Tonkabohne
5 Eigelbe
400 ml Sahne
1 Tonkabohne
70 g Zucker
etwas brauner Zucker

Crème Brûlée von der Tonkabohne
Die Tonkabohne fein reiben und mit dem Zucker und der Sahne in einem Topf langsam aufkochen. Vom Herd nehmen. Die Eier trennen. Eine Kelle von der heißen Sahnemischung vorsichtig in die Eier einrühren und dann die Ei-Sahnemischung langsam und vorsichtig in die warme Sahne einrühren. Den Ofen auf 120 °C vorheizen. Die Mischung in feuerfeste Schalen geben und diese auf ein Backblech stellen. Heißes Wasser auf das Blech gießen und die Crème für 60 Minuten im Ofen stocken lassen. Vor dem Servieren abkühlen lassen, dünn mit braunem Zucker bestreuen und mit einem Bunsenbrenner karamellisieren.

Beeren-Joghurteis
200 g Beeren (TK)
350 ml Joghurt
4 EL Honig
2 Limette
2 Eiweiß

Beeren-Joghurteis
Alle Zutaten in ein hohes Standgefäß geben, Saft und Abrieb von der Limette dazugeben und alles mit dem Pürierstab glatt pürieren. Anschließend in der Eismaschine cremig rühren. Wer keine Eismaschine hat, etwas geschlagene Sahne unterheben und im Gefrierfach fest werden lassen.

Mandelerde
50 g Butter, gewürfelt
50 g gem. Mandeln
50 g Mehl
25 g Zucker

Mandelerde
Die gemahlenen Mandeln, Mehl und den Zucker mit der kalten, gewürfelten Butter zu Streuseln verarbeiten. Diese auf ein Backblech verteilen und im vorgeheizten Ofen bei 180 °C 10–15 Minuten backen.

Beerensauce
150 g gemischte Beeren
50 g Zucker
50 ml Rotwein
30 ml Amaretto
etwas Speisestärke

Beerensauce
Den Zucker in einem Topf zu einem Karamell schmelzen lassen, mit dem Rotwein ablöschen und diesen um etwa 1/3 reduzieren lassen. Hierbei können auch bereits ausgekratzte Vanilleschoten mit ausgekocht werden. Dann mit der Speisestärke etwas abbinden. Nun die Beeren (nach Wahl und Saison) beifügen und kalt rühren. Zum Schluss mit dem Amaretto abschmecken und pürieren.

Hausgemachtes Carpaccio vom Rinderrücken mit Parmesanhobeln, Rucola und frisch gebackenem Tomaten-Oliven-Ciabatta

60 Minuten | für 4 Personen | Vorspeise

Carpaccio vom Rinderrücken
500 g Rinderrücken
8 EL Olivenöl
etwas Fleur de Sel, frisch gemahlener Pfeffer, dickere Folie
100 g Parmesanhobel
100 g Rucola

Carpaccio vom Rinderrücken
Den Rinderrücken in dünne Scheiben schneiden, etwa 5 mm. Nun das Fleisch zwischen zwei Folien legen und hauchdünn platieren (mit einem Fleischklopfer oder dem Boden einer Kasserolle).
Den Teller dünn mit Olivenöl bepinseln und das dünne Fleisch auf dem Teller, leicht überlappend, auslegen. Mit Fleur de Sel, Pfeffer und etwas Olivenöl würzen. Die Parmesanhobel und Rucola darauf verteilen.

Kräutercreme
250 g Crème Fraîche
½ Bund Schnittlauch
½ Bund Petersilie
1 Knoblauchzehe
etwas Salz, Pfeffer

Kräutercreme
Den Knoblauch schälen, in feine Würfel hacken und zu der Crème Fraîche geben, den Schnittlauch in feine Ringe schneiden, die Petersilie fein hacken und ebenfalls dazu geben. Nun mit Salz und Pfeffer würzen und alles zu einer glatten Masse verrühren.

Tomaten-Oliven-Ciabatta
500 g Mehl
1 Hefewürfel
300 ml lauwarmes Wasser
20 ml Olivenöl
½ Bund Kräuter nach Wahl
75 g Oliven
75g getrocknete Tomaten
2 EL Honig
etwas Salz, Pfeffer

Tomaten-Oliven-Ciabatta
Die Tomaten kurz in lauwarmen Wasser einweichen und dann klein hacken. Die Oliven in feine Ringe schneiden, die Kräuter hacken. Den Hefewürfel mit Honig im lauwarmen Wasser auflösen. Die Flüssigkeit in das Mehl geben und zu einen Teig verkneten. Die gehackten Kräuter unterkneten. Den Teig 45 Minuten aufgehen lassen und die Oliven und Tomaten unter den Teig arbeiten. Zwei schöne Brotlaibe formen und für ca. 25 Minuten bei 200 °C backen.

Presa vom berühmten Pata Negra Schwein mit Auberginencreme, geschmolzenen Tomaten und hausgemachten Salbei Gnocci

40 Minuten | für 4 Personen | Hauptspeise

Presa vom Iberico

800 g	*Presa Iberico*
2	*Rosmarin- / Thymianzweige*
2	*Knoblauchzehen*
etwas	*Salz, Pfeffer*

Presa vom Iberico

Das Presa ist das innere Nackenstück vom Pata Negra Schwein. Generell gilt, je höher der Anteil an Eicheln in der Mast, umso hochwertiger ist das Produkt. Da bei einem hochwertig gezüchteten Pata Negra Schwein das Fett eine besonders niedrige Schmelztemperatur hat, kann dies am Stück verbleiben.

Das Presa in etwas Öl von allen Seiten gut anbraten. Rosmarin, Thymian und grob gehackten Knoblauch zum Schluss mit dazugeben, anschließend auf das Presa legen, damit das Aroma schön einwirken kann. Nun das Stück im Ganzen bei etwa 90 °C im Ofen garen. Bei einer Kerntemperatur von 58 °C ist das Presa rosa und kann tranchiert werden. Wer es etwas weiter durch möchte, sollte es bis zu einer Kerntemperatur von 62 °C garen.

Auberginencreme

2	*Auberginen*
1	*Knoblauchzehen*
100 g	*Joghurt*
etwas	*Salz und Pfeffer, Olivenöl, Zitronensaft*

Auberginencreme

Die Auberginen der Länge nach halbieren und rautenförmig einschneiden, mit etwas Olivenöl bestreichen und mit Salz und Pfeffer würzen, dann bei 200 °C etwa 30 Minuten lang backen bis das Fruchtfleisch weich ist, dieses dann mit Hilfe eines Löffels aus der Schale lösen und mit dem Joghurt, sowie der Knoblauchzehe pürieren und noch einmal mit Salz, Pfeffer und Zitronensaft abschmecken.

Geschmolzene Tomaten

250 g	*Cherrytomaten*
3	*Knoblauchzehen*
1	*Zwiebel*
3	*Rosmarinzweige*
3	*Thymianzweige*
2 EL	*Balsamico*
3 EL	*Olivenöl*
etwas	*Salz, Pfeffer, Zucker*

Geschmolzene Tomaten

Die Cherrytomaten waschen und trocknen. Die Zwiebel und die Knoblauchzehen pellen und fein würfeln. In einer heißen Pfanne mit etwas Öl glasig anschwitzen und die Cherrytomaten, den Rosmarin und den Thymian zugeben. Kurz schmelzen lassen und mit dem Balsamico ablöschen und mit Salz, Pfeffer und Zucker abschmecken. Servieren.

Salbei Gnocchi

300 g	*Kartoffeln*
200 g	*Mehl*
100 g	*Grieß*
50 g	*Parmesan*
2	*Eier*
50 g	*Butter*
¼ Bund	*Salbei*

Salbei Gnocchi

Den Parmesan mithilfe einer Reibe fein reiben. Den Salbei hacken. Die Kartoffeln schälen, waschen und in Salzwasser weich kochen. Abgießen und gut ausdampfen lassen. Die Kartoffeln durch eine Presse drücken und den Parmesan, den Grieß und die Eier zugeben. Mit Salz, Pfeffer und Muskat abschmecken.

Den kompakten Teig (ggf. Mehl oder Grieß zugeben) in eine etwa ein Zentimeter dicke Rolle formen. Mit einem Messer ca. 2 cm lange Stücke schneiden und mit einer Kuchengabel leicht eindrücken. Die Gnocchi in Salzwasser wie Nudeln gar kochen. Wenn sie oben schwimmen, mithilfe einer Schaumkelle herausnehmen und in eine heiße Pfanne mit flüssiger Butter und dem Salbei hineingeben und kross anbraten, dann beiseitestellen und warm halten.

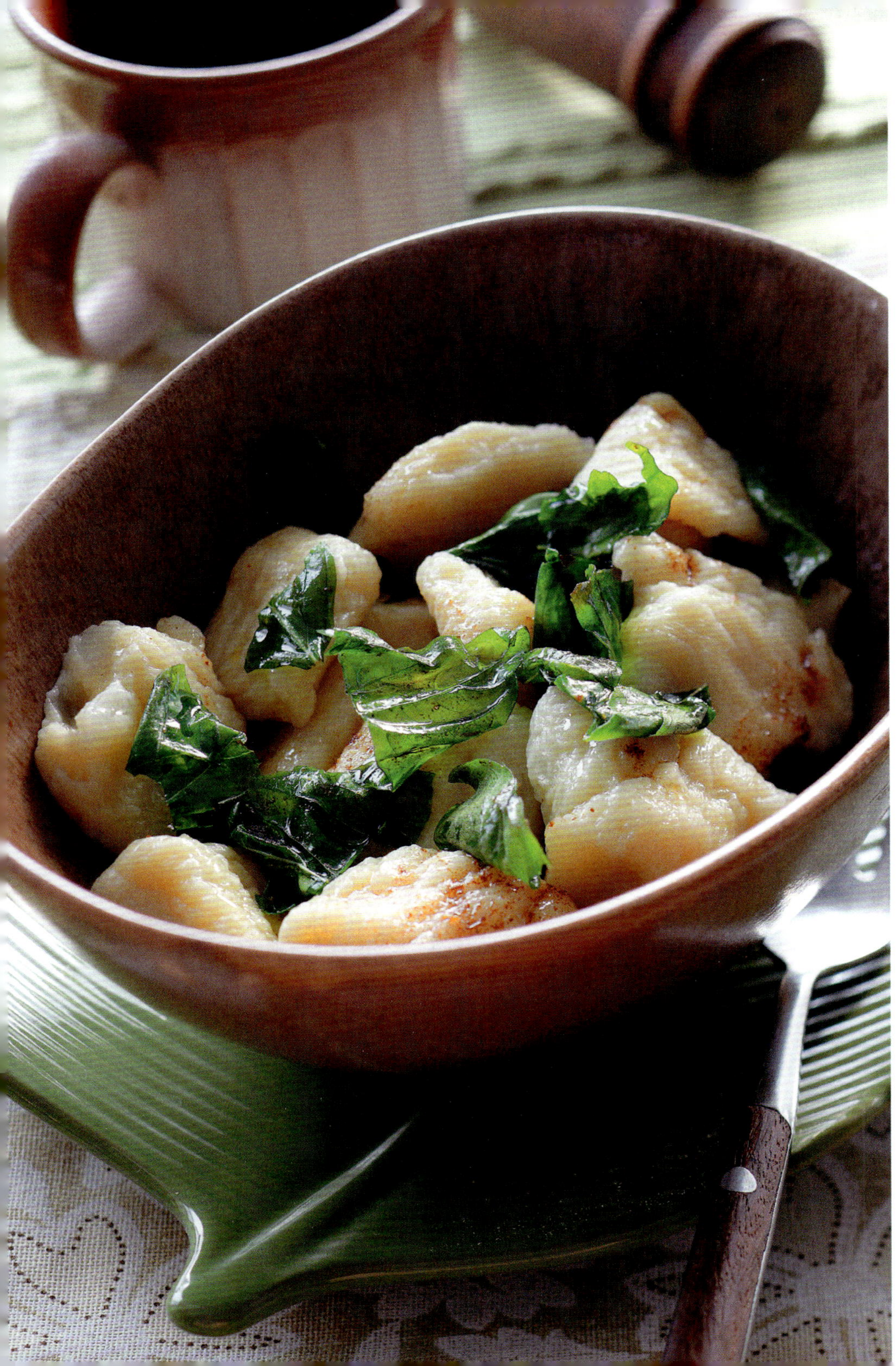

Stracciatellaküchlein mit Nougatkern, Espressoeis und Melonensalat

40 Minuten | für 4 Personen | Dessert

Stracciatellaküchlein

120 g	Butter, weich
100 g	Schokolade, weiß
120 g	Schokolade, dunkel
2	Eier
2	Eigelbe
120 g	Zucker
180 g	Mehl
1 TL	Backpulver
1	Vanilleschote
50 g	Nougat

Stracciatellaküchlein

Die Zartbitter-Kuvertüre klein hacken. Die weiße Kuvertüre zerkleinern, in eine Schüssel geben und über einem Wasserbad schmelzen. Die Vanillestange längs halbieren und das Mark herauskratzen. Die Eier, den Zucker, die Butter und das Vanillemark solange verquirlen, bis die Masse cremig ist (ca. 5 Minuten). Das Mehl, die geschmolzene Kuvertüre und das Backpulver in die cremige Masse geben und weiter mixen. Wenn sich alles schön vermengt hat und die Masse nicht mehr zu heiß ist, die Zartbitter-Schokoladenstücke hineingeben und den Kuchenteig in gebutterte Förmchen (3/4 voll) füllen. Den Nougat in 4 Stücke schneiden und mittig in die Küchlein drücken. Alles in einen vorgewärmten Backofen bei 180 °C ca. 15 Minuten geben, mit Puderzucker bestäuben und servieren.

Espressoeis

100 ml	Milch
200 ml	Sahne
3	doppelte Espressi
200 g	Mascarpone
7	Eier
120 g	Zucker
etwas	Amaretto nach Geschmack

Espressoeis

Die Eier trennen. Die Vanillestange längs halbieren und das innere Mark herauskratzen. Milch, Sahne, Amaretto, Espressi, Zucker, ausgekratzte Vanillestange in einen Topf geben und aufkochen lassen. Vom Herd nehmen, unter ständigem Rühren die Sahne in die Eigelbe gießen. Die Mascarpone einrühren und evtl. mit Amaretto und Zucker nachschmecken. Die erkaltete Masse in eine Eismaschine geben und für ca. 1 Stunde rühren lassen.

Melonensalat

½	Netzmelone
1	Orange
100 g	Beeren nach Wahl
¼ Bund	Minze
2 EL	Vanillezucker

Melonensalat

Die Blätter der Minze fein hacken. Die Orange schälen und mit einem kleinen Messer keilförmig die Filets herausschneiden. Die Melone schälen, entkernen und in mundgerechte Stücke schneiden. Mit Vanillezucker, Minze, Orangenfilets und den Beeren vermengen. Zum Durchziehen für ca. 30 Minuten in den Kühlschrank stellen. Herausnehmen und servieren.

Cremiges Spargelsüppchen mit Büsumer Krabben und hausgebackenem Bärlauch-Brot

60 Minuten | für 4 Personen | Vorspeise

Spargelsüppchen mit Büsumer Krabben

800 g Spargel
2 Schalotten
1 Lauch
750 ml Gemüsebrühe
150 g griechischer Joghurt
1 Bund Schnittlauch
1 Zitrone
100 ml Vermuth
etwas Salz, Pfeffer
150 g Nordseekrabben

Bärlauch-Brot

1000 g Weizenmehl
1 Hefewürfel
2 EL Honig
350 g warmes Wasser
15 g Salz
200 ml Bärlauchpesto
1 Ei
¼ Bund frischer Bärlauch

Bärlauch-Pesto

1 Bund frischer Bärlauch
½ Bund Basilikum
100 g Parmesan
2 Knoblauchzehen
80 g Pinienkerne
250 ml Olivenöl
etwas Salz, Pfeffer

Spargelsüppchen mit Büsumer Krabben

Die Schalotten schälen und in Ringe schneiden. Vom Spargel die holzigen Enden abbrechen, Schälen und den Spargel in kleine Stücke schneiden – die Spargelköpfe zum garnieren zur Seite legen. Den Lauch in Ringe schneiden und abspülen um eventuell Sandreste zu entfernen. Alle Gemüsereste und Spargelschale zu einer Gemüsebrühe kochen. In einem Topf Lauch, Schalotten und Spargel in Butter mit etwas Salz anschwitzen. Wenn die Zwiebeln glasig sind, mit dem Vermuth ablöschen und mit der Brühe aufgießen. 15 Minuten kochen lassen und pürieren. In der Zwischenzeit den Schnittlauch fein hacken und die Schale der Zitrone abreiben. Die Suppe mit Pfeffer, Joghurt, Schnittlauch und dem Zitronenabrieb finalisieren aber nicht erneut pürieren und mit den Spargelspitzen und Nordseekrabben garnieren.

Bärlauch-Brot

Bärlauch waschen und hacken. Honig und Hefe in lauwarmen Wasser auflösen lassen und danach mit dem Mehl, Ei, Bärlauchpesto und Salz in der Schüssel vermengen. Alles für 10 Minuten kneten und den Teig in Form bringen (Baguettes oder Brotlaibe) auf ein Backblech geben und für 25 Minuten bei 65 °C gehen lassen. Anschließend die Brote für weitere 25 Minuten bei 180 °C backen lassen. Wenn das Brot goldbraun geworden ist kurz auskühlen lassen und aufschneiden.

Bärlauch-Pesto

Die Pinienkerne in einer heißen Pfanne gold- braun anrösten. Die Knoblauchzehen pellen. Den Parmesan mit Hilfe einer feinen Reibe zerkleinern. Die Blätter vom Basilikum und dem Bärlauch waschen und trocknen. Alle Zutaten (Basilikum, Bärlauch, Pinienkerne, Parmesan, Knoblauchzehen, Olivenöl) in einen Mixer geben und zerkleinern. Herausnehmen, ggf. noch etwas Öl zugeben und mit Salz und Pfeffer abschmecken.

Kalbstafelspitz im Kräuterbett gegart, Spargel im Pergament, cremiger Hollandaise und Talern von der jungen Kartoffel

90 Minuten | für 4 Personen | Hauptspeise

Rosa Kalbstafelspitz

1 Kalbstafelspitz (etwa 700g)
40 ml Pflanzenöl
½ Bund Rosmarin
½ Bund Thymian
etwas Salz, Pfeffer

Spargel im Pergament gegart

1 Bund grüner Spargel
1 Orange
50 ml Olivenöl
30 g Zucker
10 g Salz
etwas Pfeffer

Sauce Hollandaise

200 g geklärte Butter
4 Eigelbe
300 ml Kalbsbrühe
1 Zitrone
2 EL Worchester Sauce
etwas Salz, Pfeffer, Zucker

Rosa Kalbstafelspitz

Den Tafelspitz von Sehnen befreien, das Fett einschneiden und in einer heißen Pfanne bei großer Hitze von allen Seiten gut gebräunt anbraten, anschließend mit Salz und Pfeffer würzen. Den Rosmarin und den Thymian zu einem Kräuterbett zupfen und den Tafelspitz darauf legen.Den Tafelspitz dann im Ofen bei 80 °C für etwa 1 Stunde garen, zum Schluss den Ofen für etwa 8 Minuten auf 160 °C aufheizen. Den Tafelspitz vorm anschneiden noch etwa 5 Minuten im ausgeschalteten Ofen ruhen lassen.

Spargel im Pergament gegart

Das untere Ende vom Spargel abschneiden und am Fuß abschälen, sodass auch das letzte Holzige weg ist. Den Spargel auf ein Backpapier legen und das Papier mit Hilfe eines Tackers vorsichtig zu einem Päckchen formen, welches von oben noch offen ist. Die Zeste und den Saft der Orange mit dem Olivenöl, dem Salz und dem Zucker abschmecken und anschließend in das Spargelpäckchen geben. Den Ofen auf 180 °C vorheizen, und den Spargel ca. 10–12 Minuten im Pergament garen. Aus dem Ofen nehmen, vom Pergament befreien und vorsichtig auf einen Teller legen. Zum Schluss mit Pfeffer würzen und fertig ist der Spargel.

Sauce Hollandaise

Die Kalbsbrühe mit etwas Zucker, Salz und Pfeffer auf etwa 100 ml einkochen lassen, dann die Eigelbe einschlagen bis sie leicht binden. Nach und nach die geklärte Butter einschlagen. Zum Schluss mit etwas Zitronensaft, Worchester Sauce und Salz abschmecken.

Kartoffeltaler	
600 g	*Kartoffeln (mehlig)*
4	*Ei*
½ Bund	*Petersilie, Kerbel*
etwas	*Speisestärke, Salz, Pfeffer, Muskatnuss*

Kartoffeltaler
Die Kartoffeln schälen und in Salzwasser gar kochen lassen. Anschließend durch ein Sieb geben, ausdämpfen lassen und mit einem Kartoffelstampfer zerdrücken. Die Eier, Salz, Pfeffer, Muskatnuss und die fein geschnittenen Kräuter dazugeben und gut verrühren.

Mit Hilfe der Stärke auf „Konsistenz" bringen, sodass sich kleine Taler formen lassen, diese dann in einer Pfanne goldbraun ausbraten.

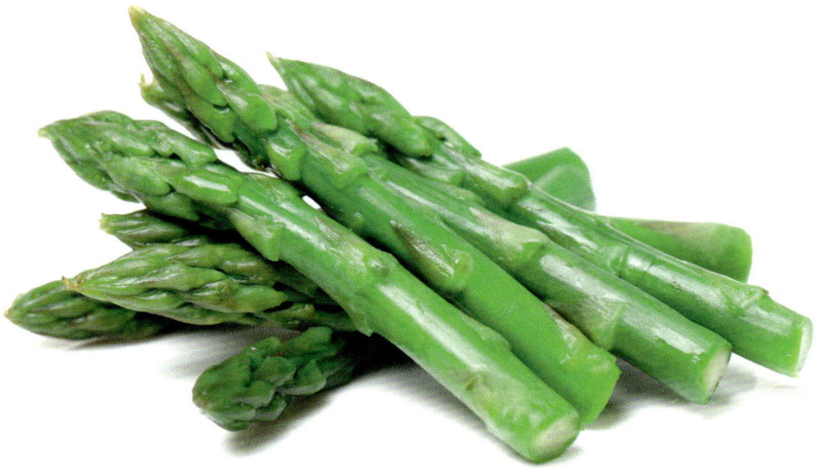

Grünes Spargeleis auf Erdbeersalat und Pinienkernsegel

60 Minuten | für 4 Personen | Dessert

Grünes Spargeleis	
300 g	*Grüner Spargel*
200 ml	*Sahne*
90 g	*Zucker*
1	*Vanilleschote*
6	*Eigelbe*
100 g	*Crème Fraîche*
1 Prise	*Salz*

Grünes Spargeleis
Den Spargel im unteren Drittel schälen, die Enden abschneiden und die Stangen in wenig gesalzenem Wasser garen. Abgießen, abtropfen lassen und pürieren. Sahne und Zucker mit der Vanille in einem Topf aufkochen, das Eigelb mit einer Prise Salz glatt rühren und mit etwa einem Drittel der heißen, nicht kochenden Sahne verrühren. Diese Mischung in die restliche nicht kochende Milch rühren, sodass keine Klümpchen entstehen. Unter Rühren andicken, aber nicht mehr kochen lassen.
Die Masse durch ein Sieb in eine Schüssel streichen und in Eiswasser abkühlen. Créme Fraîche und Spargelpüree in die abgekühlte Ei-Milch rühren und in die Eismaschine geben.

Erdbeersalat	
¼ Bund	*Minze*
400 g	*Erdbeeren*
1	*Orange*
40 ml	*Triple Sec*
etwas	*Zucker nach Wahl*

Erdbeersalat
Die Erdbeeren waschen, den Strunk entfernen, in mundgerechte Stücke schneiden und in eine große Schüssel geben. Den Saft und den Abrieb der Orange, Triple Sec, die fein gehackte Minze und wahlweise Zucker dazugeben und kurz durchziehen lassen.

Pinienkernsegel	
100 g	*Pinienkerne*
200 g	*Zucker*

Pinienkernsegel
Ein Backblech mit Backpapier auslegen. Die Pinienkerne in einer Pfanne ohne Fett kurz goldbraun anrösten und kurz auf das Blech geben. In der Pfanne den Zucker karamellisieren. Wenn der Zucker goldbraun und durchsichtig ist, die Pinienkerne einrühren und die Masse auf das Blech geben. Eine zweite Lage Backpapier darüberlegen und das Ganze schnell und vorsichtig mit dem Nudelholz platt rollen. Vor dem Servieren in Segel brechen. Wer mag, kann die kalte Masse auch in der Küchenmaschine zu Krokant vermahlen.

Tex-Mexsüppchen mit feurigen Empanadas und erfrischender Guacamole

60 Minuten | für 4 Personen | Vorspeise

Tex-Mexsüppchen

1	Zwiebel
2	Karotten
3	Knoblauchzehen
4 EL	Tomatenmark
600 ml	Rinderbrühe
100 g	Mais, Dose
100 g	Erbsen, TK
100 g	Kidneybohnen, Dose
2 EL	geräuchertes Paprikapulver
1	Chili
etwas	Salz, Pfeffer, Zucker
150 g	Kräuterschmand

Empanadas

100 g	Hackfleisch
½	rote Zwiebel
½	rote Paprika
3 EL	Mais, Dose
3 EL	Erbsen, Dose
etwas	Salz, Pfeffer, Zucker, Chilipulver
1	Ei
8	Blätterteig, kleine Quadrate

Guacamole

2	Avokados, reif
1	Limette
1	Chili
50 g	Joghurt
1	Knoblauchzehe
etwas	Salz, Pfeffer, Zucker

Tex-Mexsüppchen: Zwiebel, Karotte und Knoblauchzehen pellen/schälen und fein würfeln. Die Chili zerkleinern (wer es nicht so scharf mag, muss die Kerne entfernen). In einem Topf mit etwas Öl die Zwiebelwürfel, Karotte und Knoblauch glasig anschwitzen. Das Tomatenmark hinzugeben, kurz mit anschwitzen und mit der Brühe auffüllen. Für ca. 10 Minuten leicht köcheln lassen. Die Erbsen, den Mais und die Kidneybohnen hinzugeben und für weitere 10 Minuten leicht köcheln lassen. Mit Chili, Salz und Zucker abschmecken und in die vorgewärmten Suppentassen abfüllen. Kräuterschmand kann wahlweise in die Suppe gegeben werden.

Empanadas: Die Zwiebel pellen und mit der entkernten Paprika fein würfeln. Ei trennen. In einem heißen Topf mit Öl die Zwiebelwürfel glasig anschwitzen. Das Hack mit Salz und Pfeffer würzen, mit in den Topf geben und scharf (kross) anbraten. Den Mais, die Erbsen und die Paprikawürfel hinzugeben und mit Salz und Chilipulver abschmecken. Herausnehmen und bei Seite stellen. Die Blätterteigplatten ausbreiten (ggf. portionieren), plattieren und die Enden mit Eiweiß bepinseln. Die abgeschmeckte Hackmasse mittig draufgeben, zusammenklappen (Dreieck) und fest zusammendrücken. Mit dem Eigelb bepinseln und im vorgewärmten Backofen bei 180 °C für ca. 15 Minuten schieben. Wenn die Blätterteigtaschen goldbraun und aufgegangen sind, herausnehmen und zur Suppe servieren.

Guacamole: Die Avocados von Schale und Stein befreien und mit Limettenschale und Saft marinieren. Chili und Knoblauchzehe fein hacken und dazugeben, mit Salz, Pfeffer und Joghurt würzen und zu einer cremigen Sauce verrühren.

Flambierter Fleischspieß mit Westernsauce, Paprika-Chilipfanne und Countrykartoffeln

60 Minuten | für 4 Personen | Hauptspeise

Flambierter Fleischspieß

800 g	Flank Steak
1	Rote Zwiebel
3	Knoblauchzehen
1 EL	Tomatenmark
½ Bund	Rosmarin und Thymian
2 EL	Paprikapulver
100 ml	Olivenöl
etwas	Salz, Pfeffer, Zucker
100 ml	Sherry
4	Metallspieße

Paprika-Chilipfanne

je 1	Paprika rot, gelb, grün
1	Zwiebel
1	Knoblauchzehe
1	Chilischote
100 g	Kirschtomaten
½ Bund	Basilikum
100 ml	Apfelsaft
2 EL	Balsamico, hell
2 EL	Honig
etwas	Salz, Pfeffer

Countrykartoffeln

800 g	Drillinge
2 EL	geräuchertes Paprikapulver
6 EL	Olivenöl
etwas	Salz, Pfeffer

Flambierter Fleischspieß

Rindfleisch in 16 Würfel schneiden. Rote Zwiebel pellen und achteln. Die Zwiebelscheiben auseinandernehmen. Knoblauch, Rosmarin, Thymian, Tomatenmark, Paprikapulver, Salz, Pfeffer, Zucker und Olivenöl pürieren und die Fleischwürfel darin marinieren. Je 4 Fleischwürfel abwechselnd mit der Zwiebel auf die Spieße spießen. Spieße auf ein Backblech geben, Sherry darüberträufeln und abflämmen. Wenn die Flamme erloschen ist, für ca. 8 Minuten in einem vorgewärmten Backofen bei 180 °C schieben.

Paprika-Chilipfanne

Paprika vom Strunk entfernen und in Streifen schneiden. Die Zwiebel und den Knoblauch pellen und in feine Würfel schneiden. Die Kirschtomaten vierteln und den Basilikum hacken. Die Paprika in etwas Öl in einer Pfanne anbraten. Sobald die Paprika etwas Farbe bekommt, Zwiebel und Knoblauch dazugeben und kurz mit anbraten. Apfelsaft, Balsamico, Chili (gehackt) und Honig dazugeben und mit Salz und Pfeffer würzen. Sobald die Flüssigkeit verdampft ist, die Kirschtomaten und das Basilikum unterheben.

Countrykartoffeln

Die Kartoffeln vierteln. Mit Olivenöl und Paprikapulver vermengen, auf einem Backblech verteilen, salzen und pfeffern und ca. 45 Minuten bei 180 °C im Backofen backen.

BBQ-Jus und Westernsauce

45 Minuten | für 4 Personen | Sauce

BBQ-Jus
- *500 g Kalbsknochen*
- *100 g Karotten*
- *100 g Sellerie*
- *100 g Zwiebeln*
- *½ Lauchstange*
- *4 El Tomatenmark*
- *200 ml Cola*
- *700 ml Rotwein*
- *2 L Fleischbrühe*

BBQ-Booster nach Geschmack

BBQ-Jus

Die Kalbsknochen im Ofen bei 140 °C für 90 Minuten rösten. Karotten und Sellerie in walnussgroße Stücke schneiden und in einem großen Topf kräftig anrösten. Nebenbei die Zwiebeln und den Lauch gleich groß schneiden und zufügen. Wenn alles gut angeröstet ist, die Kalbsknochen zugeben. Das Tomatenmark zufügen und ebenfalls anrösten lassen, dann mit Rotwein und Cola ablöschen und reduzieren lassen und zwei weitere Male wiederholen. Anschließend mit Fond (falls nicht vorhanden, Wasser) auffüllen und für mindestens 1,5 Stunden köcheln lassen (am besten mindestens 4 Stunden kochen).
Danach durch ein Sieb passieren, das Fett von der Oberfläche abschöpfen und erneut kochen lassen, bis die gewünschte „Kräftigkeit" erreicht ist. Noch leicht mit Stärke abbinden. Nun die Sauce mit BBQ-Booster abschmecken.

Westernsauce
- *50 g Tomatenmark*
- *50 g Tomatenketchup*
- *30 ml Whiskey*
- *30 g brauner Zucker*
- *10 g Honig*
- *2 Knoblauchzehen*
- *1 TL geräuchertes Paprikapulver*
- *1 Prise Rauchsalz*

Westernsauce

Alle Zutaten in einen Topf geben, ca. 20 Minuten köcheln lassen und mit geräuchertem Paprikapulver und Rauchsalz abschmecken. Nach Belieben auch mit Chili abschmecken.

Schokoladen-Brownie mit Brombeereis und gesalzener Toffeesauce

45 Minuten | für 4 Personen | Dessert

Schokoladen-Brownie
- *150 g Dunkelkuvertüre*
- *100 g Butter*
- *3 Eier*
- *75 g Zucker*
- *100 g gehackte Walnüsse*
- *5 g Backpulver*
- *50 g Mehl*
- *50 g Haselnussgrieß*
- *20 g Sahne*
- *1 Prise Salz*

Schokoladen-Brownie

Die Kuvertüre und die Butter auf einem Wasserbad schmelzen lassen. Die Eier mit dem Salz und dem Zucker schaumig aufschlagen, dann unter ständigem Rühren die Schoko/Butter-Masse dazugeben. Das Mehl einsieben und das Backpulver, den Haselnussgrieß, Walnüsse und die Sahne unterrühren. Anschließend bei 180 °C etwa 10 Minuten lang backen. Der Brownie ist fertig, wenn er auf leichten Druck nachgibt.

Brombeereis
- *200 g Brombeeren (TK)*
- *350 g Joghurt*
- *8 EL Honig*
- *1 Limette*

Brombeereis

Alle Zutaten in ein hohes Standgefäß geben, Saft und Abrieb von der Limette dazugeben und alles mit dem Pürierstab glattpürieren. Anschließend in der Eismaschine cremig rühren lassen. Wer keine Eismaschine hat, etwas geschlagene Sahne unterheben und im Gefrierfach fest werden lassen.

Gesalzene Toffeesauce
- *200 ml Sahne*
- *100 g Butter*
- *100 g Zucker*
- *1 TL Fleur de sel*
- *3 EL Whiskey*

Gesalzene Toffeesauce

Den Zucker in einem Topf vorsichtig karamellisieren. Wenn der Zucker hellbraun und durchsichtig ist, die Butter und dem Whiskey sowie das Salz dazugeben und die Hitze drastisch reduzieren. Bei ganz kleiner Hitze die Butter langsam sich mit dem Karamell verbinden lassen. Die Sahne zugießen und das Ganze langsam weiter einkochen lassen.

Lachstartar mit gegrillter Wassermelone, Minz-Chili-Pesto und Röstzwiebelbrot

30 Minuten | für 4 Personen | Vorspeise

Lachstatar

600 g	*Lachsfilet*
20 g	*Meerrettich*
½	*Gurke*
1	*Apfel*
50 g	*Crème Fraîche*
1	*Schalotte*
½ Bund	*Radieschen*
1	*Zitrone*
etwas	*Salz, Zucker, Pfeffer*

Lachstatar

Den Lachs von eventuell vorhandenen Gräten befreien und in etwa 0,5 cm dicke Scheiben schneiden, diese dann in Streifen, anschließend in Würfel schneiden. Die Gurke und den Apfel schälen, das Kerngehäuse herausschneiden, ebenfalls würfeln und zum Lachs geben. Die Schalotte in feine Würfel schneiden, die Radieschen in Streifen und mit etwas Salz, Zucker und Pfeffer würzen, dann die Schale der Zitrone dazu reiben und den Saft pressen. Die Crème Fraîche dazugeben, alles gemeinsam glatt rühren und mit dem Lachs verrühren. Nach Geschmack mit Salz und Pfeffer würzen.

Gegrillte Wassermelone

¼	*Wassermelone*
100 g	*brauner Zucker*
etwas	*Salz, Pfeffer*

Gegrillte Wassermelone

Die Wassermelone in acht gleichmäßige, eckige Stücke schneiden und entkernen. Leicht mit Salz und Pfeffer würzen. Den braunen Zucker auf einem Teller verteilen und die Wassermelone darin von allen Seiten wälzen. In einer Grillpfanne oder einem Grill ohne Fett von jeder Seite 1 Minute scharf anbraten / grillen.

Minz-Chili-Pesto

½ Bund	*Minze*
½ Bund	*Basilikum*
100 g	*Parmesan*
75 g	*Pinienkerne*
150 ml	*Olivenöl*
1	*Chilischote*
1	*Limette*
etwas	*Salz, Pfeffer*

Minz-Chili-Pesto

Die Pinienkerne in einer beschichteten Pfanne ohne Zugabe von Fett rösten. Die Kerne der Chili entfernen. Die Minze und das Basilikum von allen Stielen befreien. Die Blätter mit reichlich kaltem Wasser abspülen und danach trocken schleudern. Die Pinienkerne, Kräuter, Käse, Chili und das Olivenöl pürieren. Wenn alles zu einem schönen Pesto vermengt ist, mit dem Saft der frischen Limette, Salz und Pfeffer abschmecken.

Röstzwiebelbrot

500 g	*Mehl*
1	*Hefewürfel*
50 g	*Butter*
300 ml	*lauwarmes Wasser*
70 g	*Roggenmehl*
50 ml	*Malzbier*
125 g	*Röstzwiebeln*
5 g	*Salz*

Röstzwiebelbrot

Für den Teig alle Zutaten (außer das Malzbier und das Roggenmehl) in eine Schüssel geben und ca. 10 Minuten zu einem weichen, aber nicht klebrigen Teig kneten. Den Teig abgedeckt an einem warmen Ort gehen lassen bis sich das Volumen verdoppelt hat. Den Teig auf eine bemehlte Arbeitsfläche geben und nochmals gut durchkneten. Den Teig in 8–10 Stücke teilen, runde Brötchen formen, auf ein mit Backpapier ausgelegtes Backblech setzen und nochmals abgedeckt 40 Minuten gehen lassen.

Für die Glasur Roggenmehl, Salz und Malzbier mit einem Schneebesen klümpchenfrei verrühren und auf der Oberfläche der Brötchen verteilen. Die Brötchen anschließend mit etwas Roggenmehl bestäuben. Die Brötchen im vorgeheizten Backofen auf der mittleren Schiene ca. 25 Minuten bei 200 °C backen

Medaillon vom Hirschkalb im Speckmantel, Sauce Bernaise, Frühlingsgemüse und Kartoffeltaler

60 Minuten | für 4 Personen | Hauptspeise

Medaillon im Speckmantel

800 g Hirschkalb (Rücken)
2 Rosmarin-/Thymianzweige
8 Bacon/Speck, Scheiben
etwas Salz, Pfeffer

Sauce Bernaise

200 g geklärte Butter
4 Eigelbe
150 ml Kalbsbrühe
150 ml Weißwein
1 Zitrone
2 EL Worchestersauce
½ Bund Estragon,
etwas Salz, Pfeffer, Zucker

Frühlingsgemüse

400 g Gemüse n. Wahl
100 g Kirschtomaten
1 Bund Frühlingslauch
1 Zwiebel
100 ml Gemüsebrühe
100 g Butter
etwas Salz, Pfeffer

Kartoffeltaler

600 g Kartoffeln (mehlig)
4 Eier
100 g Röstzwiebeln
½ Bund Petersilie
etwas Speisestärke, Salz, Pfeffer, Muskatnuss

Medaillon im Speckmantel: Den Hirschkalbsrücken von Fett und Sehnen befreien und in vier gleichmäßige Portionen teilen. Von beiden Seiten mit Salz und Pfeffer würzen und in 2 Scheiben Bacon wickeln. Eine Pfanne mit etwas Fett erhitzen und das Medaillon von allen Seiten gut anbraten. Das Fleisch aus der Pfanne nehmen, den Rosmarin und das Thymian unter das Fleisch legen und bei 120 °C im Backofen 10–15 Minuten ziehen lassen.

Sauce Bernaise: Die Kalbsbrühe und den Weißwein mit etwas Zucker, Salz und Pfeffer auf etwa 100 ml einkochen lassen, dann die Eigelbe einschlagen, bis sie leicht binden, dann nach und nach die geklärte Butter einschlagen. Zum Schluss mit etwas Zitronensaft, Worchestersauce und Salz abschmecken. Den gehackten Estragon zum Schluss unterheben

Frühlingsgemüse: Das Gemüse in mundgerechte Stücke schneiden. Die Zwiebel pellen und in feine Würfel schneiden, die Kirschtomaten vierteln. Die Butter in einem Topf zerlassen, die Zwiebelwürfel und die Kirschtomaten zugeben und glasig anschwitzen. Das Gemüse dazugeben, mit anschwitzen und mit der Gemüsebrühe ablöschen. Bei mittlerer Hitze garkochen lassen – evtl. etwas Wasser dazugeben. Den Frühlingslauch in feine Ringe schneiden und dazugeben und mit Salz und Pfeffer abschmecken.

Kartoffeltaler: Die Kartoffeln schälen und in Salzwasser gar kochen lassen. Anschließend durch ein Sieb geben, ausdämpfen lassen und mit einem Kartoffelstampfer zerdrücken. Eier, Salz, Pfeffer, Muskatnuss, Röstzwiebeln und die fein geschnittene Petersilie dazugeben und gut verrühren. Mithilfe der Stärke auf „Konsistenz" bringen, sodass sich kleine Taler formen lassen, diese dann in einer Pfanne goldbraun ausbraten.

Luftige Waldmeister Panna Cotta mit cremigem Rhabarberkompott

60 Minuten | für 4 Personen | Dessert

Waldmeister Panna Cotta

600 ml Sahne
90 g Zucker
4 Blatt Gelatine
2 Tonkabohnen
1 Bund Waldmeister

Rhabarberkompott

300 g Rhabarber
1 Zitrone
60 g Zucker
200 g Erdbeeren

Amarettini

220 g Mandelmehl
2 Eiweiß
100 g Zucker
20 ml Amaretto

Waldmeister Panna Cotta

Die beiden Tonkabohnen fein reiben und zusammen mit dem Zucker und Waldmeister in der Sahne auskochen. Die Gelantine in kaltem Wasser einweichen. Nun die Sahne durch ein Sieb geben. Die eingeweichte Gelantine ausdrücken und in die warme Sahne rühren. Nun in Gläser oder Förmchen füllen und für ca. 2,5 Stunden im Kühlschrank abkühlen lassen.

Rhabarberkompott

Den Rhabarber von den harten Fasern und Enden befreien und in mundgerechte Stücke schneiden. Diese mit dem Zucker und dem Saft der Zitrone weich kochen. Die vom Strunk befreiten und halbierten Erdbeeren einrühren und eventuell mit Speisestärke abbinden.

Amarettini

Das Mandelmehl mit 50 g Zucker und dem Amaretto in eine Schüssel geben, die Eiweiße mit dem restlichen Zucker schaumig aufschlagen und unter die Mandeln heben. Dann kleine Portionen mit einem Teelöffel oder einem Spritzbeutel auf ein mit Backpapier ausgelegtes Ofenblech geben und bei 150 °C für etwa 15 Minuten lang backen. Den Ofen ausstellen und die Amarettinis für etwa 45 Minuten im Ofen weiter ziehen lassen.

Sommerspecial

Barbecues, frische Zutaten und Feuer!
Grillrezepte und leichte,
saisonale Gerichte machen Lust
auf den Sommer!

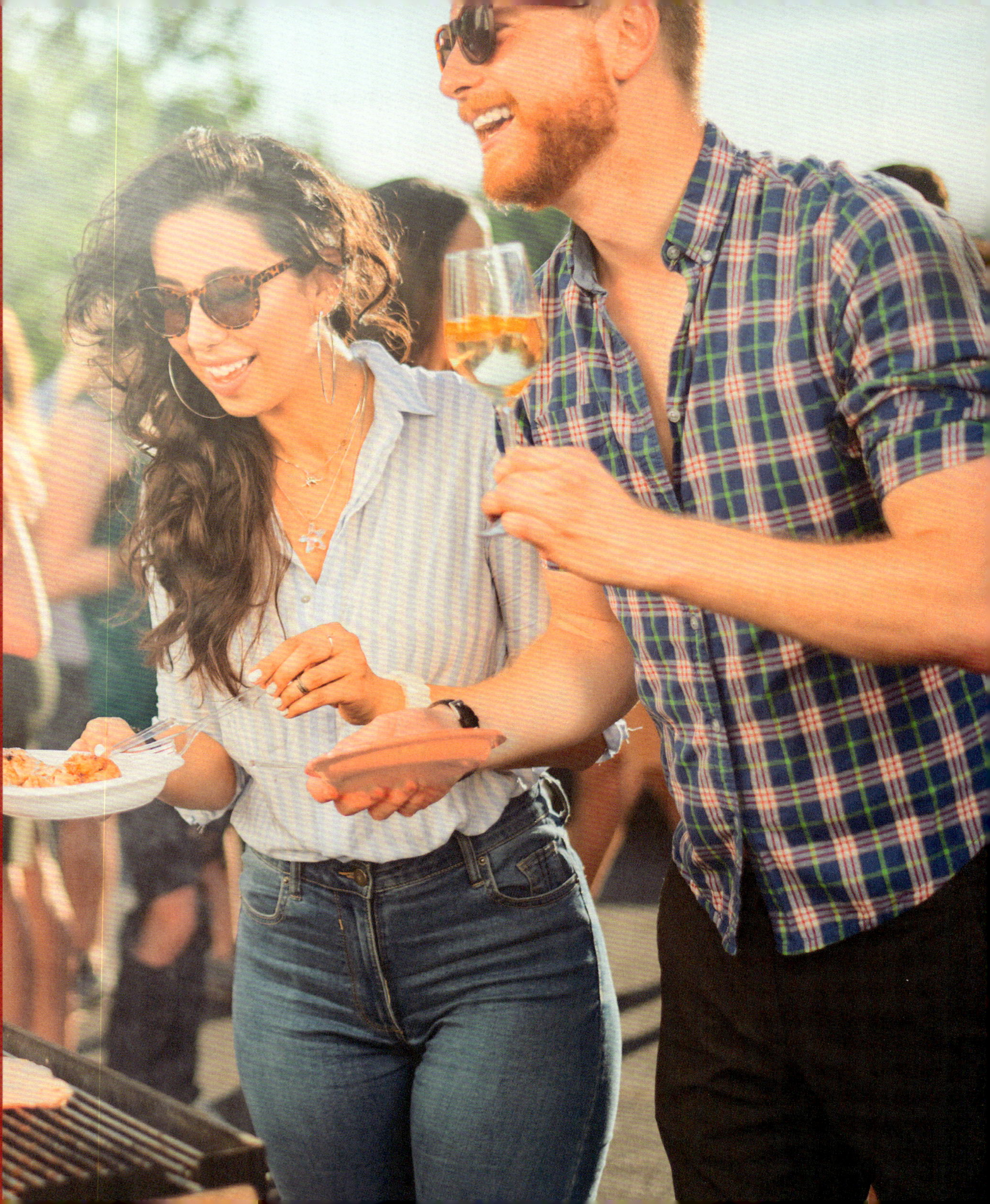

Beef and BBQ US-Style Grillabend

für 6 Personen — BBQ

Arepas (Maiskuchen)
- 250 g Maismehl
- 4 Eier
- 100 g Maiskörner
- 100 ml Kokosmilch
- 2 große Peperoni
- ½ TL geräuchertes Paprikapulver

Arepas (Maiskuchen)

Die Eier mit dem Maismehl, Salz, Pfeffer, Kokosmilch und dem Paprikapulver verquirlen. Die Chilis fein hacken und mit dem Mais unterheben. In eine gefettete Kastenform füllen und bei 180 °C etwa 30 Minuten backen lassen.

Limonen-Aioli
- 2 Eier
- 200 ml Öl
- 1 EL feinen Senf
- 1 Limette
- 2 Knoblauchzehen

Limonen-Aioli

Die Eier trennen. Die Eigelbe mit dem Senf und dem Öl in ein hohes Standgefäß geben und mit dem Püriertstab zu einer Mayo verarbeiten. Darauf achten, dass alle Zutaten dieselbe Temperatur haben. Wenn die Mayo „steht" den fein gehackten Knoblauch dazugeben. Mit Salz, Pfeffer und dem Saft und Abrieb der Limette abschmecken.

Quesadilla
- 2 Weizentortillas
- ½ Paprika, rot
- 50 g Champignons
- 30 g Schwarze Oliven, ohne Stein
- 1 grüne Peperoni
- 1 Zwiebel, rot
- 30 g Maiskörner
- 100 g Cheddar

Quesadilla

Die Peperoni, Zwiebel, Champignons und Oliven in Scheiben / Ringe schneiden. Die Paprika entkernen und ebenfalls in sehr dünne Streifen schneiden. Die Hälfte der Weizentortillas mit Cheddar (gerieben oder in Scheiben) auslegen, darauf die geschnittenen Zutaten legen und erneut mit Cheddar belegen. Nun die Tortillas zusammenklappen und auf dem Grill goldbraun rösten.

Guacamole
- 2 Avocados, reif
- 1 Limette
- 1 Chili
- 50 g Joghurt
- 1 Knoblauchzehe
- etwas Salz, Pfeffer, Zucker

Guacamole

Die Avocados von Schale und Stein befreien und mit der Limettenschale und dem Saft marinieren. Die Chili und Knoblauchzehe fein hacken und dazugeben. Mit Salz, Pfeffer und Joghurt würzen und zu einer cremigen Sauce verrühren.

Maiskolben in Chilibutter
- 2 Maiskolben
- 1 Chilischote
- 50 g Butter
- 1 EL Zucker
- 1 Knoblauchzehe
- etwas Salz, Pfeffer

Maiskolben in Chilibutter

Die Maiskolben halbieren und in leichtem Salzwasser 20 Minuten vorkochen. Anschließend trocken tupfen und auf einem Grillrost gleichmäßig angrillen. Die sehr klein gewürfelte Chilischote und Knoblauchzehe in der Butter glasig anschwitzen und mit Salz und Pfeffer und dem Zucker würzen. Die angegrillten Maiskolben in einer feuerfesten Form mit der Gewürzbutter übergießen und darin wälzen. Noch 20 Minuten im Kugelgrill oder Backofen bei 160 °C Umluft weiter garen.

Gefüllte Ofenkartoffeln
- 2 gr. Ofenkartoffeln
- 50 g Feta
- 1 Knoblauchzehe
- etwas Rosmarin, Olivenöl, Salz und Pfeffer

Gefüllte Ofenkartoffeln

Die großen Kartoffeln waschen und dann im Backofen bei 160 °C / Umluft im Backofen ca. 45 Minuten garen. Danach der Länge nach halbieren und mit einem Löffel aushöhlen, sodass noch ca. 1 cm Kartoffelrand stehen bleibt. Die Kartoffel dann mit Salz und Pfeffer, Olivenöl und gehacktem Knoblauch würzen. Den zerkrümelten Feta mit fein gehacktem Rosmarin vermengen und mit etwas Salz und Pfeffer würzen. Die Kartoffelschiffchen mit der Käsefüllung füllen und erneut 15 Minuten bei 180 °C backen.

Ananas-Bacon-Spieß
- 1 Ananas
- 16 Scheiben Bacon
- 1 Knoblauchzehe
- 1 Chilischote
- etwas Pfeffer, geräucherte Paprika, Olivenöl

Ananas-Bacon-Spieß

Die Ananas schälen und vierteln. Den Strunk entfernen und gleichmäßig große Stücke schneiden. Aus dem Öl, der gehackten Chilischote, dem gehackten Knoblauch, dem Pfeffer und etwas geräuchertes Paprikapulver eine Marinade herstellen. Hiermit die Ananasstücke marinieren. Jedes Ananasstück mit einer halben Scheibe Bacon umwickeln und wie ein Schaschlik auf einen gewässerten Holzspieß spießen. Auf kleiner Hitze von allen Seiten knusprig braten. Heiß servieren.

Chicken Caesar Burger mit Parmesan

Selbstgemachte Buns

20 g	frische Hefe
1 kg	Weizenmehl
50 g	Zucker
2 TL	Salz
6	Eier
260 g	weiche Butter
2	Eigelbe
4 EL	Sahne
2 TL	Zatar (orientalische Gewürzmischung)

Selbstgemachte Buns

Die Hefe in 500 ml lauwarmes Wasser bröckeln und auflösen. Mehl, Zucker, Salz und das Hefewasser in eine Rührschüssel geben und mit den Knethaken des Handrührgeräts zu einem glatten Teig verkneten. Diesen abgedeckt bei Raumtemperatur 15 Minuten gehen lassen. Dann separat die 6 Eier aufschlagen und zusammen mit der Butter und dem restlichen Mehl zum Teig geben. Den Schüsselinhalt mit den Knethaken des Handrührgeräts zu einem geschmeidigen Teig verarbeiten, in 12 gleich große Portionen teilen und diese mit bemehlten Händen wie Pizzateig zu sehr festen Kugeln formen. Die Kugeln auf ein mit Sonnenblumenöl eingefettetes Backblech legen und zugedeckt bei Raumtemperatur mindestens 1 Stunde gehen lassen. In der Zwischenzeit den Backofen auf 180 °C vorheizen. Eigelbe mit Sahne und Zatar verrühren und die Buns damit bestreichen. Die Buns im heißen Ofen (Mitte) in ca. 15 Minuten goldgelb backen, anschließend aus dem Ofen holen und auf einem Kuchengitter lauwarm abkühlen lassen.

Caesar's Mayo

1	Zitrone
3	zimmerwarme Eier
3 EL	Weißweinessig
3 TL	mittelscharfer Senf
12	Sardellen
750 ml	Sonnenblumenöl
etwas	Salz, Pfeffer

Caesar's Mayo

Für die Caesar's Mayo die Zitrone auspressen. Die Eigelbe in einen hohen Rührbecher geben. Essig, Senf und die Sardellen samt dem Öl dazugeben und den Becherinhalt mit dem Pürierstab fein pürieren. Nun langsam zuerst tropfenweise, danach in einem dünnen Strahl das Sonnenblumenöl dazugeben und den Pürierstab dabei im Becher immer hoch und runter bewegen, bis die Mayo fest geworden ist und glänzt. Die Mayo mit Salz, Pfeffer und Zitronensaft abschmecken und zugedeckt kalt stellen.

Der Belag

2	reife Tomaten
¼	Salatgurke
1	rote Zwiebel
2	Römersalatherzen
600 g	Hähnchenbrustfilet
2 EL	Sonnenblumenöl
200 g	Parmesan
etwas	Salz, Pfeffer

Der Belag

Für den Belag die Tomaten waschen, vom Stielansatz befreien und in feine Scheiben schneiden. Die Gurke und die Zwiebel schälen und in feine Scheiben schneiden. Die Salatherzen vom Strunk befreien und in einzelne Blätter zupfen. Diese waschen und trocken schleudern. Alle Zutaten für den Belag separat verpackt im Kühlschrank lagern. Den Backofen bei 200 °C vorheizen. Das Hähnchenbrustfilet kalt abspülen, mit Küchenpapier trocken tupfen und quer zur Faser in 1 cm dicke Scheiben schneiden. Das Öl in einer ofenfesten Pfanne stark erhitzen und die Hähnchenbrustscheiben darin von beiden Seiten in ca. 2 Minuten goldbraun anbraten. Die Hähnchenscheiben mit Salz und Pfeffer würzen und in der Pfanne auf den Backofenrost noch 10 Minuten in den heißen Backofen (Mitte) stellen. Den Parmesan mit dem Sparschäler in breite Späne hobeln.

Die warmen Buns aufschneiden, auf beiden Seiten dick mit der Mayo bestreichen. Auf die unteren Bun-Hälften je zwei Salatblätter legen, mit je einem Sechstel der Hähnchenscheiben belegen, je zwei Tomaten-, Gurken- und Zwiebelscheiben sowie je ein Sechstel des Parmesans darauf verteilen und die Bun-Deckel auflegen. Diese mit je einem Holzspieß fixieren.

Garnelenspieß

Garnelenspieß

12	Garnelen Seawater 8/12
1	Zwiebel
1	Paprika
1	Knoblauchzehe
1	Chilischote
etwas	Salz und Pfeffer, Olivenöl

Die Garnelen schälen, vom Darm befreien und nach dem Waschen trocken tupfen. Die Zwiebel schälen und vierteln. Von den Vierteln den Strunk abschneiden, sodass die Blätter auseinanderfallen können. Die Paprika halbieren, waschen und in gleichmäßige Stücke schneiden. Paprika und Zwiebelstücke in kochendem Salzwasser circa 3 Minuten blanchieren. Kalt abspülen und ebenfalls trocken tupfen. Die kalten Zwiebeln, Paprikastücke und die Garnelen mit etwas Olivenöl, dem gehackten Knoblauch, der fein geschnittenen Chili, Salz und Pfeffer marinieren. Alles abwechselnd, wie bei einem Schaschlik, auf einen Spieß spießen. Bei indirekter Hitze kurz von zwei Seiten angrillen. Wenn die Garnelen fest sind, sofort servieren.

Entrecote

Entrecote

800 g	Entrecote vom US-Beef
etwas	Gewürzsalz für kräftiges Fleisch,
,	Olivenöl

Die geschnittenen Entrecote vom US-Beef von beiden Seiten auf dem Grill bei höchstmöglicher Temperatur kurz anbraten. Bitte nicht nach Zeitangaben anbraten, sondern nur visuell. Das Fleisch sollte eine leckere Farbe bekommen. Nun bei indirekter Hitze bei nur 75 °C ruhen lassen. Das Fleisch kann dabei mit einem Kernthermometer überwacht werden. Die Kerntemperatur sollte 53 °C nicht übersteigen. Kurz vor dem Servieren mit Olivenöl und dem LaCocina Gewürzsalz für kräftiges Fleisch würzen.

Flanksteak

Flanksteak

800 g	Flanksteak
1	Knoblauchzehe
1 EL	körniger Senf
1 Zweig	Rosmarin
1 Zweig	Thymian
etwas	Gewürzsalz für kräftiges Fleisch
1 EL	Olivenöl

Die frischen Kräuter, den Senf, und die geschälte Knoblauchzehe zusammen mit etwas Gewürzsalz und dem Olivenöl mit einem Pürierstab zermahlen. Das Flanksteak vom US-Beef von beiden Seiten auf dem Grill bei höchstmöglicher Temperatur kurz anbraten. Bitte nicht nach Zeitangaben anbraten, sondern nur visuell. Das Fleisch sollte eine leckere Farbe bekommen. Das angebratene Fleisch mit dem Gewürzöl marinieren und bei indirekter Hitze bei nur 75 °C ruhen lassen. Das Fleisch kann dabei mit einem Kernthermometer überwacht werden. Die Kerntemperatur sollte 53 °C nicht übersteigen.

Weißer Schokoladenbrownie

Weißer Schokoladenbrownie

125 g	Butter
250 g	weiße Schokolade, gehackt
80 g	Mandeln, gehackt
2	Eier
170 g	Zucker, braun
150 g	Mehl
1 TL	Backpulver
etwas	Salz, Vanille, Orangenschale

Karamellisierte Walnüsse

150 g	Walnüsse
75 ml	Wasser
150 g	Zucker
etwas	Zimt/Vanille

Marinierte Beeren

200 g	Beeren nach Saison
20 g	Zucker
etwas	Beerengeist

Weißer Schokoladenbrownie

175 g der gehackten Schokolade und der gehackten Mandeln beiseitestellen. Die restliche Schokolade mit der Butter im Wasserbad schmelzen. Zucker, Salz und Eier schaumig schlagen. Schließlich die Schoko-Buttermasse unterrühren. Nach Geschmack Orangenschale und Vanillepaste hinzufügen.

Mehl mit dem Backpulver mischen und unter die Eiermasse rühren. Die Schokoladen-Nuss-Masse unterheben. Eine Back- oder Auflaufform (ca. 20×30 cm) fetten und den Teig gleichmäßig darin verteilen. Bei 180 °C circa 30 Minuten backen. Der Kuchen soll außen fest sein und innen noch etwas „matschig". Auskühlen lassen und in etwa 12 Stücke schneiden.

Karamellisierte Walnüsse

Alle Zutaten unterrühren in einem Topf köcheln lassen, bis die Masse zäh wird, dann nicht mehr rühren und etwas Hitze wegnehmen, bis der Zucker wieder körnig wird. Nun unterrühren weiter erwärmen, bis der Zucker sich um die Nüsse gelegt hat. Zum Schluss auskühlen lassen.

Marinierte Beeren

Die Beeren ganz nach Geschmack und Saison auswählen. Je nach Süße der Beeren die Zuckermenge variieren und mit einem guten Schluck Beerengeist abschmecken.

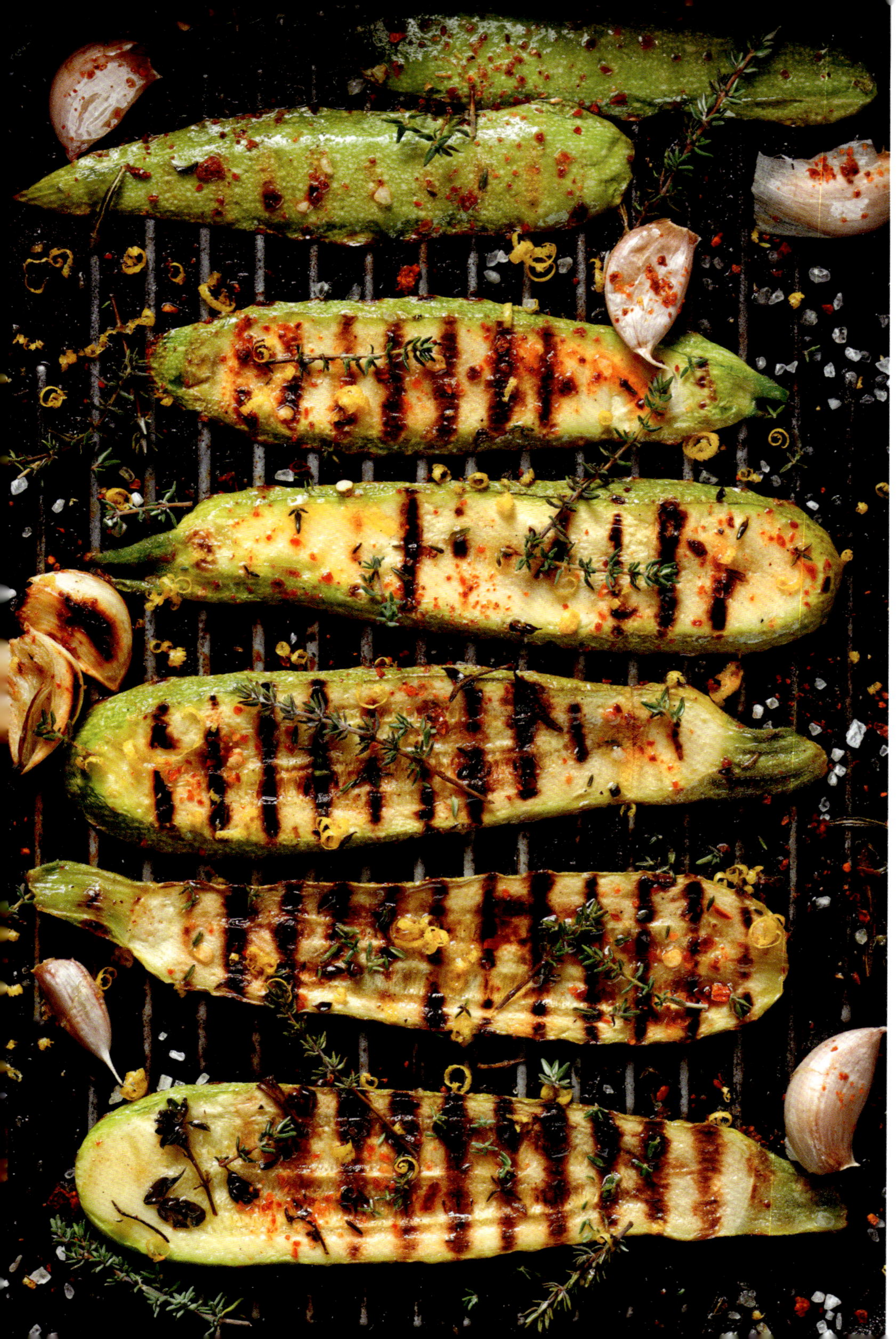

Mediterraner Grillabend

für 6 Personen — BBQ

Brot

500 g	Mehl
1	Hefewürfel
300 ml	lauwarmes Wasser
20 ml	Olivenöl
100 g	Zutaten nach Wahl
2 EL	Honig
etwas	Salz

Thunfischbutter

150 g	Butter, weich
100 g	Dosenthunfisch
½ Bund	Petersilie, gehackt
1	Zitrone (Saft + Abrieb)
1 EL	geräuchertes Paprikapulver
etwas	Salz, Pfeffer

Aioli

3	Eigelbe
50 ml	Milch
2	Knoblauchzehen
250 ml	Öl
1 EL	Paprikapulver
etwas	Salz, Pfeffer, Zitronensaft

Brot

Den Hefewürfel mit Honig im lauwarmen Wasser auflösen. Die Flüssigkeit in das Mehl geben und zu einen Teig verkneten. Die gehackten Zutaten nach Wahl unterkneten. Den Teig in zwei schöne Brotlaibe formen und für 25 Minuten im Backofen bei 60 °C aufgehen lassen. Dann ca. 30 Minuten bei 200 °C backen.

Thunfischbutter

Die weiche Butter mit Salz und Pfeffer würzen und circa 5 Minuten mit dem Handrührgerät cremig schlagen. Den abgetropften Thunfisch, Zitronenschale und Saft, Petersilie und Paprikapulver hinzugeben, gut verrühren und nochmal abschmecken.

Aioli

Die Eigelbe mit den Knoblauchzehen und der Milch pürieren. Dann nach und nach langsam unter ständigem Pürieren das Öl einlaufen lassen, sodass sich eine Emulsion entwickelt. Wenn die Aioli die gewünschte Konsistenz hat, mit Salz, Pfeffer, Zitronensaft und Paprikapulver abschmecken.

Auberginenröllchen

Auberginenröllchen
2 Aubergine
8 getrocknete Tomaten
50 g Frischkäse
100 g Rucola
50 g Manchego
etwas Olivenöl
1 Knoblauchzehe
etwas Salz und Pfeffer

Den Strunk der Aubergine entfernen. Aubergine der Länge nach in dünne Streifen schneiden (6–8 Scheiben). Diese Scheiben mit Salz und Pfeffer und der gehackten Knoblauchzehe würzen. Auf einen Grill oder in eine Grillpfanne legen, dabei die gewürzte Seite nach oben zeigen lassen. Nach etwa 2 Minuten wenden und nochmals etwa 2 Minuten grillen. Die Scheiben etwas abkühlen lassen und mit Frischkäse bestreichen. Je nach Größe eine getrocknete Tomate in die Mitte und etwas Rucola dazulegen. (Tipp: am schönsten sieht es aus, wenn die Rucolablätter etwas herausstehen.)
Von der Strunkseite aus einrollen und auf einer ofenfesten Platte platzieren. Mit ein paar Tropfen Olivenöl beträufeln und mit etwas Manchego bestreuen. Im Kugelgrill kurz erwärmen, sodass der Käse etwas schmilzt.

Datteln und Aprikosen im Speckmantel

Datteln und Aprikosen im Speckmantel
8 Datteln entkernt
8 Aprikosen, entkernt
50 g Frischkäse
16 halbe Scheiben Bacon

Die Datteln und Aprikosen anstelle des Kerns nun mit etwas Frischkäse füllen. Mit den halben Scheiben Bacon eng umwickeln und im Backofen bei 180 °C solange backen, bis der Bacon schön knusprig ist.

Gebackene Tomaten

Gebackene Tomaten
3 reife Tomaten
200 g Feta
1 Knoblauchzehe
4 Basilikumblätter
etwas Olivenöl, Salz und Pfeffer

Die Tomaten quer halbieren und die Kerne mit einem Löffel entfernen. Jede Tomatenhälfte mit Salz und Pfeffer würzen und in jede Hälfte eine feine Scheibe Knoblauch und ein Blatt Basilikum legen. Die Hälften nun mit zerkrümelten Feta randvoll füllen und im Kugelgrill bei 180 °C ca. 15 Minuten garen. Der Käse soll etwas schmelzen und die Tomate noch Struktur haben.

Gefüllte Champignons

Gefüllte Champignons
8 große braune Champignons
200 g Feta
1 Knoblauchzehe
1 Schalotte
etwas Olivenöl, Salz und Pfeffer
50 g Manchego

Die geputzten Champignons von den Stielen befreien und nur die Stiele sehr fein hacken. Die Schalotte und die Knoblauchzehe ebenfalls sehr fein hacken. In einem kleinen Topf etwas Olivenöl geben und zuerst den Knoblauch, die Schalotte und die Champignonwürfel anschwitzen. Mit Salz und Pfeffer würzen. Ist die Champignonmasse schon trocken gegart, den Feta hinzugeben und schmelzen lassen.
Achtung: Die Hitze im Topf ist völlig ausreichend. Mit dieser Creme die mit Salz und Pfeffer gewürzten Champignonköpfe füllen. Auf die Füllung noch etwas geriebenen Manchego geben und im Kugelgrill bei 180 °C ungefähr 15 Minuten backen.

Röllchen mit Feta, Banane und Speck

Röllchen mit Feta, Banane und Speck
300 g Schweinerücken
50 g Feta
1 Banane
1 Knoblauchzehe
etwas Salz und Pfeffer
8 Bacon, in Scheiben

Aus dem Schweinerücken möglichst feine Scheiben schneiden und diese platieren wie ein kleines Schnitzel. Mit Salz, Pfeffer und etwas gehacktem Knoblauch würzen. Jeweils ein Stück Banane und ein Stück Feta auf eine Scheibe geben und eng aufrollen. Mit einer Scheibe Bacon umwickeln und mit einem Zahnstocher fixieren. Von allen Seiten kurz angrillen und bei indirekter Hitze bei 100 °C fertig garen.

Saltimbocca vom Seeteufel

Saltimbocca vom Seeteufel
800 g Seeteufelfilet
50 g Butter
50 g Parmaschinken
4 Salbeiblätter
1 Zitrone
etwas Pfeffer, Öl zum Braten

Die Seeteufelfilets von allen grauen Häuten befreien und den Seeteufel in gleichmäßige Medaillons schneiden. Mit Pfeffer und etwas Zitronensaft würzen und mit je einem Blatt Salbei und etwas Parmaschinken umwickeln. Auf dem Grill die Medaillons bei mittlerer Hitze goldgelb anbraten. Dann wenden und bei indirekter Hitze fertig grillen.

Gebratene Dorade

Gebratene Dorade
4 Dorade
4 Knoblauchzehen
1 Zwiebel
½ Bund Rosmarin und Thymian
etwas Salz und Pfeffer, Öl zum Braten

Die küchenfertigen Doraden noch einmal auf Schuppen kontrollieren und von Innen ordentlich säubern. Auf jeder Seite 4-5 kleine Schnitte in die Haut schneiden. Den Fisch von Innen und Außen kräftig mit Salz und Pfeffer würzen. Durch die kleinen Schnitte kommen die Gewürze auch an das Fischfleisch. In die Bauchöffnung die Kräuter und den gehackten Knoblauch geben und mit einem Viertel der Zwiebel verschließen. Ganz leicht in Mehl wenden und von beiden Seiten die Fische goldgelb angrillen. Danach noch ca. 10 Minuten bei 100 °C bei indirekter Hitze zu Ende garen.

Garnelenspieß

Garnelenspieß
12 Garnelen Seawater 8/12
1 Zwiebel
1 Paprika
1 Knoblauchzehe
1 Chilischote
etwas Salz und Pfeffer, Olivenöl

Die Garnelen schälen, vom Darm befreien und nach dem Waschen trocken tupfen. Die Zwiebel schälen und vierteln. Von den Vierteln den Strunk abschneiden, sodass die Blätter auseinanderfallen können. Die Paprika halbieren, waschen und in gleichmäßige Stücke schneiden. Paprika und Zwiebelstücke in kochendem Salzwasser ca. 3 Minuten blanchieren. Kalt abspülen und ebenfalls trocken tupfen. Die kalten Zwiebeln, Paprikastücke und die Garnelen mit etwas Olivenöl, dem gehackten Knoblauch, der fein geschnittenen Chili, Salz und Pfeffer marinieren.
Alles abwechselnd wie bei einem Schaschlik auf einen Spieß spießen. Bei indirekter Hitze kurz von zwei Seiten angrillen. Wenn die Garnelen fest sind, sofort servieren.

Safran Hähnchenspieße

Safran Hähnchenspieße
800 g Hähnchenbrust
1 Knoblauchzehe
4 EL Buttermilch
2 cl Pernod
etwas gemahlener Safran, Gewürzsalz für Geflügel

Das Hähnchenfleisch in grobe Würfel schneiden und mit der Buttermilch, Safran, Pernod und Knoblauch vermengen. Mit dem LaCocina Gewürzsalz für Geflügel würzen und in der Marinade 30 Minuten ruhen lassen. Das Hähnchenfleisch gleichmäßig auf gewässerte Holzspieße spießen. Auf schwacher Hitze anbraten und bei geschlossenem Kugelgrill bei 90 °C garen.

Ganze Lammkeule

Ganze Lammkeule
1 Lammkeule
3 Knoblauchzehen
2 EL körniger Senf
5 Rosmarinzweige
5 Thymianzweige
etwas Gewürzsalz für kräftiges Fleisch
2 EL Olivenöl

Die Lammkeule säubern und von den groben Sehnen befreien. Nun mit einem kleinem Messer kleine aber tiefe Einstiche vornehmen. In jedes Einstichloch eine kleine Scheibe Knoblauch geben und tief einschieben. Nun die ungewürzte Lammkeule auf einem Grill scharf von allen Seiten anbraten.
In der Zwischenzeit die frischen Kräuter, den Senf, und eine geschälte Knoblauchzehe zusammen mit etwas Gewürzsalz und dem Olivenöl mit einem Pürierstab zermahlen. Die angebratene Lammkeule mit dem Gewürzöl marinieren und bei indirekter Hitze im Kugelgrill zugedeckt bei nur 90 °C garen. Der Garvorgang kann dabei mit einem Kernthermometer überwacht werden. Die Kerntemperatur sollte 56 °C nicht übersteigen.

Rosmarinkartoffeln

Rosmarinkartoffeln
800 g Drillinge
3 Knoblauchzehe
etwas Rosmarin, Thymian, Salz und Pfeffer
5 EL Olivenöl

Die kleinen Kartoffeln waschen und diese mit der Schale halbieren. Die Knoblauchzehen schälen, fein hacken und auf die Kartoffelhälften geben. Mit Olivenöl, Salz und Pfeffer würzen. In einer feuerfesten Form im Kugelgrill bei indirekter Hitze 180 °C zugedeckt garen.

Grillgemüse

Grillgemüse
- *1 rote Paprika*
- *3 Knoblauchzehe*
- *1 Zucchini*
- *3 Kräuterseitlinge*
- *1 Aubergine*
- *2 Pak Choi*
- *etwas Rosmarin, Thymian, Salz und Pfeffer*
- *12 Kirschtomaten*
- *5 EL Olivenöl*

Das Gemüse in gleichmäßige Stücke bzw. in ca. 0,5 cm starke Scheiben schneiden. In einer großen Grillpfanne erst die Paprikastücke mit etwas Olivenöl und mit den nur angedrückten Knoblauchzehen angrillen. Haben die Paprikastücke Farbe bekommen, geben wir nun das andere Gemüse dazu. Erst die Zucchini, dann die Kräuterseitlinge und zum Schluss die Auberginenscheiben und die halbierten Pak Choi hinzugeben und alles angrillen.
Rosmarin, Thymian, Salz und Pfeffer dazugeben und würzen. Zum Schluss noch die halbierten Kirschtomaten hinzugeben und mit erwärmen. Sofort servieren.

Crema Catalana

Crema Catalana
- *800 ml Sahne*
- *400 ml Milch*
- *200g Zucker*
- *1 Limone*
- *2 Orangen*
- *12 Eigelbe*
- *20 g Speisestärke*
- *etwas brauner Zucker zum Flambieren*

Die Schale von den Früchten abreiben. Milch, Sahne, Zucker, Speisestärke und Abrieb in einem Topf zum Kochen bringen. Unterdessen die Eigelbe trennen und in eine Schüssel geben. Wenn die Milchmasse aufkocht, diese langsam (unter ständigem Rühren) in das Eigelb laufen lassen. Danach in kleinen Auflaufformen gleichmäßig verteilen und bei 110 °C im Ofen fertig backen.
Aus dem Ofen nehmen, auf Zimmertemperatur abkühlen lassen und im Anschluss mit einer dünnen Zuckerschicht versehen. Mit einem Bunsenbrenner goldbraun abflammen und servieren.

Beeren

Beeren
- *200 g Beeren nach Wahl*
- *40 g Zucker*
- *60 ml roter Fruchtsaft*
- *1 Vanille*
- *etwas Speisestärke*

Den Zucker zusammen mit dem roten Fruchtsaft aufkochen und mit dem Mark der Vanille würzen. Anschließend mit etwas Speisestärke abbinden und die Beeren einrühren. Die Beeren können nach Geschmack und Saison frei gewählt werden, allerdings muss bei besonders süßen bzw. sauren Beeren die Zuckermenge angeglichen werden. Nach Wunsch können die Beeren auch mit etwas Alkohol wie z. B. Himbeergeist verfeinert werden.

Good old Germany Grillabend

für 6 Personen | BBQ

Röstzwiebel-Speckbrot

Röstzwiebel-Speckbrot
- *500 g Mehl*
- *1 Hefewürfel*
- *350 ml Wasser*
- *100 g Speck*
- *100 g Röstzwiebeln*
- *etwas Zucker, Salz*

Den Hefewürfel mit etwas Zucker im lauwarmen Wasser auflösen. Mehl, Salz und Wasser in der Küchenmaschine für ca. 10 Minuten kneten. In der Zwischenzeit den Speck fein würfeln und in einer Pfanne auslassen, dann mit den Röstzwiebeln zum Teig zugeben. Den Teig im Anschluss, mit einem feuchten Tuch bedeckt für etwa 1 Stunde gehen lassen, danach in Form bringen und erneut 10 Minuten ruhen lassen. Bei 200 °C je nach Größe ca. 30 Minuten backen.

Kartoffelsalat

Kartoffelsalat
- *500 g festkochende Kartoffeln*
- *500 ml Gemüsebrühe*
- *100 g gewürfelter Speck*
- *2 Zwiebel, gewürfelt*
- *1 EL Olivenöl*
- *2 EL weißer Balsamico*
- *1 EL mittelscharfer Senf*
- *1 TL Zucker*
- *etwas Salz, Pfeffer*

Die gewaschenen festkochenden Kartoffeln mit etwas Salz kochen lassen. In der Zwischenzeit die Gemüsebrühe, mit Öl, Essig, Senf, Zucker, Salz und Pfeffer kräftig würzen. Der Sud soll den neutralen Geschmack der Kartoffel ausgleichen, daher eher überwürzen, als zu wenig Geschmack in den Sud einbringen. Den stark gewürzten Fond bei geringer Hitze aufkochen und eine gewürfelte Zwiebeln hinzugeben. Kartoffeln pellen so lange sie noch heiß sind. Die Kartoffeln etwas auskühlen lassen und in gleichmäßige, nicht zu dünne, Scheiben schneiden, damit sie nicht auseinander brechen. Die Scheiben in den noch warmen Sud geben und vorsichtig unterheben. Kühl stellen und ziehen lassen. Den gewürfelten Speck in einem Topf mit etwas Wasser erhitzen. Der Speck gart ohne braun zu werden. In den ausgelassenen Speck die Zwiebel mit hinein geben und mit anschwitzen. Speck und Zwiebeln zu den gekühlten Kartoffeln geben und vorsichtig unterheben.

Nudelsalat

Nudelsalat

200 g	*kurze Pasta*
200 g	*Mayonnaise*
200 g	*Joghurt*
1	*Paprika*
1	*Gewürzgurke*
8	*Kirschtomaten*
50 g	*Kochschinken*
50 g	*Edamer*
1 Bund	*Schnittlauch*
etwas	*Salz, Pfeffer*

Die Pasta al dente kochen, abgießen, kalt spülen und abtropfen lassen. Die Paprika gut waschen und in kleine Würfel schneiden. Den Kochschinken, Gewürzgurke, Edamer und auch die Kirschtomaten in Würfel schneiden. Die Mayonnaise mit dem Joghurt verrühren und mit Salz und Pfeffer kräftig abschmecken. Etwas Gewürzgurkenfond hinzugeben. Alle Zutaten nun miteinander vermischen und mit feingeschnittenem Schnittlauch garnieren.

Tomatensalat

Tomatensalat

4	*Tomate*
1	*Schalotte*
1 Bund	*Schnittlauch*
3 EL	*Olivenöl*
3 EL	*weißer Balsamico*
etwas	*Salz, Pfeffer*

Die gewaschenen Tomaten mit einem kleinen Messer von den Stielansätzen befreien und dann in gleichmäßige Scheiben schneiden. Die Scheiben direkt auf dem Anrichtegeschirr auslegen. Mit Salz und Pfeffer würzen. Die feingeschnittene Schalotte und den feingeschnittenen Schnittlauch auf den Tomatenscheiben verteilen. Essig und Öl über den Salat träufeln und sofort servieren.

Gurkensalat

Gurkensalat

1	*Salatgurke*
1	*Schalotte*
½ Bund	*Dill*
3 EL	*Apfelessig*
3 EL	*Öl*
1 TL	*milder Senf*
etwas	*Salz, Pfeffer*

Gurke schälen und anschließend hobeln. Die Gurkenscheiben mit Salz, Pfeffer und Zucker würzen. Den Dill von den groben Stielen abzupfen und klein hacken. Zusammen mit den Zwiebelwürfeln zum Salat geben. Apfelessig, Senf und Öl darunter mischen. Ist der Salat durchgezogen (ca. 10 Minuten), kann er ohne den Fond serviert werden. Guten Appetit.

Schaschlik

Schaschlik

600 g	*Schweinenacken*
300 g	*Speck ohne Schwarte*
2	*Gemüsezwiebel*
3	*bunte Paprika*
1	*geschälte Tomaten, Dose*
1	*Chilischote*
1	*Knoblauchzehe*
2 EL	*Tomatenmark*
200 ml	*Brühe*
2 EL	*Honig*
1 TL	*mildes Paprikapulver*
1 TL	*geräuchertes Paprikapulver*
etwas	*Salz, Pfeffer*

Die Paprika und die Zwiebeln säubern und anschließend in ca. 2×2 cm große Stücke schneiden. Die Abschnitte für die Sauce aufbewahren. Die Chili entkernen und klein schneiden. Den Speck in gleichmäßige Stücke schneiden. Das Fleisch in recht große Würfel schneiden und mit Salz und Pfeffer würzen. Das geräucherte Paprikapulver, sowie 1 EL des milden Paprikapulvers darüber geben und einmassieren.

Das Fleisch, den Speck, die Zwiebel und die Paprika nacheinander auf Schaschlikspieße aufspießen. Zum Ende immer ein Stück Fleisch spießen, damit das Gemüse nicht runterrutscht. Auf dem Grill von allen Seiten anbraten. In einem Bräter den Honig etwas karamellisieren. Den gehackten Knoblauch und Chili hinzugeben. Die Gemüseabschnitte sowie eventuell übrig gebliebenes Gemüse in den Honig geben und anschwitzen. Das Tomatenmark ebenfalls mit anschwitzen. 1 EL mildes Paprikapulver hineingeben und darauf achten, dass es nicht verbrennt. Die geschälten Tomaten hinzugeben und die Dose mit etwas Wasser ausspülen und ebenfalls dazu geben. Nun die Spieße hinein legen. Die Spieße sollten mit etwas Flüssigkeit umgeben sein, daher nun die Brühe hinzugießen. Bei indirekter Hitze zugedeckt bei 160 °C im Kugelgrill für 1,5 Stunden im Ofen schmoren.

Kräutercreme

Kräutercreme

100 g	*Crème Fraîche*
100 g	*Quark*
½ Bund	*Schnittlauch*
½ Bund	*Petersilie*
1	*Knoblauchzehe*
etwas	*Salz, Pfeffer, Zitronensaft*

Den Knoblauch schälen, in feine Würfel hacken und zu der Crème Fraîche und Quark geben. Den Schnittlauch in feine Ringe schneiden, die Petersilie fein hacken und ebenfalls dazugeben. Nun mit Salz und Pfeffer und Zitronensaft würzen und alles zu einer glatten Masse verrühren.

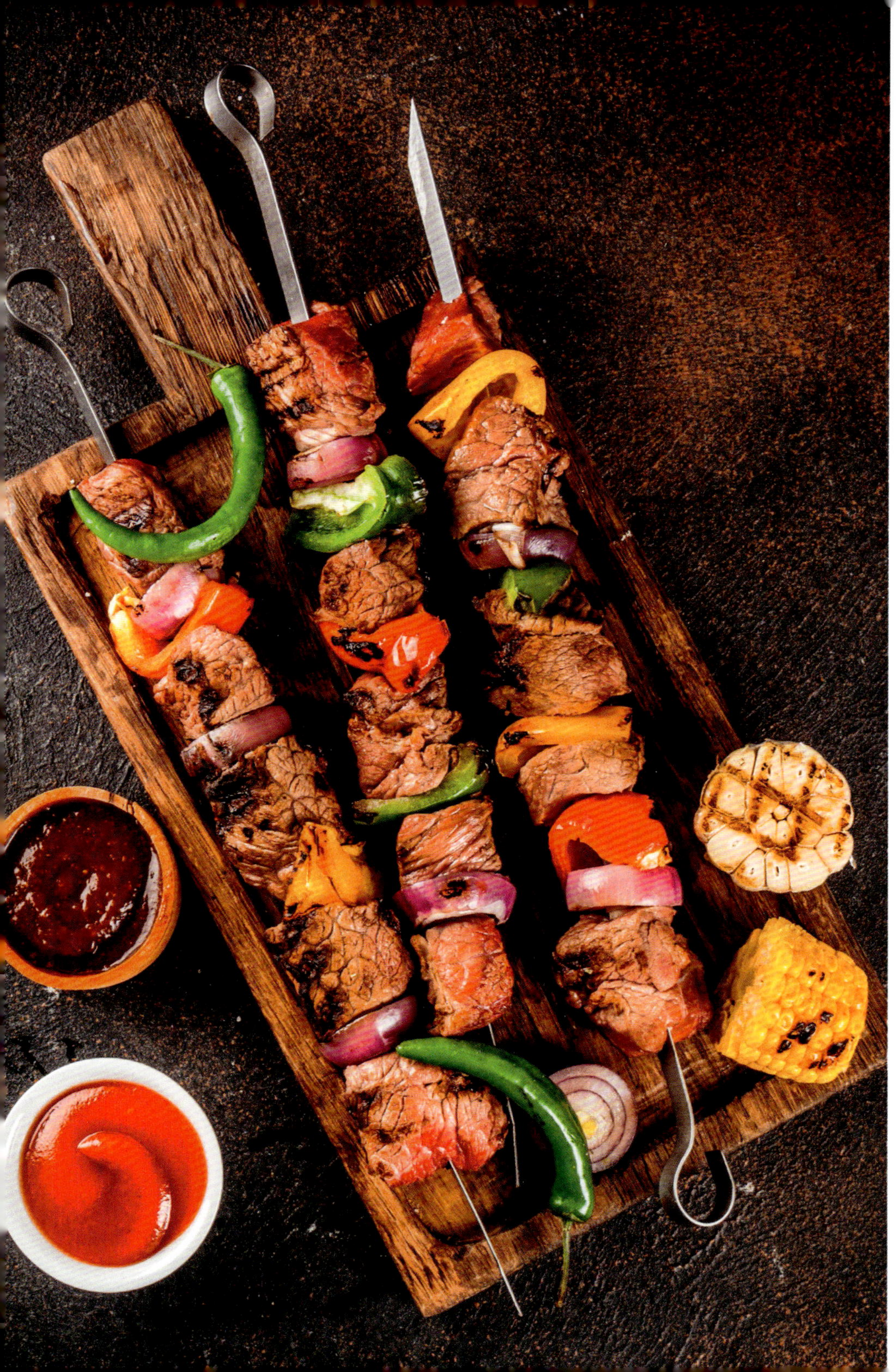

Marinierter Rinderrücken

Marinierter Rinderrücken

800 g	*Roastbeef*
3	*Knoblauchzehen*
5	*Thymianzweige*
5	*Rosmarinzweige*
etwas	*Salz, Pfeffer*

Das Roastbeef parieren, dass heißt von Fett und Sehnen befreien. Nun der Länge nach in der Mitte halbieren. Die Roastbeefstränge auf einem Grill bei hoher Temperatur von beiden Seiten scharf anbraten. Hierbei gibt es keine Zeitangabe, nur darauf achten, wann das Fleisch eine schöne braune Farbe angenommen hat. Das Fleisch auf ein Rost (über einem Backblech) geben und mit kräftig mit Salz und Pfeffer von beiden Seiten würzen. Darauf Rosmarin- und Thymianzweige verteilen und die mit dem Handballen angedrückten Knoblauchzehen.

Nun ein Kernthermometer verwenden. Dabei sollte die Endkerntemperatur von 53 °C erreicht werden bei einer Kugelgrilltemperatur von etwa 93 °C Umluft. Sind 53 °C erreicht, den Grill ausschalten und das Fleisch noch etwa 20 Minuten Ruhen lassen. Das Roastbeef nun warm servieren.

Zwiebelfleisch

Zwiebelfleisch

800 g	*Schweinenacken*
2	*Gemüsezwiebeln*
2	*Knoblauchzehe*
1 EL	*Tomatenmark*
1 EL	*geräuchertes Paprikapulver*
3	*Thymianzweige*
3	*Rosmarinzweige*
etwas	*Salz, Pfeffer*
200 ml	*Brühe*

Den Schweinenacken der Länge nach halbieren und dann in kleine Nackensteaks schneiden. Die Zwiebeln halbieren und in feine Scheiben schneiden. Diese mit dem gehackten Knoblauch, dem Tomatenmark, Paprikapulver und den gezupften Kräutern kräftig vermengen. Die Nackensteaks kurz auf dem heißen Grill anbraten und wieder herunter nehmen. Von beiden Seiten mit Salz und Pfeffer würzen.

Nun die angebratenen Nackensteaks in einer feuerfesten Form abwechselnd mit den angemachten Zwiebeln einschichten. Mit der Brühe angießen und zugedeckt bei 120 °C für 30 Minuten im Kugelgrill schmoren lassen.

Bratwurst Thüringer Art

Bratwurst Thüringer Art

600 g	*Schweinenacken*
200 g	*Schweinebauch*
2 m	*Darm*
20 g	*Salz*
5 g	*Koriander*
2 g	*Muskatnuss*
5 g	*Majoran*

Das gesamte Schweinefleisch (ohne Schwarte) in kleine Stücke schneiden. Mit den Gewürzen und dem Salz vermengen. Die Fleischstücke zuerst durch die große Lochscheibe von einem Fleischwolf drehen. Anschließend noch einmal mit einer kleineren Lochscheibe durchdrehen. Nun eine Küchenmaschine mit dem Wurstfüllstutzen vorbereiten. Den gewässerten Darm auf den Füllstutzen aufziehen und nun langsam das Fleischbrät in den Naturdarm füllen. Mit einer nassen Hand die Wurst halten, damit der Naturdarm nicht reißt. Nun mit einer drehenden Bewegung die Bratwürste abdrehen. Die fertige Wurstkette in gesalzenem Wasser für 15 Minuten pochieren. Die Bratwürste können auf dem Grill wie gewohnt gebraten werden.

BBQ-Sauce

BBQ-Sauce

300 ml	*Ketchup*
200 ml	*Apfelsaft*
200 ml	*Cola*
50 g	*Kaffeebohnen gemahlen*
200 g	*Zwiebeln, gewürfelt*
2	*Rosmarin- und Thymianzweige*
200 g	*brauner Zucker*
2 EL	*Paprikapulver, geräuchert*
2 EL	*Cayennepfeffer*
2 EL	*Rotweinessig*
etwas	*Salz und Pfeffer*

Die Zwiebeln, den Rosmarin und Thymian in etwas Öl anbraten. Mit Apfelsaft und Cola ablöschen, ein Löffel vom Rub und Kaffeebohnen dazugeben und etwa 10 Minuten köcheln lassen, danach den braunen Zucker, den Essig und das Ketchup dazugeben und köcheln lassen bis die gewünschte Konsistenz erreicht ist. Mit geräuchertem Paprikapulver, Cayennepfeffer, Salz und Pfeffer abschmecken.

Apfelcrumble

Apfelcrumble

4	*Äpfel*
250 g	*Mehl*
100 g	*Butter, kalt*
130 g	*Zucker*
120 g	*Mandeln gehobelt*
2 EL	*Honig*
50 g	*Butter zum Ausbuttern*
80 g	*Rosinen*
50 g	*Rum*

Die Rosinen im Rum einweichen. Die Mandeln in einer heißen Pfanne goldbraun anrösten. Eine ofenfeste Form oder kleine Förmchen mit der weichen Butter ausstreichen. Die Äpfel waschen, halbieren, das Kerngehäuse entfernen und in Würfel schneiden. Die Mandeln, Äpfel und Rosinen mit dem Honig mischen und in die Form einsetzen. Die kalte Butter in Würfel schneiden und mit dem Mehl und dem Zucker vermischen. Vorsichtig mit den Händen zu Streuseln verreiben und über die Äpfel geben. In einen vorgewärmten Backofen bei 180 °C für ca. 30 Minuten geben. Wenn die obere Schicht goldbraun ist, herausnehmen eventuell portionieren und servieren.

Zimt-Vanillesauce

Zimt-Vanillesauce

250 ml	*Milch*
250 ml	*Sahne*
1	*Vanilleschote*
120 g	*Zucker*
5 g	*Zimt*
6	*Eigelbe*

Milch, Sahne, das Mark der Vanilleschote, Zimt und 70 g des Zuckers aufkochen. Die Eigelbe mit dem restlichen Zucker schaumig schlagen. Die heiße Masse langsam zu den Eigelben geben und gründlich verrühren. Anschließend die Masse einmal ankochen lassen, dann kaltrühren.

Karamellsauce

Karamellsauce

100 g	*Zucker*
25 g	*Butter*
90 ml	*Sahne*
etwas	*Meersalz*

Den Zucker in einem Topf zu Karamell schmelzen lassen, anschließend die Butter und die Sahne dazugeben und vorsichtig einrühren bis sich eine homogene Masse gebildet hat. Die Sauce wird beim Erkalten noch fester. Erst dann das Meersalz dazugeben.

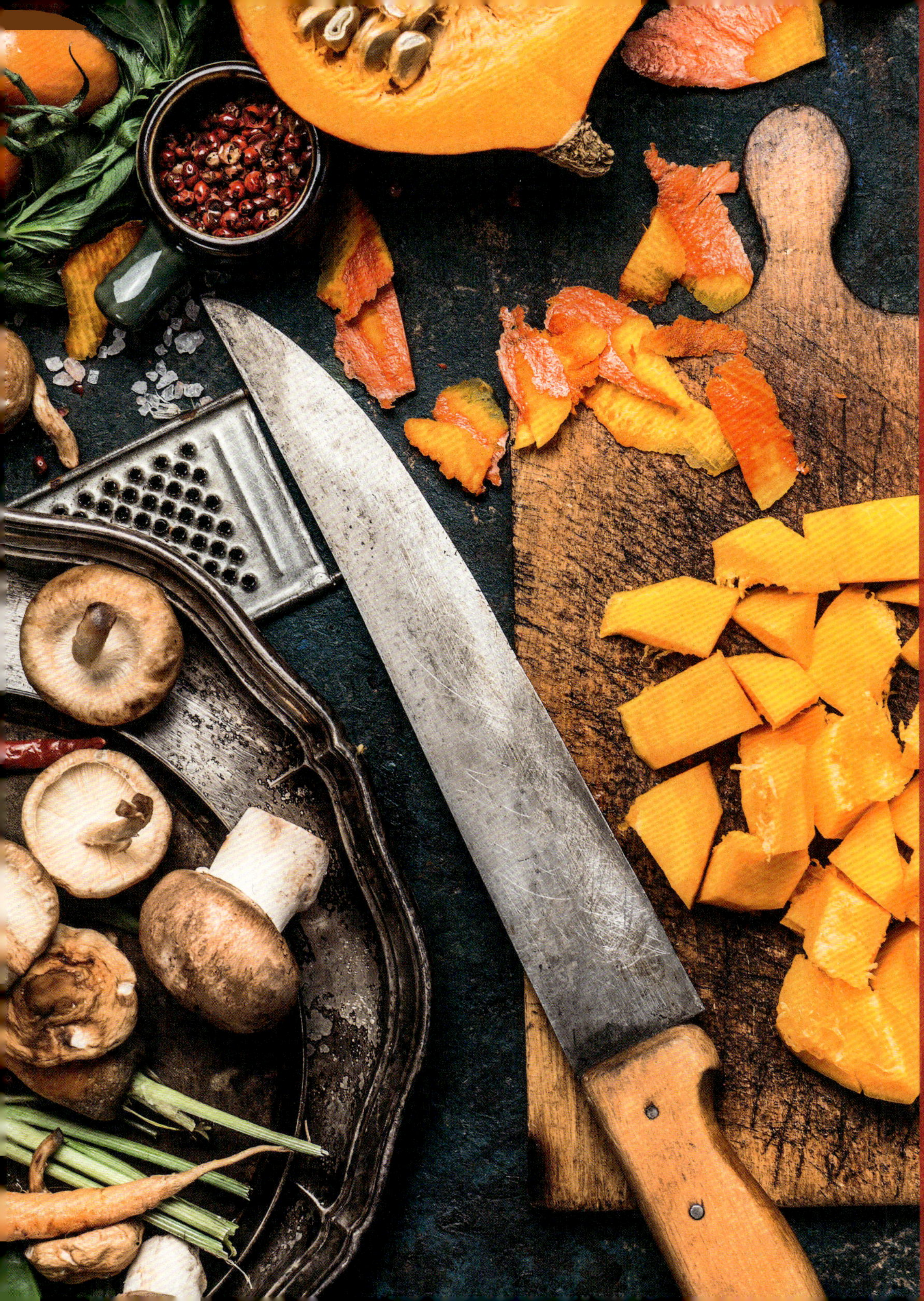

Herbstspecial

Entdecken Sie diesen Herbst die Leckereien der goldenen Jahreszeit mit uns. Wildfleisch, Pilze und Kürbis. Wir verarbeiten die saisonalen Leckereien zu köstlichen Gerichten.

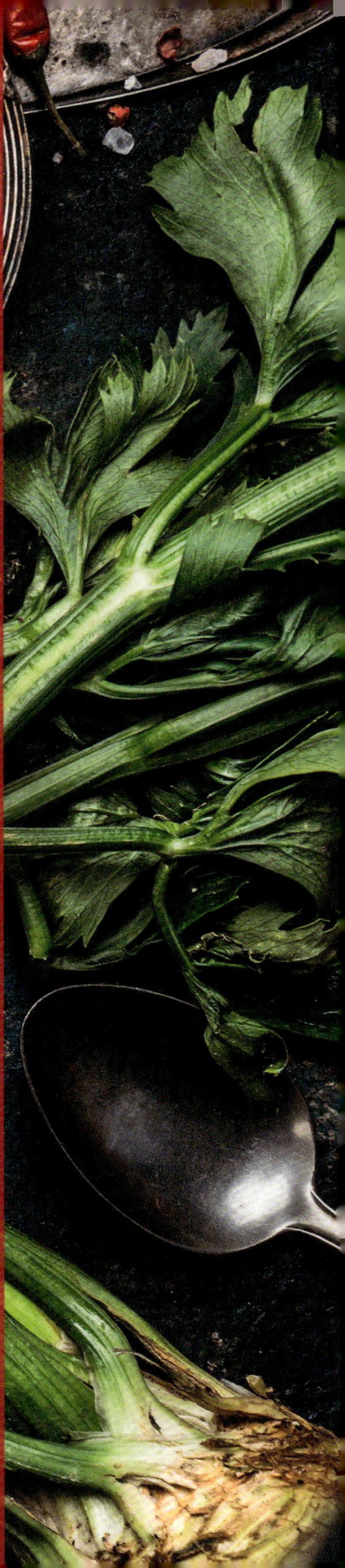

Geräucherte Frischkäse-Praline mit Dattel-Pumpernickel-Topping auf Sellerie-Apfel-Carpaccio

30 Minuten | für 4 Personen | Vorspeise

Frischkäse-Praline
- *300 g Frischkäse*
- *½ Bund Schnittlauch*
- *5 Sch. Pumpernickel, gemahlen*
- *100 g Pankow*
- *6 Datteln*
- *etwas Salz, Pfeffer*
- *8 g Räuchermehl*

Sellerie-Apfel-Carpaccio
- *200 g Sellerie*
- *2 Äpfel*
- *3 EL Apfelessig*
- *3 EL Walnussöl*
- *etwas Salz, Pfeffer*

Blattsalat
- *200 g Salate n. Saison*
- *3 EL Apfelessig*
- *1 TL Senf*
- *8 EL Olivenöl*
- *4 EL Apfelsaft*
- *etwas Salz, Pfeffer, Honig*

Oliven-Focaccia
- *500 g Weizenmehl*
- *250 ml lauw. Wasser*
- *1 Hefewürfel*
- *3 EL Rosmarinnadeln*
- *3 EL Olivenöl*
- *100 g schwarze Oliven (Scheiben)*
- *1 EL grobes Meersalz*
- *1 EL Honig*

Frischkäse-Praline: Den Frischkäse und die gehackten Datteln mit Salz und Pfeffer abschmecken, auf einen flachen Teller streichen und in einen Räuchertopf mit wenig Räuchermehl geben (ca. 8 Minuten). Den Pumpernickel zerbröseln, die Hälfte des Pumpernickels mit dem Pankow und Käse verrühren und in 8 Bällchen formen. Den Schnittlauch fein schneiden. 4 Kugeln in Schnittlauch wälzen, 4 weitere in Pumpernickel, anschließend kalt stellen.

Sellerie-Apfel-Carpaccio: Sellerie waschen und schälen. Mithilfe eines Hobels in dünne Scheiben schneiden. Die Äpfel mit einem Apfelausstecher entkernen und ebenfalls in dünne Scheiben schneiden. Walnussöl und Apfelessig mischen und mit Salz und Pfeffer abschmecken. Äpfel, Sellerie und das Walnuss/Essiggemisch schnell miteinander vermengen, damit das Gemüse nicht anläuft.

Blattsalat: Die Blattsalate (nach Geschmack und Saison) verlesen, waschen und trocken schleudern. Aus den restlichen Zutaten eine Vinaigrette pürieren, damit den Salat marinieren.

Oliven-Focaccia: Hefe mit 250 ml lauwarmem Wasser und Honig verrühren und kurz gehen lassen, bis die Flüssigkeit Bläschen bildet. Mehl dazugeben. 1 EL Rosmarinnadeln fein hacken. Mit 2 EL Öl, Salz und kleingeschnittenen Oliven zum Vorteig geben und kräftig verkneten. Teig zu einer glatten Kugel formen, in die Schüssel legen und zugedeckt ca. 10 Minuten gehen lassen. Teig nochmals durchkneten und in zwei Hälften teilen. Beide Teigstücke oval ca. 1 cm dick ausrollen und auf ein mit Backpapier ausgelegtes Blech legen. Im Backofen bei 60 °C ca. 20 Minuten gehen lassen. Mit den Fingern kleine Vertiefungen in die Fladen drücken. Mit 2 El Öl beträufeln und mit Salz und restlichen Rosmarinnadeln bestreuen. Etwa 25 Minuten auf der 2. Schiene von unten bei 200 °C backen. Herausnehmen und auf einem Gitter abkühlen lassen.

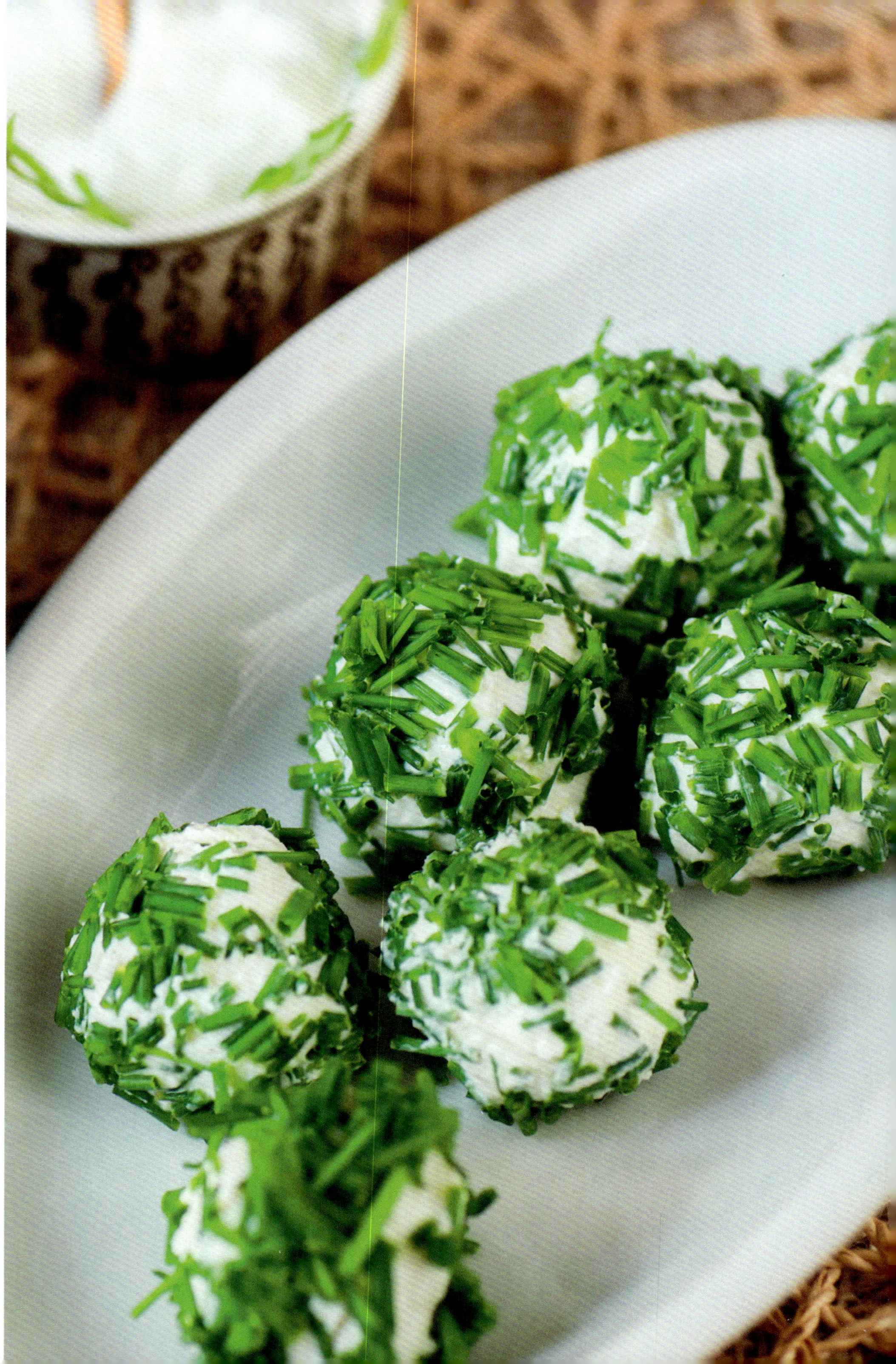

Rücken vom Wildschwein in Limonen-Honigmarinade, Jus, Speck-Rosenkohl und Thymian-Polenta-Taler

40 Minuten | für 4 Personen | Hauptspeise

Wildschweinrücken

800 g	*Wildschweinrücken*
3	*Limetten*
100 g	*Honig*
140 ml	*Olivenöl*
50 ml	*Limejuice*
etwas	*Salz, Pfeffer*

Wildschweinrücken: Den Wildschweinrücken von Fett und Sehnen parieren, dann in einer Pfanne rundum gut anbraten und zum Auskühlen auf ein Ofengitter geben. Die Schale der Limette in einem Mixer reiben, den Saft dazu pressen, dann den Honig und den Limejuice zugeben und alles gut mixen, dabei nach und nach das Pflanzenöl einpürieren (hierbei emulgieren die Flüssigkeiten mit dem Öl und die Marinade wird dickflüssiger). Den Rücken nun großzügig mit der Marinade einstreichen und bei 75 °C langsam garen (je nach Dicke des Rückens 60–90 Minuten), etwa alle 20 Minuten erneut Marinade auftragen. Vorm Servieren den Rücken noch einmal bei 160 °C garen (Vorsicht, die Marinade wird schnell dunkel).

Speck-Rosenkohl

600 g	*Rosenkohl*
150 g	*Speck*
1	*Zwiebel*
40 g	*Butter*
etwas	*Salz, Pfeffer, Muskatnuss*

Speck-Rosenkohl: Den Rosenkohl von den äußeren Blättern befreien und in kochendem Wasser etwa 4 Minuten blanchieren, anschließend in Eiswasser abschrecken, gut abtropfen lassen und halbieren. Den Speck und die Zwiebel würfeln, dann zuerst den Speck anbraten, bis er leicht gebräunt ist, die Zwiebeln dazugeben und mit braten. Ist beides gut gebräunt, den Rosenkohl zugeben, ebenfalls mit braten und zum Schluss die Butter einrühren. (dadurch, dass der Rosenkohl mit anbrät, wird der Kohlgeschmack deutlich milder)

Thymian-Polenta-Taler

500 g	*Brühe*
125 g	*Polenta*
¼ Bund	*Thymian*
2	*Knoblauchzehen*
40 ml	*Olivenöl*
etwas	*Salz, Pfeffer, Muskatnuss*

Thymian-Polenta-Taler: Die Knoblauchzehe fein würfeln und mit etwas Olivenöl anbraten, dann die Brühe und den gezupften Thymian zugeben und zum Kochen bringen. Die Polenta nach und nach dazurühren und bei geringer Hitze etwa 15 Minuten lang quellen lassen. Dann die Polenta nach würzen und in eine passende Form zum Erkalten geben. Nach dem Erkalten Ringe ausstechen, diese mit dem restlichen Olivenöl bestreichen und in einer Pfanne goldbraun braten.

Jus

45 Minuten | für 4 Personen | Jus

Jus

1 kg	*Kalbsknochen*
2	*Karotten*
½	*Sellerie*
2	*Zwiebeln*
½	*Lauchstange*
4 EL	*Tomatenmark*
200 ml	*Sherry*
700 ml	*Rotwein*
2 l	*Fleischbrühe*
etwas	*Pfefferkörner, Salz, Lorbeer, Wacholder, Nelken*

Jus

Die Kalbsknochen im Ofen bei 160 °C für 90 Minuten rösten. Karotten und Sellerie in walnussgroße Stücke schneiden und in einem großen Topf kräftig anrösten. Nebenbei die Zwiebeln und den Lauch gleich groß schneiden und zufügen. Wenn alles gut angeröstet ist, die Kalbsknochen zugeben. Das Tomatenmark zufügen und ebenfalls anrösten lassen, dann mit Rotwein und Sherry ablöschen und reduzieren lassen und zwei weitere Male wiederholen. Anschließend mit Fond (falls nicht vorhanden Wasser) auffüllen und für mindestens 2 Stunden köcheln lassen (am besten mindestens 4 Stunden kochen). Danach durch ein Sieb passieren, das Fett von der Oberfläche abschöpfen und erneut kochen lassen, bis die gewünschte „Kräftigkeit" erreicht ist. Noch leicht mit Stärke abbinden.

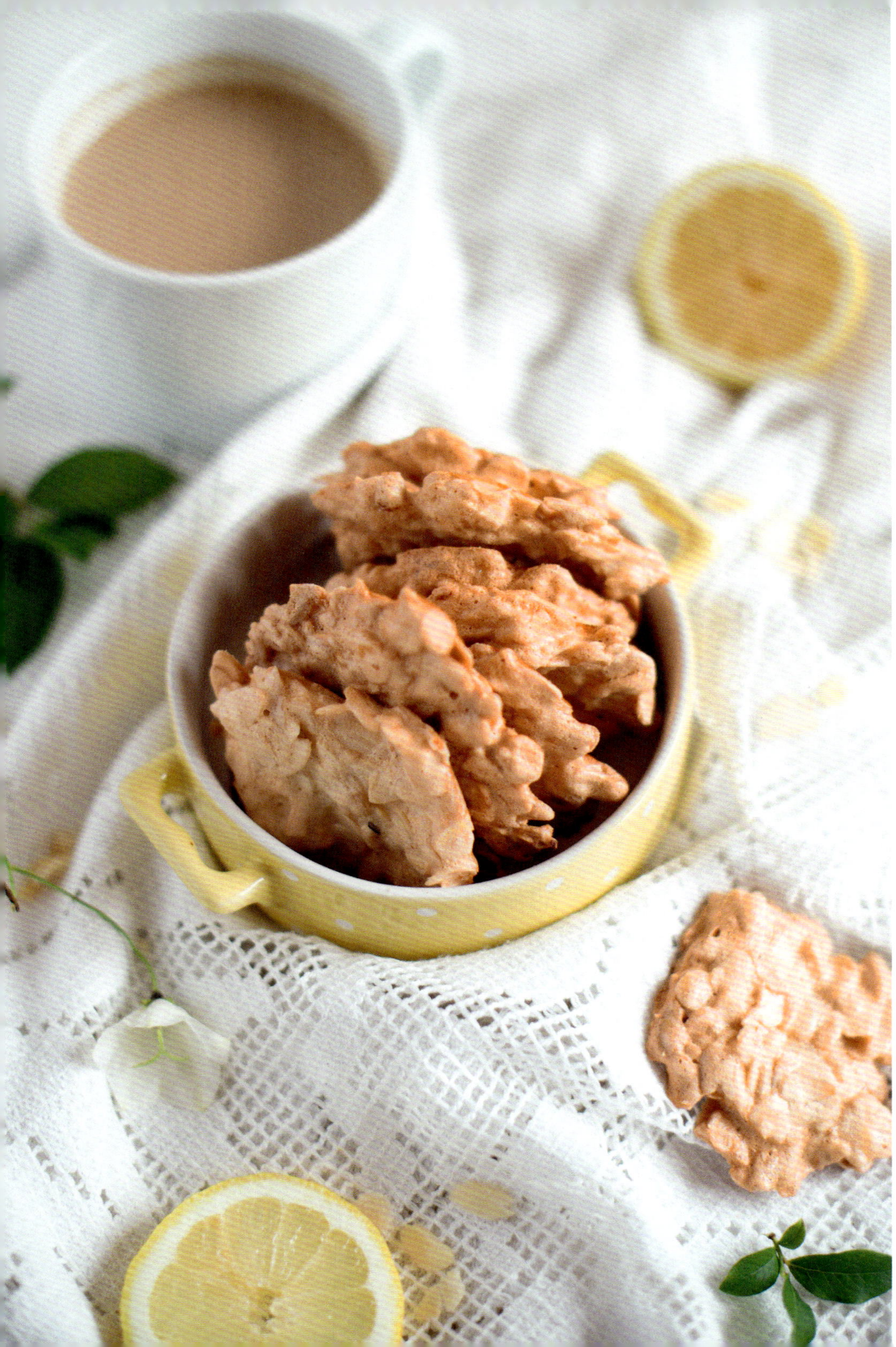

Zweierlei von der Brombeere mit Mandel-Florentiner

30 Minuten / 6 Stunden | für 4 Personen | Dessert

Brombeerparfait

100 g weiße Schokolade
3 Eier
2 Blatt Gelatine
60 g Zucker
300 g Sahne
250 g Brombeeren
1 Vanillestange

Brombeerparfait

Die Brombeeren halbieren. Die Sahne mit Hilfe eines Handmixers cremig schlagen und kalt stellen. Die Schokolade zerkleinern, in eine Schüssel geben und über einem Wasserbad schmelzen. Die Vanilleschote halbieren und das innere Mark herauskratzen.Die Gelatine in kaltem Wasser einweichen. Die Eier, das Vanillemark und den Zucker in eine Schüssel geben und über einem Wasserbad cremig schlagen. Wenn die Eimasse ca. 50 °C erreicht hat, die ausgedrückte Gelatine und die geschmolzene Schokolade hineingeben und solange weiter rühren, bis sich alles aufgelöst hat. Die Schüssel mit der Masse vom Wasserbad nehmen und kalt rühren. 2/3 der geschlagenen Sahne in die erkaltete Schokoladen-Eimasse einrühren und danach den Rest mit den Brombeeren nur noch vorsichtig unterheben. Die Parfaitmasse in Förmchen abfüllen und für ca. 6 Stunden ins Gefrierfach stellen.

Brombeerkompott

200 g Beeren nach Wahl
40 g Zucker
60 ml roter Fruchtsaft
1 Vanillestange
etwas Speisestärke

Brombeerkompott

Den Zucker zusammen mit dem roten Fruchtsaft aufkochen und mit dem Mark der Vanille würzen. Anschließend mit etwas Speisestärke abbinden und die Beeren einrühren. Die Beeren können nach Geschmack und Saison frei gewählt werden, allerdings muss bei besonders süßen bzw. sauren Beeren die Zuckermenge angeglichen werden. Nach Wunsch können die Beeren auch mit etwas Alkohol wie z. B. Himbeergeist oder Amaretto verfeinert werden.

Mandel-Florentiner

60 g Butter
60 g Zucker
25 ml Sahne
40 g Honig
50 g Mandeln, gehackt
50 g Mandeln, gestiftet
50 g Mandelblättchen
50 g Mandeln, gemahlen

Mandel-Florentiner

Alle Zutaten in einen Topf geben und aufkochen. Anschließend mit Teelöffeln kleine Plätzchen formen und bei 180 °C Umluft ca. 8 Minuten backen. Auf dem Backblech auskühlen lassen, da die Kekse sehr weich nach dem Backen sind.

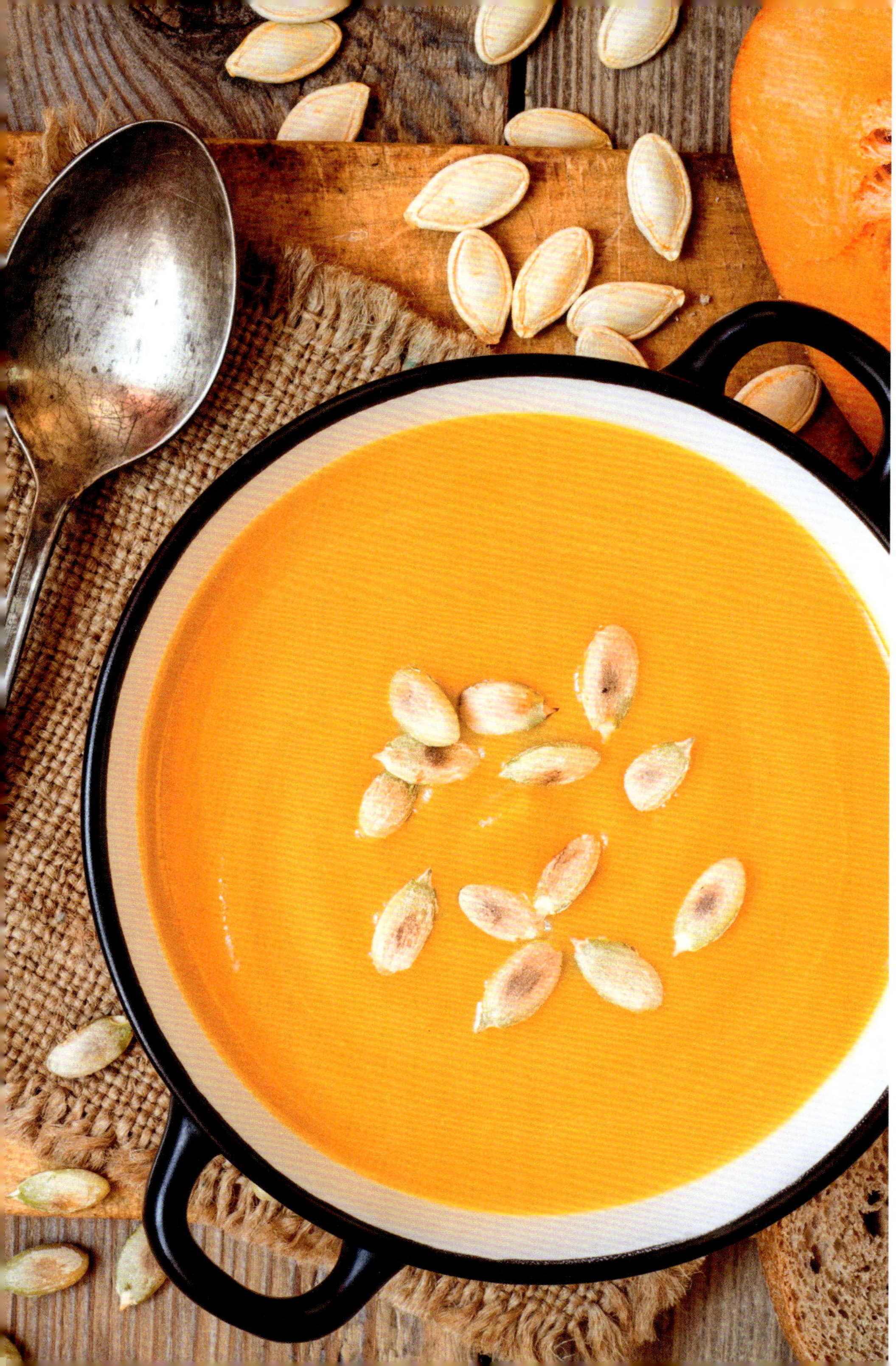

Cremesuppe vom Hokkaidokürbis mit Kokos, Chicken-Tortilla-Fingers und hausgemachtem Maisbrot

40 Minuten | für 4 Personen | Vorspeise

Cremesuppe Hokkaidokürbis

1	*Kürbis*
500 ml	*Brühe*
300 ml	*Kokosmilch*
1	*Orange*
1	*Zwiebel*
etwas	*Salz, Pfeffer, Muskat*

Chicken-Totilla-Fingers

200 g	*Hähnchenbrust*
200 g	*Tortilla Chips*
2	*Eier*
4 EL	*Mehl*
4 EL	*Pankow*
100 ml	*Buttermilch*
etwas	*Paprika, Salz, Pfeffer*

Maisbrot

500 g	*Mehl*
1	*Hefe*
300 ml	*warmes Wasser*
1 Dose	*Maiskörner*
150 g	*Röstzwiebeln*
2 EL	*Honig*
1 EL	*grobes Salz*

Cremesuppe Hokkaidokürbis

Die Zwiebeln und den Kürbis in kleine Würfel schneiden. Die Orange heiß spülen und mit einer Reibe die Schale abreiben. Saft, Brühe und Abrieb zur Suppe hinzugeben. Gut duchköcheln lassen und mit der Kokosmilch auffüllen, anschließend pürieren und mit Salz, Pfeffer und Muskat abschmecken.

Chicken-Tortilla-Fingers

Die Hähnchenbrust in 8 Streifen schneiden. Mit Salz, Pfeffer und Paprika würzen. Die Chips klein bröseln und mit dem Pankow mischen. Die Hähnchenstreifen in der Buttermilch für eine Stunde marinieren. Anschließend in Mehl, verquirltem Ei und dann in den Tortillabröseln wenden. Alles gut andrücken und in reichlich Öl anbraten. Eventuell bei 160 °C für weitere 5 Minuten backen.

Maisbrot

Hefe mit Honig und dem lauwarmen Wasser vermengen. Mehl, Salz und Maiskörner dazugeben und alles gut verkneten. Ausrollen und zu Baguettes formen. Auf ein Backblech geben und bei 70 °C ca. 30 Minuten im Ofen gehen lassen und für weitere 30 Minuten bei 185 °C backen. 5–10 Minuten auskühlen lassen und servieren.

Rinderrücken im Ganzen gegart mit Maronenhaube, Bohnengemüse und Süßkartoffel-Kartoffelgratin

60 Minuten | für 4 Personen | Hauptspeise

Rinderrücken

800 g	*Roastbeef*
5	*Knoblauchzehen*
½ Bund	*Rosmarin/ Thymian*
etwas	*Salz, Pfeffer*

Rinderrücken: Den Rücken von Sehnen/Fett befreien. In einer heißen Pfanne von allen Seiten kross anbraten. Mit Salz und Pfeffer würzen, den Knoblauch andrücken und zusammen mit den Kräutern auf dem Fleisch verteilen. Den Rinderrücken bei 110 °C ca. 40–50 Minuten bis zur gewünschten Kerntemperatur garen.

Garstufen:

48–20 °C	rare
51–54 °C	medium-rare
55–58 °C	medium
60 °C+	medium well

Maronenhaube

50 g	*Maronen*
40 g	*Butter*
1	*Ei*
40 g	*Pankow*
4 Zweige	*Rosmarin*
4 Zweige	*Thymian*

Maronenhaube: Die Maronen bei 160 °C etwa 12 Minuten lang im Ofen rösten. Die Butter weiß aufschlagen und die gehackten Maronen sowie das Ei dazugeben. Mit Meersalz würzen und nach und nach das Paniermehl dazugeben. Dann in eine Form füllen und bis zum Erhärten kalt stellen. Nun können Scheiben herunter geschnitten werden, diese auf das Fleisch geben und alles gemeinsam im Ofen für etwa 25 Minuten garen. In den letzten 4 Minuten die Temperatur auf 200 °C hochschalten und die Grillfunktion des Ofens zuschalten.

Bohnengemüse

500 g	*grüne Bohnen*
150 g	*Kirschtomaten*
1	*Zwiebel*
1 TL	*Bohnenkraut*
1 EL	*Butter*
etwas	*Salz, Pfeffer*

Bohnengemüse: Die Bohnen putzen und beide Enden abschneiden. Anschließend im kochendem Salzwasser bissfest garen. Zwiebel würfeln und im Sonnenblumenöl anbraten, die grünen Bohnen hinzugeben. Mit Bohnenkraut und Salz, Pfeffer würzen und abschmecken. Die halbierten Kirschtomaten und Butter nur noch kurz mit unterheben.

Süßkartoffel-Kartoffelgratin

200 g	*Süßkartoffeln*
250 g	*Kartoffeln*
160 ml	*Sahne*
100 g	*Parmesan*
	Salz, Pfeffer, Muskatnuss

Süßkartoffel-Kartoffelgratin: Die Süßkartoffeln und die Kartoffeln schälen, der Länge nach halbieren und leicht aufgefächert auf ein tiefes Ofenblech legen. Die Sahne aufkochen und kräftig mit Salz, Pfeffer und Muskatnuss abschmecken (evtl. auch etwas Knoblauch und Kräuter dazugeben). Nun die Kartoffeln mit der Sahne angießen und mit dem geriebenen Parmesan überstreuen. Bei 180 °C etwa 30 Minuten lang backen.

Jus

45 Minuten | für 4 Personen | Jus

Jus

1 kg	*Kalbsknochen*
2	*Karotten*
½	*Sellerie*
2	*Zwiebeln*
½	*Lauchstange*
4 EL	*Tomatenmark*
200 ml	*Sherry*
700 ml	*Rotwein*
2 l	*Fleischbrühe*
etwas	*Pfefferkörner, Salz, Lorbeer, Wacholder, Nelken*

Jus

Die Kalbsknochen im Ofen bei 160 °C für 90 Minuten rösten. Karotten und Sellerie in walnussgroße Stücke schneiden und in einem großen Topf kräftig anrösten. Nebenbei die Zwiebeln und den Lauch gleich groß schneiden und zufügen. Wenn alles gut angeröstet ist, die Kalbsknochen zugeben. Das Tomatenmark zufügen und ebenfalls anrösten lassen, dann mit Rotwein und Sherry ablöschen und reduzieren lassen und zwei weitere Male wiederholen. Anschließend mit Fond (falls nicht vorhanden Wasser) auffüllen und für mindestens 2 Stunden köcheln lassen (am besten mindestens 4 Stunden kochen). Danach durch ein Sieb passieren, das Fett von der Oberfläche abschöpfen und erneut kochen lassen, bis die gewünschte „Kräftigkeit“ erreicht ist. Noch leicht mit Stärke abbinden.

Warmer Applepie mit Pekannüssen und Ahornsirup-Eis

40 Minuten | für 4 Personen | Dessert

Warmer Applepie

1 Franzbrötchen
3 EL Butter
100 g Zucker
50 g Zucker, braun
2 Äpfel
100 g Pekannüsse
½ Vanilleschote
1 Prise Salz und Muskat
4 feuerfeste Förmchen

Streusel

100 g Mehl
50 g Zucker
50 g Butter, kalt
etwas Zimt, Vanille, Salz Orangenabrieb

Ahornsirup-Eis

150 ml Milch
350 ml Sahne
150 g Zucker
7 Eigelbe
60 ml Ahornsirup
1 Limette (Schale und Saft)

Warmer Applepie
Die Äpfel entkernen und in kleine Würfel schneiden. Die Pekannüsse rösten und hacken. Die Äpfel mit den Pekanüssen, Zucker weiß und braun, Mark der Vanilleschote, Salz, und Muskatnuss mischen und 15 Minuten ziehen lassen. Die gebutterten Förmchen mit den klein geschnitten Franzbrötchen auslegen und leicht andrücken und mit der Apfelmasse befüllen. Eine kleine Butterflocke „on TOP" setzen, mit der Steuselmasse bedecken und für 15 Minuten bei 180 °C backen. Lauwarm servieren.

Streusel
Aus dem Mehl, der Butter und dem Zucker eine Streuselmasse kneten. Diese auf dem Obst verteilen. Nach eigenem Geschmack können die Streusel mit Zimt, Vanille oder Orangenabrieb verfeinert werden.

Ahornsirup-Eis
Das Eigelb mit 25 g Zucker schaumig aufschlagen. Ahornsirup, restlicher Zucker, Limettenabrieb und Saft, Sahne und Milch auf dem Herd aufkochen lassen. Danach, unter ständigem Rühren, die Flüssigkeit in die Eigelbe geben. Die Eimilchmasse auf 80 °C erhitzen. Die Eismasse in der Eismaschine cremig rühren.

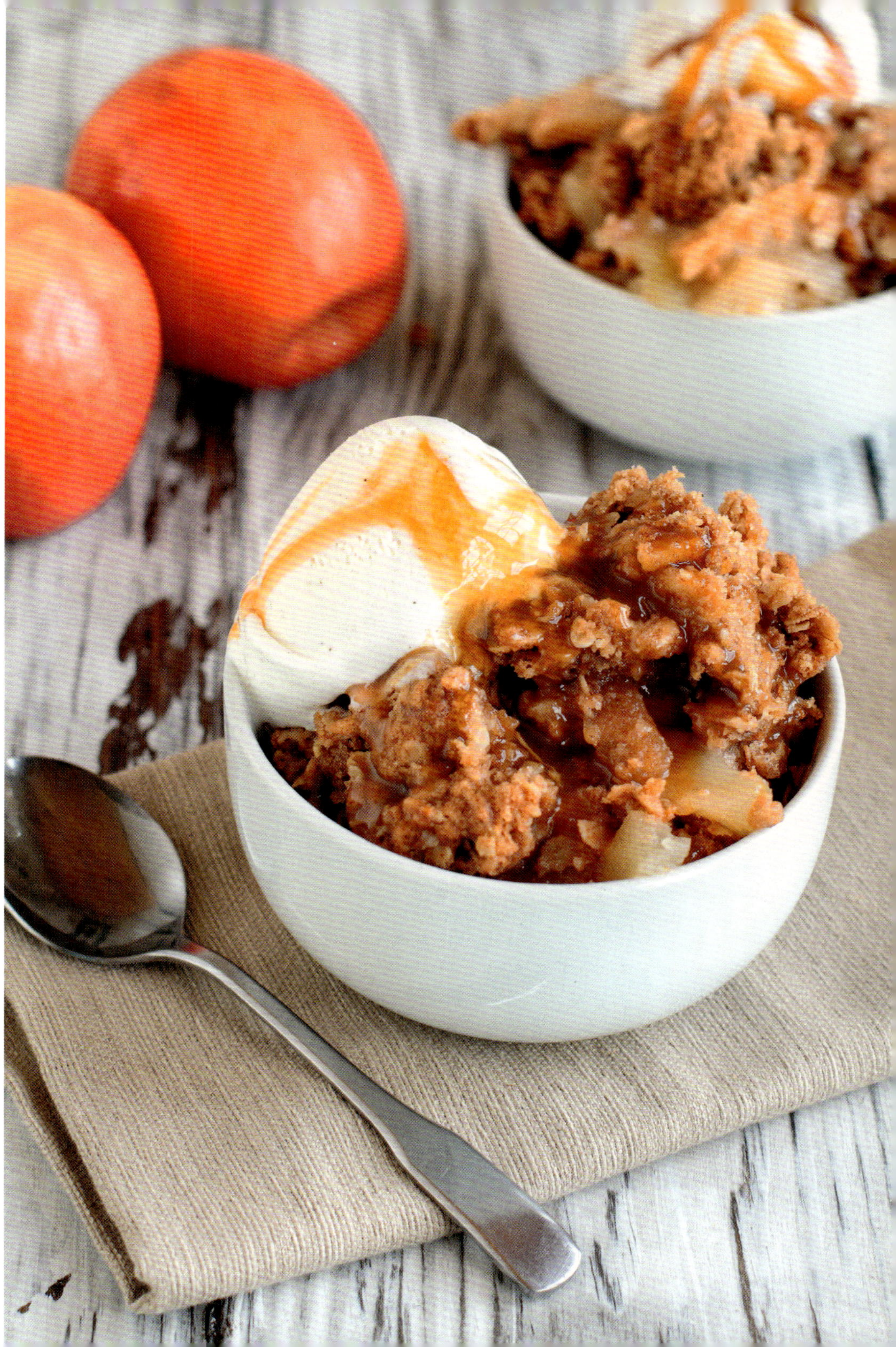

Gepfefferte Wachtelbrust mit knackigem Feldsalat, Apfelchutney und hausgebackenen Walnussbrötchen

30 Minuten | für 4 Personen | Vorspeise

Wachtelbrust
- 12 Wachtelbrüste
- 1 EL grüner Pfeffer
- 1 EL Öl
- 1 EL Butter
- etwas Salz

Feldsalat
- 500 g Feldsalat
- 1 EL Senf
- 1 EL Honig
- 1 EL heller Essig
- 6 EL Apfelsaft
- 6 EL Oliven / Walnussöl
- etwas Salz, Pfeffer

Apfelchutney
- 2 Äpfel
- 2 Schalotten
- 100 g Cranberrys
- 60 g Zucker
- 50 ml Weißwein
- 50 ml Apfelsaft
- 10 ml Apfelessig
- etwas Speisestärke
- Salz, Pfeffer

Walnussbrötchen
- 500 g Mehl
- 1 Hefewürfel
- 300 ml lauwarmes Wasser
- 2 EL Honig
- 1 EL grobes Meersalz
- 100 g gehackte Walnüsse
- 3 EL Milch

Wachtelbrust
Die Wachtelbrüste in einer heißen Pfanne scharf anraten. Den grünen Pfeffer hinzugeben, mit Salz würzen und die Pfanne vom Herd nehmen. Die Butter in die Pfanne geben und alles für weitere 5–8 Minuten bei 180 °C im Ofen zu Ende garen.

Feldsalat
Den Feldsalat waschen und trocken schleudern. Für das Dressing: In einem Messbecher Senf, Honig, Essig mischen. Den Saft und das Öl zum Schluss mithilfe eines Pürierstabes mixen.

Apfelchutney
Die Äpfel entkernen, Zwiebeln schälen und beides in kleine Würfel schneiden. Aus dem Zucker einen Karamell kochen und mit dem Weißwein und Apfelsaft ablöschen. Nun mit Salz und Pfeffer würzen, die Cranberrys und Äpfel dazugeben und weich kochen. Ist die gewünschte Bissfestigkeit erreicht, den Apfelessig dazugeben und mit der Speisestärke leicht abbinden.

Walnussbrötchen
Walnüsse fein hacken. Mehl, Salz, Walnüsse und Öl mischen. Die Hefe mit Honig und dem lauwarmen Wasser auflösen. Flüssigkeit zum Mehl geben und gut durchkneten. Den Teig in gleich große Stücken portionieren, ca. 90 g schwer und zu Bällen formen. Auf ein Backblech legen und bei 60 °C im Ofen gehen lassen. Für weitere 20 Minuten bei 185 °C backen. 5 Minuten vor dem Ende der Backzeit mit Milch bepinseln.

Rosa gebratener Hirsch mit Mangold-Senfhaube, buntes Pilzgemüse und cremiges Pastinakenpüree

40 Minuten | für 4 Personen | Hauptspeise

Hirschrücken
- 800 g Hirschkalb (Rücken)
- 2 Rosmarin-/Thymianzweige
- Salz, Pfeffer

Mangold-Senfhaube
- 1 Bund Mangold
- 4 EL Senf
- 40 g Butter
- 2 Knoblauchzehen
- 40 g Pankow
- Salz, Pfeffer

Buntes Pilzgemüse
- 1 Zwiebel
- 2 Knoblauchzehen
- 200 g Austern Pilze
- 200 g Champions
- 200 g Kräuterseiblinge
- ½ Bund Petersilie
- 150 g Kirschtomaten
- etwas Salz, Pfeffer

Pastinakenpüree
- 3 Pastinaken
- 6 Kartoffeln, mehligkochend
- 500 ml Gemüsebrühe
- 2 EL Butter
- 100 g Crème Fraîche
- etwas Salz, Pfeffer, Muskatnuss

Hirschrücken
Den Hirschkalbsrücken von Fett und Sehnen befreien und in vier gleichmäßige Portionen teilen. Eine Pfanne mit etwas Fett erhitzen und die Medaillons von allen Seiten gut anbraten.Das Fleisch aus der Pfanne nehmen, pfeffern und salzen und den Rosmarin und das Thymian unter das Fleisch legen. Mit der Mangoldpaste bestreichen und bei 110 °C ca. 15–20 Minuten im Ofen auf bis zur gewünschten Kerntemperatur garen. In den letzten 4 Minuten die Temperatur auf 200 °C hochschalten und die Grillfunktion des Ofens zuschalten.

Mangold-Senfhaube
Den Mangold waschen und den harten Struck entfernen. Die Blätter in kleine Würfel schneiden. Zwiebeln würfeln und im Öl anschwitzen, Blätter und Knoblauch zugeben und kurz mit anschwitzen. Senf, Pankow und Mangold vermengen, alles in eine Küchenmaschine geben und zu einer grünen Paste pürieren. Mit Salz und Pfeffer abschmecken.

Buntes Pilzgemüse
Die gewaschene Petersilie fein schneiden. Zwiebeln und Knoblauch pellen und klein schneiden. Die Pilze abbürsten und in mundgerechte Stücke schneiden. Die Kirschtomaten halbieren. Zwiebeln anbraten und die Pilzsorten in kleinen Menge anbraten. Mit Knoblauch, Salz und Pfeffer abschmecken. Zum Schluss die Kräuter unterheben und servieren.

Pastinakenpüree
Pastinaken und Kartoffeln schälen und in Würfel scheiden und in der Gemüsebrühe kochen. Wenn alles weich ist, die Brühe abgießen. Mit Butter, Crème Fraîche, Muskatnuss, Salz und Pfeffer abschmecken.

Jus

45 Minuten | für 4 Personen | Jus

Jus	
1 kg	Kalbsknochen
2	Karotten
½	Sellerie
2	Zwiebeln
½	Lauchstange
4 EL	Tomatenmark
200 ml	Sherry
700 ml	Rotwein
2 l	Fleischbrühe
etwas	Pfefferkörner, Salz, Lorbeer, Wacholder, Nelken

Jus
Die Kalbsknochen im Ofen bei 160 °C für 90 Minuten rösten. Karotten und Sellerie in walnussgroße Stücke schneiden und in einem großen Topf kräftig anrösten. Nebenbei die Zwiebeln und den Lauch gleich groß schneiden und zufügen. Wenn alles gut angeröstet ist, die Kalbsknochen zugeben. Das Tomatenmark zufügen und ebenfalls anrösten lassen, dann mit Rotwein und Sherry ablöschen und reduzieren und zwei weitere Male wiederholen. Anschließend mit Fond (falls nicht vorhanden Wasser) auffüllen und für mindestens 2 Stunden köcheln lassen (am besten mindestens 4 Stunden kochen). Danach durch ein Sieb passieren, das Fett von der Oberfläche abschöpfen und erneut kochen lassen, bis die gewünschte „Kräftigkeit" erreicht ist. Noch leicht mit Stärke abbinden.

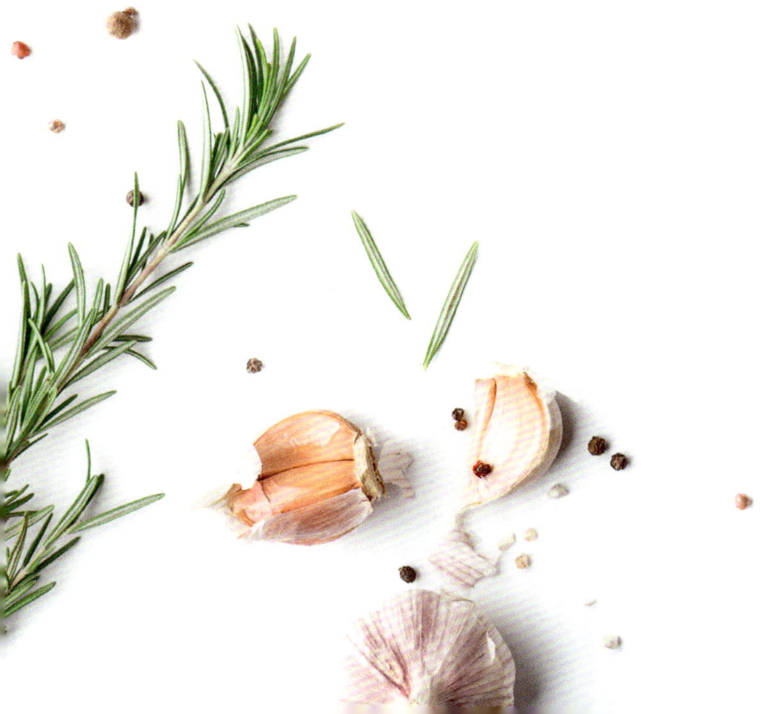

Gebackene Pflaume im Glas mit frostigem Schokoladeneis und Preiselbeerchutney

60 Minuten | für 4 Personen | Dessert

Pflaume im Glas	
200 g	Zwetchgen, frisch/TK
50 g	Zucker
1 EL	Zimt
1 EL	Vanillezucker
2 EL	Rum
2 EL	Speisestärke
4	feuerfeste Gläschen

Streusel	
100 g	Mehl
50 g	Zucker
50 g	Butter, kalt
etwas	Zimt, Vanille, Salz, Orangenabrieb

Schokoladeneis	
150 ml	Milch
350 ml	Sahne
120 g	Zucker
170 g	Bitterschokolade (mind. 50 %)
8	Eigelbe

Preiselbeerchutney	
300 g	Preiselbeeren, TK
200 ml	Johannisbeersaft
1	Vanilleschote
80 g	Zucker

Pflaume im Glas
Die Zwetchgen oder Pflaumen ggf. entkernen und in kleine Würfel schneiden. Alle Zutaten vermengen und 15 Minuten ziehen lassen. Pflaumen in die Gläschen füllen, mit der Streuselmasse bedecken und bei 180 °C für 15 Minuten im Backofen backen. Vorsicht beim Herausnehmen! Sehr heiß!

Streusel
Aus dem Mehl, der Butter und dem Zucker eine Streuselmasse kneten. Diese auf dem Obst verteilen. Nach eigenem Geschmack können die Streusel mit Zimt, Vanille oder Orangenabrieb verfeinert werden.

Schokoladeneis
Die Milch/Sahne mit 150 g Zucker und der Bitterschokolade unter rühren zum Kochen bringen. Die Eigelbe mit dem restlichen Zucker schaumig aufschlagen, dann die heiße Sahne-Schokoladenmasse langsam einrühren und dann erneut auf dem Herd ankochen lassen. Dabei binden die Eier die Masse ab, sodass sie cremiger gefriert. Die fertige Eismasse noch etwas auskühlen lassen, dann in einer Eismaschine gefrieren lassen.

Preiselbeerchutney
Zucker im Topf karamellisieren und mit dem Fruchtsaft ablöschen. Vanilleschote auskratzen und beides zum Saft geben. Die Hälfte der Beeren mitkochen. Schote entnehmen. Wenn die Früchte weich sind, pürieren und evtl. mit Stärke binden. Die zweite Hälfte der Beeren unterheben und kalt stellen.

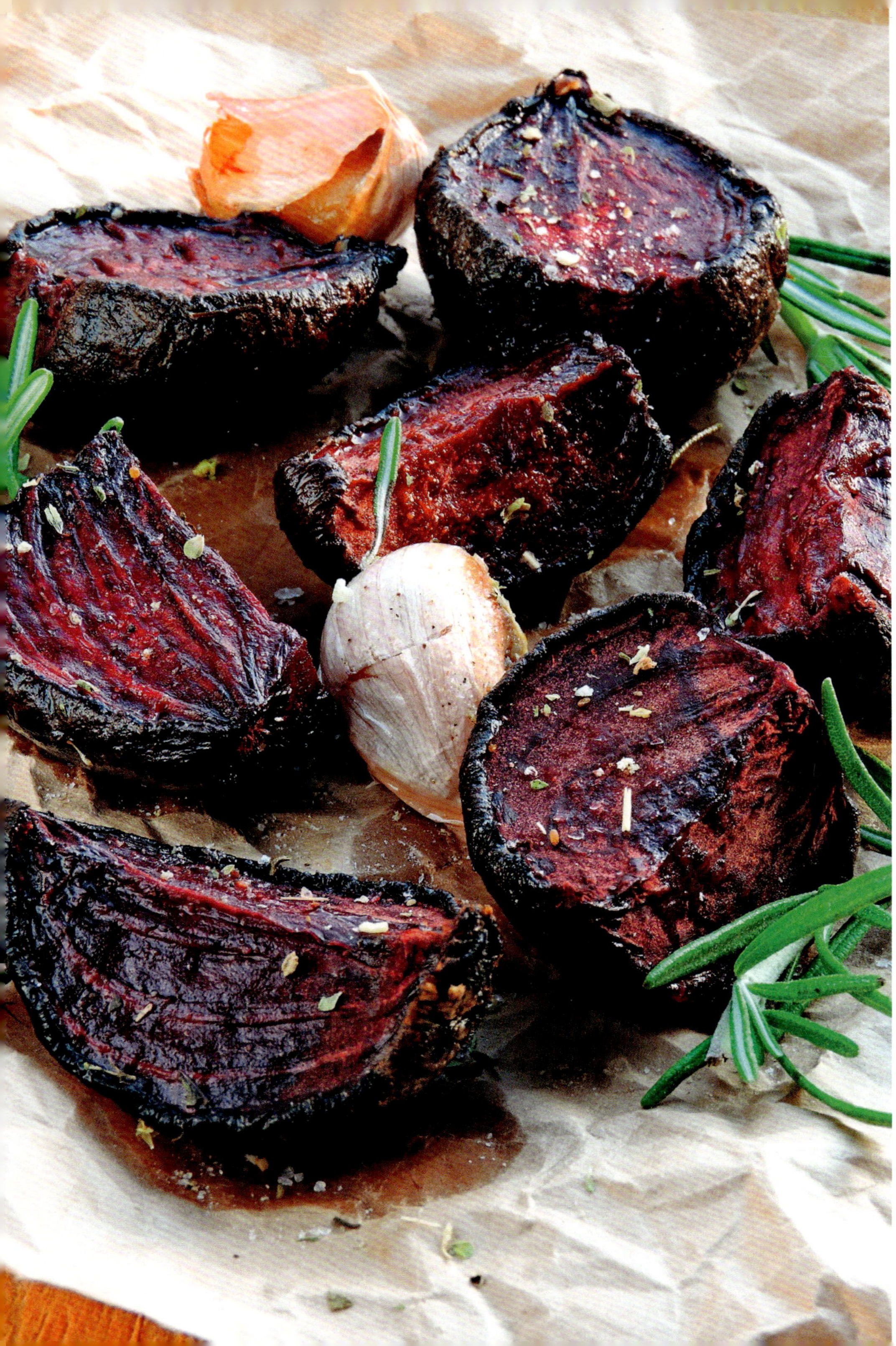

Kürbis-Flammkuchen mit Parmaschinken, Rucola und Roter Beete im Pergament gegart

40 Minuten | für 4 Personen | Vorspeise

Kürbis-Flammkuchen
200 g Hokkaidokürbis
100 g Kirschtomaten
½ Bund Frühlingslauch
4 EL schwarze Oliven
150 g Parmesan
300 g Crème Fraîche
200 g Rucola
12 Sch. Parmaschinken
200 g Blätterteig
etwas Salz, Pfeffer, Zucker

Rote Beete
3 Rote Beeteknollen
3 Schalotten
1 Bund Frühlingslauch
½ Bund Thymian/Rosmarin
4 EL Butter
4 Lorbeerblätter
je 1 TL Piment
etwas Kümmel, schwarzer Pfeffer, Wacholderbeeren
600 ml Rotwein
200 ml Orangensaft
etwas Salz, Pfeffer, Zucker, Backpapier, Alufolie

Kürbis-Flammkuchen

Den Kürbis entkernen. Die Stängel vom Rucola entfernen und den Rest waschen und auf ein Tuch zum Trocknen legen. Den Parmesan und den Kürbis mithilfe einer Reibe in Scheiben hobeln. Die Kirschtomaten und Oliven halbieren. Den Frühlingslauch in Ringe schneiden. Den Blätterteig mithilfe eines Nudelholz dünn ausrollen. Auf ein Backblech geben und mit der Crème Fraîche bestreichen. Die Kirschtomaten, Hälfte des Parmesans, Oliven, Kürbisscheiben und Frühlingslauch darüber streuen und in einem vorgewärmten Backofen bei 250 °C ca. 10 Minuten schieben. Herausnehmen, mit dem Rucola, dem Parmaschinken und dem restlichen Parmesan belegen, portionieren und servieren.

Rote Beete

Die Rote Beete waschen, schälen und in Spalten schneiden. Die Schalotten längs vierteln und die Schichten auseinanderbrechen. Die äußeren Blätter und das obere Drittel vom Frühlingslauch entfernen und den Rest klein schneiden. Piment, Kümmel, Wacholder, Lorbeer und Pfeffer mithilfe eines Mörsers zerkleinern. Den Rotwein und Orangensaft mit den Gewürzen kräftig für ca. 5 Minuten kochen lassen. Den Sud durch ein Sieb geben, um die Gewürze zu entfernen und erneut aufkochen. Die Rote Beetespalten mit dem Thymian und Rosmarin zum Sud geben und ca. 5–10 Minuten köcheln lassen. Kräftig mit Salz, Pfeffer und Zucker würzen. Das Backpapier vierteln und die Rote Beetespalten (ohne Sud) mittig darauf verteilen. Die Butter und den Frühlingslauch auf die Rote Beete geben und den übrigen Sud einkochen. Je 1–2 Löffel Sud auf die Päckchen geben und mithilfe eines Tackers zusammentackern. Die Päckchen in Alufolie wickeln und für ca. 30 Minuten bei 180 °C in einen vorgewärmten Backofen geben. Herausnehmen, aufmachen und servieren.

Saltimbocca von der Maispoularde auf Schmorgemüse, Rosmarinkartoffeln und Aioli

40 Minuten | für 4 Personen | Hauptspeise

Saltimbocca

4	Maispoulardenbrüste
4	Parmaschinken, Scheiben
4 Blatt	Salbei
etwas	Salz, Pfeffer

Rosmarinkartoffeln

700 g	Drillinge
½ Bund	Rosmarin
5 EL	Olivenöl
etwas	Salz, Pfeffer

Schmorgemüse

200 g	Karotten
100 g	Pastinaken
100 g	Weißkohl
40 g	Tomatenmark
60 ml	Rotwein
etwas	Salz, Pfeffer, Zucker

Aioli

3	Eigelbe
50 ml	Milch
2	Knoblauchzehen
250 ml	Öl
etwas	Paprikapulver, Salz, Pfeffer

Saltimbocca: Die Haut der Maispoulardenbrüste vorsichtig abziehen und ein Salbeiblatt auf das Fleisch legen, mit dem Parmaschinken umwickeln und die Haut wieder darüber ziehen. So hat man später eine knusprige Haut und der Parmaschinken verbrennt nicht. Die Brust nun mit Salz und Pfeffer würzen und in einer Pfanne zunächst von der Hautseite braten, bis diese goldbraun und knusprig ist, dann von der Fleischseite bis diese ebenfalls gut gebräunt ist. Anschließend auf ein Ofengitter legen und bei 85 °C 25 Minuten lang garen. Zum Schluss den Ofen für etwa 5 Minuten auf etwa 160 °C aufheizen. Durch diese Garmethode bleibt die Maispoulardenbrust sehr saftig, da mit Niedertemperatur gegart wird, und durch das Aufheizen zum Schluss ist garantiert, dass die Brust heiß auf dem Teller landet.

Rosmarinkartoffeln: Die Kartoffeln vierteln. Mit dem Olivenöl und Rosmarin vemengen, mit Salz und Pfeffer würzen und auf einem Backblech verteilen. Circa 45 Minuten bei 180 °C im Backofen backen.

Schmorgemüse: Die Karotten und die Pastinaken schälen und in mundgerechte Größe schneiden. Den Weißkohl in etwa 1 cm dicke Streifen schneiden. Alles gemeinsam in einem Topf anbraten. Wenn sich Röstaromen gebildet haben, das Tomatenmark dazugeben und ebenfalls für etwa 2 Minuten anbraten, dann den Rotwein zugeben, mit Salz, Zucker und Pfeffer würzen und einen Deckel auf den Topf geben. Etwa 15 Minuten lang weich garen lassen.

Aioli: Die Eigelbe mit den Knoblauchzehen und der Milch pürieren. Dann nach und nach langsam unter ständigem Pürieren das Öl einlaufen lassen, sodass sich eine Emulsion entwickelt. Wenn die Aioli die gewünschte Konsistenz hat, mit Salz, Pfeffer und Paprikapulver abschmecken.

Crème Brûlée von der „Birne Helene" mit Zwetschgenröster und Honighippe

60 Minuten | für 4 Personen | Dessert

Crème Brûlée

100 g	Schokolade, dunkel
5	Eigelbe
400 ml	Sahne
1	Tonkabohne
70 g	Zucker, braun
2	Birnen
50 g	Zucker
100 ml	Apfelsaft
½ TL	Zimt

Crème Brûlée

Die Birnen schälen, entkernen und in kleine Würfel schneiden. Zusammen mit dem Zucker und Zimt in der Pfanne anbraten, bis die Birnen karamellisieren. Mit dem Apfelsaft ablöschen und kochen lassen, bis die Flüssigkeit verdampft ist. Die Tonkabohne fein reiben und mit Zucker, Schokolade und Sahne in einem Topf langsam aufkochen. Vom Herd nehmen. Die Eier trennen. Eine Kelle von der heißen Sahnemischung vorsichtig in die Eier einrühren und dann die Ei-Sahnemischung langsam und vorsichtig in die warme Sahne einrühren. Den Ofen auf 110 °C vorheizen. Die Mischung in feuerfeste Schalen geben, einen Löffel Birnen dazugeben und diese auf ein Backblech stellen. Heißes Wasser auf das Blech gießen und die Crème für 60 Minuten bei 110 °C im Ofen stocken lassen. Vor dem Servieren abkühlen lassen, dünn mit braunem Zucker bestreuen und diesen mit einem Bunsenbrenner karamellisieren.

Zwetschgenröster

200 g	Zwetschgen
100 g	Zucker
80 ml	Rotwein
1	Zimtstange

Zwetschgenröster

Die Zwetschgen vom Stein befreien und in Spalten schneiden. Aus dem Zucker ein Karamell schmelzen, mit dem Rotwein ablöschen und die Zimtstange dazugeben. Nun kochen lassen, bis sich der Karamell gelöst hat, dann die Zwetschgenspalten dazugeben und weiterkochen lassen, bis sich der Sud sämig um die Zwetschgen legt.

Honighippe

60 g	Mehl
40 g	Honig
40 g	Butter
80 g	Puderzucker

Honighippe

Alle Zutaten zu einem glatten Teig verrühren. Aus dem Teig Kügelchen von ca. 3 cm Durchmesser formen. Die Kügelchen auf eine Backmatte legen und im Ofen bei 180 °C trockener Hitze goldgelb backen. Teighippen auf der Backmatte abkühlen lassen und von der Matte nehmen.

Weihnachts-special

Ente, Gans, Rotkohl und Zimt. Unsere Rezepte machen Lust auf Weihnachten und mit unseren Tipps und Tricks gelingt auch Ihnen der perfekte Weihnachtsbraten.

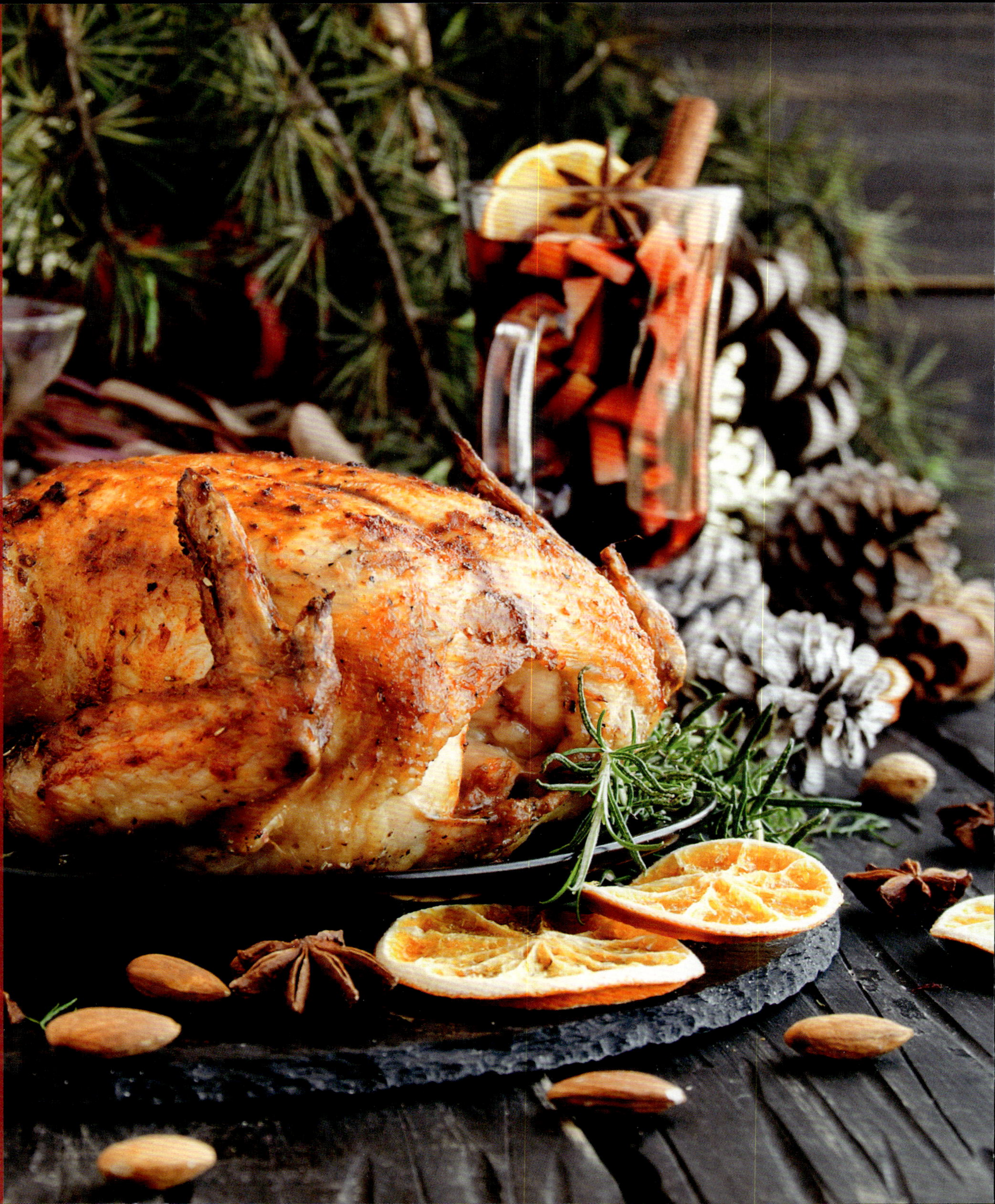

„Ziegenkäse im Santa Claus Päckchen", Rucola, Apfel-Cranberrychutney und Rosmarincrostini

45 Minuten | für 4 Personen | Vorspeise

Ziegenkäse im Santa Claus Päckchen

400 g	Ziegenkäse nach Geschmack
3 EL	Honig
150 g	Walnusskerne
150 g	Kirschtomaten
½ Bund	Frühlingslauch
2	Schalotten
50 ml	Olivenöl
½ Bund	Kräuter nach Wahl
etwas	Salz, Pfeffer, Pergamentpapier und Alufolie

Ziegenkäse im Santa Claus Päckchen

4 Stücke vom Pergamentpapier und Alufolie abrollen. Den Ziegenkäse in 4 gleich große Stücke aufteilen.Die Kirschtomaten halbieren. Die Walnüsse grob zerkleinern und in einer heißen Pfanne anrösten Das obere Viertel vom Frühlingslauch entfernen und den Rest in Ringe schneiden. Die Schalotten pellen, längs vierteln und mit dem Frühlingslauch in einer heißen Pfanne mit etwas Öl kurz anbraten. Herausnehmen und mit den Walnüssen, den Kirschtomaten und dem Honig vermengen. Die Stücke von der Alufolie und darauf das Pergamentpapier auf dem Tisch verteilen. Den Ziegenkäse darauf geben und die Walnuss-Tomatenmasse „on top" geben. Mit Salz und Pfeffer würzen, vorsichtig zusammendrehen oder mit Hilfe eines Tackers zusammentackern und für ca. 12 Minuten bei 180 °C in einen vorgewärmten Backofen geben. Herausnehmen, aufmachen und servieren.

Rucola

100 g	Rucola
2 EL	Feigensenf
1 EL	Honig
5 EL	Apfelsaft
5 EL	Olivenöl
etwas	Salz, Pfeffer

Rucola

Den Rucola waschen und trocknen. Feigensenf, Honig, Apfelsaft und Olivenöl mischen. Mit Salz und Pfeffer abschmecken und mit dem Rucola vermengen.

Apfel-Cranberrychutney

2	Äpfel
2	Schalotten
100 g	Cranberrys
60 g	Zucker
50 ml	Weißwein
50 ml	Apfelsaft
10 ml	Apfelessig
etwas	Speisestärke, Salz, Pfeffer

Apfel-Cranberrychutney

Die Äpfel und die Zwiebeln von Schale und Kernen befreien und in kleine Würfel schneiden. Aus dem Zucker einen Karamell kochen und mit dem Weißwein und Apfelsaft ablöschen. Nun mit Salz und Pfeffer würzen, die Cranberrys und Äpfel dazugeben und weich kochen. Ist die gewünschte Bissfestigkeit erreicht, den Apfelessig dazugeben und mit der Speisestärke leicht abbinden.

Rosmarincrostini

1	Baguette
3	Rosmarinzweige
1	Knoblauchzehe
60 ml	Olivenöl
	Salz, Pfeffer

Rosmarincrostini

Das Baguette in schräge, dünne Scheiben schneiden, Knoblauch pellen, Rosmarinnadeln abzupfen und mit dem Olivenöl pürieren. Das Öl mit einem Pinsel auf den Baguettescheiben verteilen und mit Salz und Pfeffer würzen. Bei 200 °C im Backofen ca. 10 Minuten goldbraun backen.

„Entenkeule aus dem Rohr“ mit Punschglasur, herzhaftem Walnusswirsing und Kartoffeltaler

90 Minuten | für 4 Personen | Hauptspeise

Entenkeule

4 Entenkeulen
300 g Röstgemüse
1 Zwiebel
1 EL Tomatenmark
0,7 l Rotwein
Lorbeer, Nelken, Wachholder
1 EL Entenschmalz
500 ml Glühwein/Punsch

Entenkeule

Die Entenkeule waschen und trocken tupfen. Mit Salz und Pfeffer kräftig die Hautseite einreiben. Einen Bräter mit Entenfett erhitzen und die Entenkeulen kross anbraten. Die Keulen entnehmen und das geschnittene Gemüse anbraten. Wenn es dunkel geröstet ist, das Tomatenmark und anschließend den Rotwein hinzugeben. Die Keulen wieder in den Bräter legen und bei 160 °C für 60 Minuten im Ofen backen. Saucenfond durch ein Sieb filtern und im Topf mit dem Punsch einkochen. Evtl. mit Speisestärke eindicken oder stark reduzieren. Vor dem Servieren die Entenkeulen damit überglänzen.

Walnusswirsing

500 g Wirsing
150 g Walnusskerne
50 g Butter
10 ml Weißwein
100 ml Sahne
etwas Salz, Pfeffer, Zucker

Walnusswirsing

Den Wirsing vierteln, den Strunk heraus schneiden und die Blätter in feine Streifen schneiden. Den Wirsing in etwas Butter leicht anbraten, dann mit dem Weißwein ablöschen, kurz verkochen lassen, dann die Sahne angießen und würzen. Die Walnusskerne im Ofen bei 180 °C für etwa 10 Minuten rösten, dann etwas feiner hacken und in den Wirsing rühren.

Kartoffeltaler

600 g Kartoffeln (mehlig)
4 Eier
½ Bund Petersilie, Kerbel
etwas Speisestärke
Salz, Pfeffer, Muskatnuss

Kartoffeltaler

Die Kartoffeln schälen und in Salzwasser gar kochen lassen. Anschließend durch ein Sieb geben, ausdämpfen lassen und mit einem Kartoffelstampfer zerdrücken. Eier, Salz, Pfeffer; Muskatnuss und die fein geschnittenen Kräuter dazugeben und gut verrühren. Mithilfe der Stärke auf „Konsistenz“ bringen, sodass sich kleine Taler formen lassen, diese dann in einer Pfanne goldbraun ausbraten.

Crème Brûlée von der dunklen Schokolade und Birne mit Zwetschgenröster und Honighippe

60 Minuten | für 4 Personen | Dessert

Crème Brûlée

100 g Schokolade, dunkel
5 Eigelbe
400 ml Sahne
1 Tonkabohne
70 g Zucker
brauner Zucker
2 Birnen
50 g Zucker
100 ml Apfelsaft
½ TL Zimt

Crème Brûlée

Die Birnen schälen, entkernen und in kleine Würfel schneiden. Zusammen mit dem Zucker und Zimt in der Pfanne anbraten, bis die Birnen karamellisieren. Mit dem Apfelsaft ablöschen und kochen lassen, bis die Flüssigkeit verdampft ist. Die Tonkabohne fein reiben und mit Zucker, Schokolade und Sahne in einem Topf langsam aufkochen. Vom Herd nehmen. Die Eier trennen. Eine Kelle von der heißen Sahnemischung vorsichtig in die Eier einrühren und die Ei-Sahnemischung langsam und vorsichtig in die warme Sahne einrühren. Den Ofen auf 120 °C vorheizen. Die Mischung in feuerfeste Schalen geben, einen Löffel Birnen dazugeben und diese auf ein Backblech stellen. Heißes Wasser auf das Blech gießen und die Creme für 60 Minuten bei 120 °C im Ofen stocken lassen. Vor dem Servieren abkühlen lassen, dünn mit braunem Zucker bestreuen und diesen mit einem Bunsenbrenner karamellisieren lassen.

Zwetschgenröster

200 g Zwetschgen
100 g Zucker
80 ml Rotwein
1 Zimtstange

Zwetschgenröster

Die Zwetschgen vom Stein befreien und in Spalten schneiden. Aus dem Zucker ein Karamell schmelzen, mit dem Rotwein ablöschen und die Zimtstange dazugeben. Nun kochen lassen, bis sich der Karamell gelöst hat, dann die Zwetschgenspalten dazugeben und weiterkochen lassen, bis sich der Sud sämig um die Zwetschgen legt.

Honighippe

60 g Mehl
40 g Honig
40 g Butter
80 g Puderzucker

Honighippe

Alle Zutaten zu einem glatten Teig verrühren. Aus dem Teig Kügelchen von ca. 3 cm Durchmesser formen. Die Kügelchen auf eine Backmatte legen und im Ofen bei 180 °C trockener Hitze goldgelb backen. Teighippen auf der Backmatte abkühlen lassen und von der Matte nehmen.

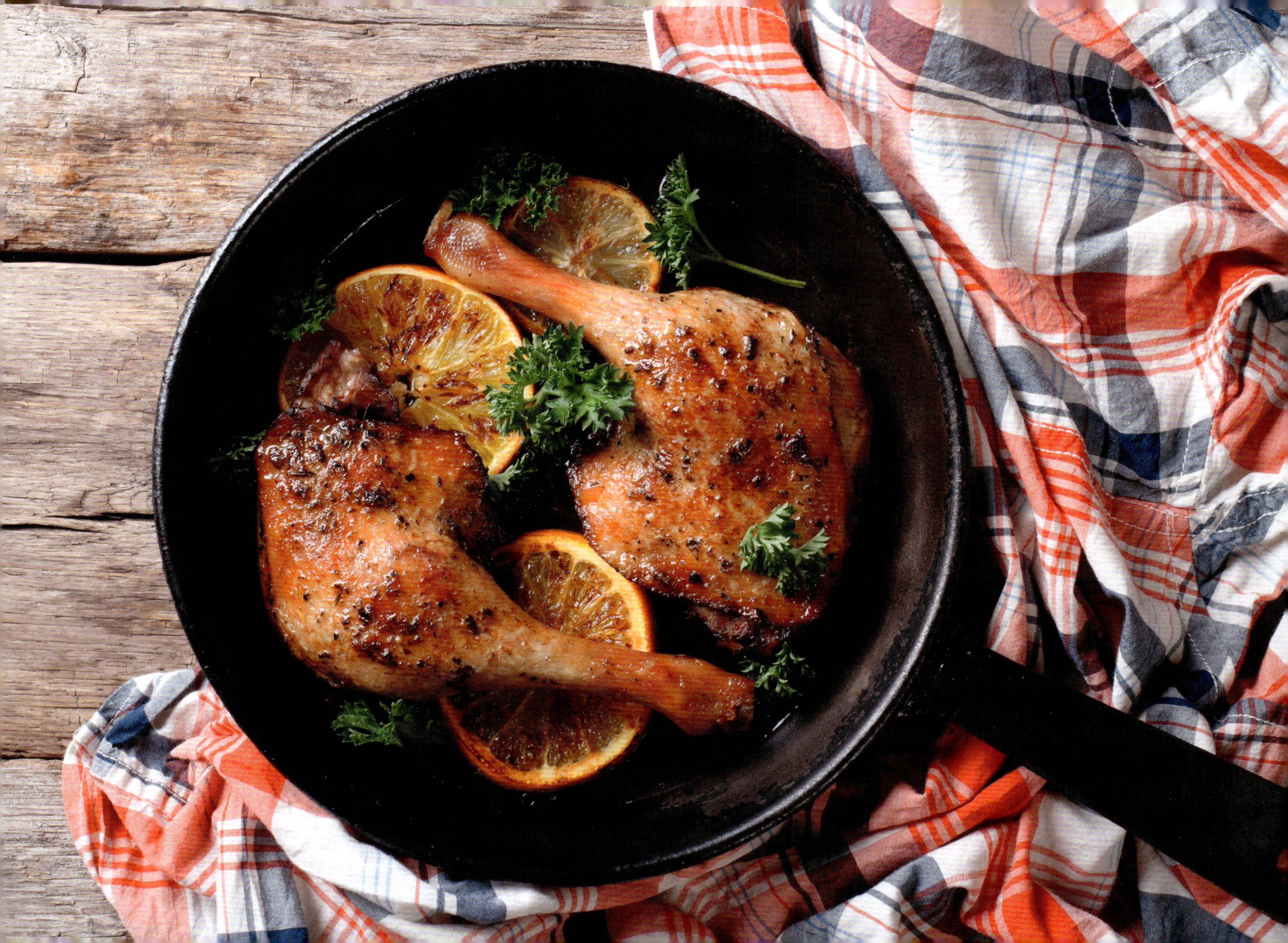

Kürbis-Ingwersüppchen mit Aprikosen, Kürbiskernen und Röstzwiebelbrot

60 Minuten | für 4 Personen | Suppe

Kürbis-Ingwersüppchen

½.	Hokkaido-Kürbis
1	Gemüsezwiebel
1	Karotte
1 Stk.	Ingwer
300 ml	Gemüsebrühe
200 ml	Sahne
100 ml	Orangensaft
100 g	getr. Aprikosen
50 ml	Kürbiskernöl
50 g	Kürbiskerne
etwas	Salz, Pfeffer, Zucker, Muskat

Röstzwiebelbrot

500 g	Mehl
300 ml	Wasser
1	Hefewürfel
2 EL	Honig
1 EL	Kürbiskernöl
50 g	Kürbiskerne
50 g	Röstzwiebel
5 g	Salz

Cranberry-Whiskey-Butter

150 g	Butter
60 g	Cranberrys
40 ml	Whiskey
½ Bund	Petersilie, gehackt
10 g	Meersalz

Kürbis-Ingwersüppchen

Den Kürbis am oberen und am unteren Ende gerade abschneiden und in der Mitte durchschneiden. Mit einem Löffel die Kerne herauskratzen, anschließend in grobe Stücke schneiden, die Zwiebel, Karotte und Ingwer schälen und würfeln. Alles gemeinsam in einem Topf anschwitzen und anschließend mit der Gemüsebrühe und dem Orangensaft aufgießen, einkochen lassen mit Salz, Pfeffer, Muskatnuss und Zucker würzen und 20 Minuten weichkochen lassen. Dann die Sahne dazugießen und pürieren, gegebenenfalls erneut abschmecken. Zunächst die Cremesuppe in passende Teller anrichten, dann mit dem Kernöl, gerösteten Kürbiskernen und kleingeschnittenen Aprikosen dekorieren.

Röstzwiebelbrot

Den Hefewürfel im lauwarmen Wasser mit dem Honig für etwa 5 Minuten auflösen lassen. Dann alle Zutaten zu einem Teig vermengen und diesen etwa 5 Minuten durchkneten, im Anschluss dünne Stangen formen. Diese dann bei 60 °C ca. 30 Minuten im Ofen gehen lassen. Wenn die Brote schön aufgegangen sind, den Ofen auf 180 °C hochdrehen und etwa 25 Minuten lang backen.

Cranberry-Whiskey-Butter

Die Cranberrys möglichst fein hacken. Die Butter mit dem Salz schaumig aufschlagen, dann den Whiskey dazurühren und die Cranberrys und Petersilie unterrühren. Nun in Schälchen füllen oder mit einer Sterntülle aufspritzen.

Entenbrust mit Orangen-Honigglasur, Zimt-Rotkohl und Kartoffelknödel

35 Minuten | für 4 Personen | Hauptspeise

Entenbrust

4	Entenbrüste
etwas	Salz, Pfeffer
20 g	Honig
40 ml	Orangensaft

Zimt-Rotkohl

500 g	Rotkohl
2	Zwiebeln
1	Apfel
etwas	Salz, Zucker, Pfeffer
20 ml	Himbeeressig
180 ml	trockener Rotwein
30 g	Schmalz
480 ml	Brühe
20 g	Johannisbeergelee
	Lorbeer, Nelke, Wacholder, Zimt

Kartoffelknödel

500 g	Kartoffeln
2	Eier
2	Toastbrot, Scheiben
etwas	Salz, Pfeffer, Muskat, Stärke

Entenbrust

Das Fett der Entenbrust rautenförmig einschneiden (damit sie sich beim Anbraten nicht verformt, mehr Fett ausgebraten wird und sie dadurch knuspriger wird) und bei mittlerer Hitze ohne Öl in einer Pfanne auf der Fettseite zuerst für etwa 4 Minuten anbraten, dann für weitere 3 Minuten auf der Fleischseite anbraten. Das ausgetretene Fett kann dem Rotkohl beigefügt werden. Es schmeckt dadurch intensiver und erhält einen schönen Glanz. Den Honig mit dem Orangensaft verrühren und die Entenbrüste damit einstreichen. Wer mag, gibt einen Spritzer Grand Marnier dazu. Die Entenbrüste dann bei 160 °C für etwa 8 Minuten in den Ofen geben.

Zimt-Rotkohl

Den Rotkohl von den Außenblättern befreien, vierteln, den Strunk entfernen und hauchdünn hobeln. Äpfel schälen, Kerngehäuse entfernen und in feine Würfel schneiden. Rotkohl mit Essig, Salz, Zucker und Öl marinieren. Zwiebeln schälen, in feine Streifen schneiden und anschließend in Schmalz anschwitzen. Rotkohl, Äpfel, Gewürzbeutel und Marinade zufügen. Mit Brühe und Rotwein auffüllen und abgedeckt weich schmoren. Gewürzbeutel entfernen, Johannisbeergelee unterarbeiten und abschmecken.

Kartoffelknödel

Die Kartoffeln schälen, waschen und in Salzwasser weichkochen lassen, gut ausgedämpft durch die Kartoffelpresse geben und die Eier unter ständigem Rühren dazugeben. Mit Salz, Pfeffer und Muskatnuss abschmecken, dann so viel Stärke dazugeben, dass die Masse griffig und formbar ist. Das Toastbrot in Würfel schneiden und in etwas Butterschmalz knusprig ausbraten. Die Masse nun zu Knödeln in beliebiger Größe formen und mit den Toastbrotwürfeln füllen, anschließend im siedenden Wasser kochen bis die Knödel an die Oberfläche steigen.

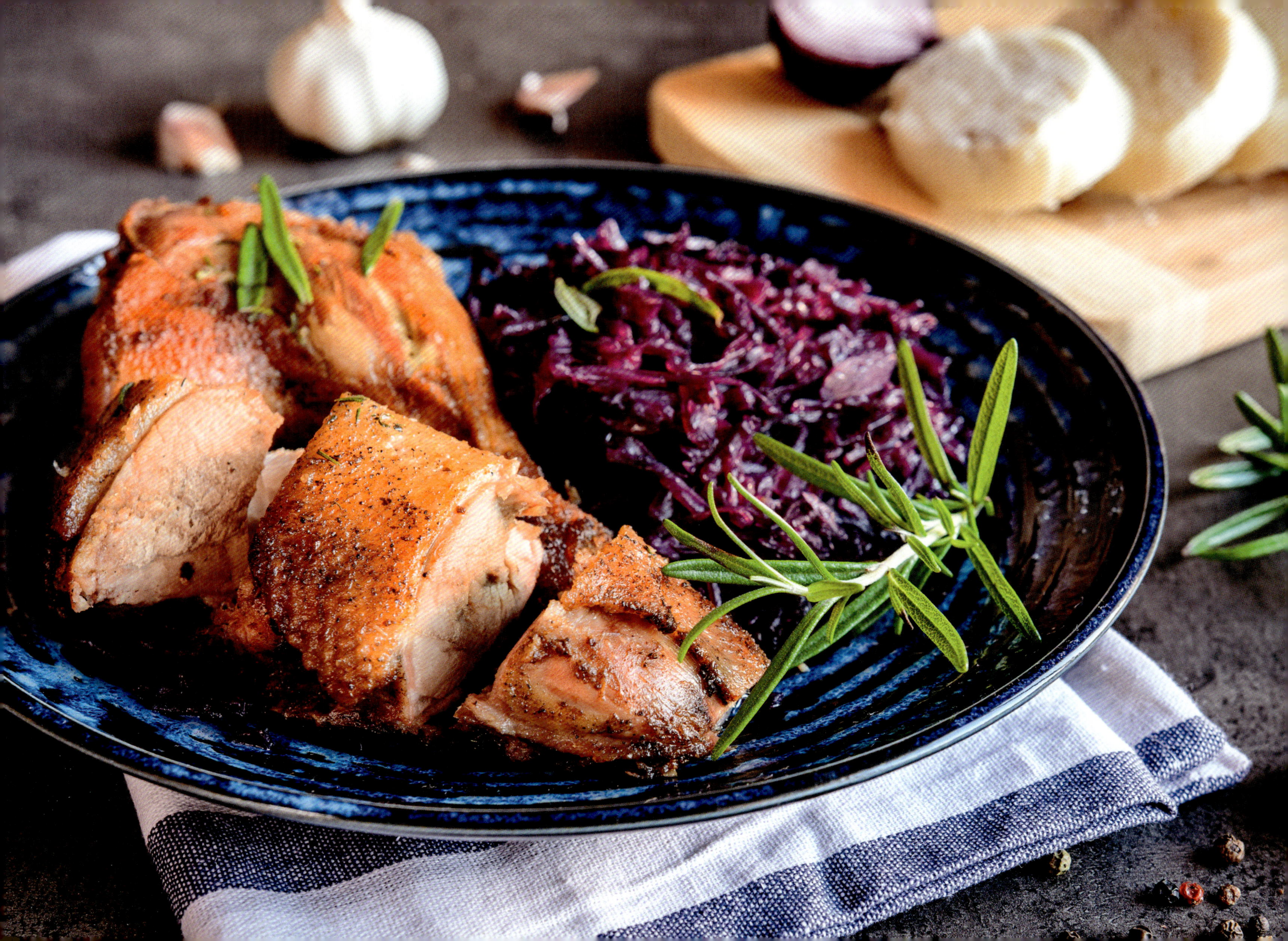

Orangenjus

4–5 Stunden | für 4 Personen | Jus

Orangenjus

1 kg	*Geflügelknochen*
1	*Karotte*
½	*Sellerie*
2	*Zwiebeln*
½	*Lauchstange*
4 EL	*Tomatenmark*
200 ml	*Sherry*
700 ml	*Rotwein*
2 l	*Geflügelbrühe*
3	*Orangen*
etwas	*Zimt, Lorbeer, Nelken, Pfeffer, Salz*

Orangenjus

Die Geflügelknochen im Ofen bei 160 °C für 90 Minuten rösten. Karotten und Sellerie in walnussgroße Stücke schneiden und in einem großen Topf kräftig anrösten. Nebenbei die Zwiebeln und den Lauch gleich groß schneiden und zufügen. Wenn alles gut angeröstet ist, die Knochen zugeben. Das Tomatenmark zufügen und ebenfalls anrösten lassen, dann mit Rotwein und Sherry ablöschen und reduzieren lassen und zwei weitere Male wiederholen. Anschließend mit Geflügelbrühe (falls nicht vorhanden, Wasser) auffüllen, Zimt, Lorbeer, Nelken und Pfeffer zugeben und für mindestens 2 Stunden köcheln lassen (am besten mindestens 4 Stunden kochen). Danach durch ein Sieb passieren, das Fett von der Oberfläche abschöpfen und erneut kochen lassen, bis die gewünschte „Kräftigkeit" erreicht ist, dabei mit dem Abrieb und Saft der Orangen abschmecken und noch leicht mit Stärke abbinden.

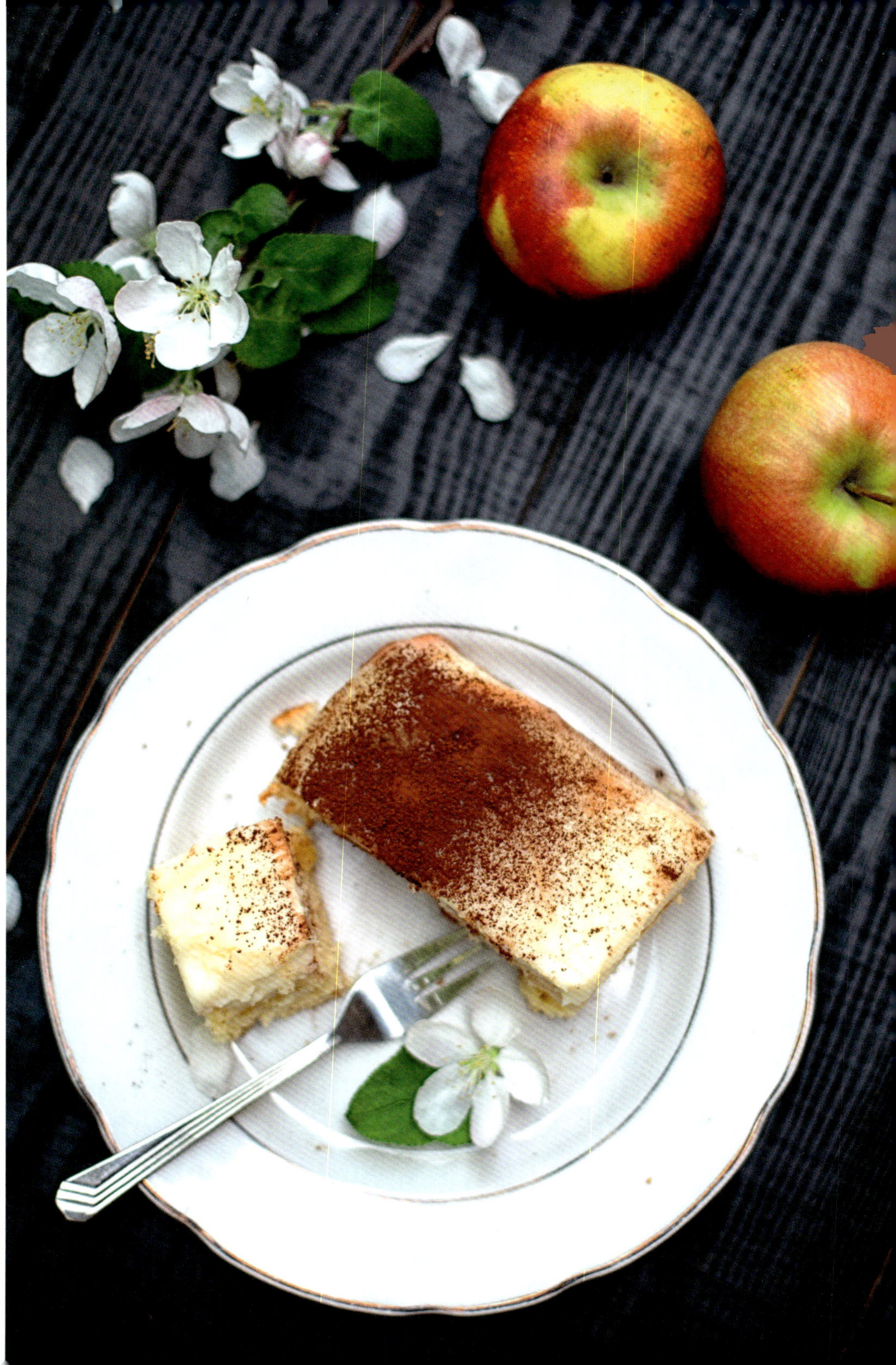

Tiramisu vom Bratapfel mit Eis von der gebrannten Mandel

60 Minuten | für 4 Personen | Dessert

Tiramisu vom Bratapfel

4 Äpfel
100 ml Apfelsaft
100 ml Weißwein
50 g Rosinen
50 ml Calvados
50 g Marzipan
150 g Zucker
100 g Frischkäse
100 g Mascarpone
1 Limette
100 ml Sahne
150 g Puderzucker
200 g Löffelbiskuit
6 cl Amaretto
2 doppelte Espressi
etwas Vanillezucker, Kakaopulver

Tiramisu vom Bratapfel

Die Rosinen im Calvados einlegen. Den Marzipan in kleine Würfel schneiden. Die Äpfel vierteln, vom Kerngehäuse befreien und in Würfel schneiden. Den Zucker in einem Topf karamellisieren und mit dem Weißwein und Apfelsaft ablöschen und kochen lassen, bis der Zucker komplett aufglöst ist. Ca. 6 EL des Sirups beiseitestellen. Die Äpfel in den restlichen Sirup geben, kurz aufkochen, den Herd ausmachen und die Äpfel im Sud gar ziehen lassen. Nun können die Rosinen und das Marzipan untergerührt werden. Den Frischkäse mit dem Puderzucker, Vanillezucker und dem Abrieb der Limette cremig rühren. Die Sahne steif schlagen und unter die Frischkäsemasse heben. Den aufgehobenen Apfelsud mit Amaretto und dem Espresso vermischen, eine Form mit Löffelbiskuits auslegen und den Sud darauf geben. Dann abwechselnd mit der Creme und den Äpfeln schichten. Das Tiramisu mindestens 1 Stunde zum Durchziehen in den Kühlschrank stellen. Vorm Servieren mit Kakaopulver und gebrannten Mandeln dekorieren.

Eis von der gebrannten Mandel

200 g Mandeln
200 g Zucker
100 ml Wasser
10 g Zimt
1 Vanilleschote
300 g Joghurt
100 ml Sahne
75 g Zucker
3 EL Honig
40 g Puderzucker
1 Limette

Eis von der gebrannten Mandel

Mandeln, Zucker, Wasser und Zimt in einen Topf geben. Die Vanilleschote der Länge nach halbieren, mit dem Messerrücken das Mark auskratzen und ebenfalls hinzufügen. Jetzt bei mittlerer Hitze alles gemeinsam zum Kochen bringen und reduzieren. Dabei gelegentlich umrühren. Die Masse wird nach und nach zähflüssig und dann schlagartig pulverig (der Zucker stirbt ab). Jetzt in kurzen Intervallen die Mandeln kräftig durchrühren, bis sich der Zucker gut um die Mandeln gelegt hat. Der Zuckermantel muss trüb bleiben. Fängt er langsam an, wieder klar und durchsichtig zu werden, die Mandeln sofort auf ein Blech geben und erkalten lassen (der klare Zucker ist so hart, dass man ihn nicht essen kann, also ist etwas Vorsicht geboten). Nachdem die Mandeln ausgekühlt sind, hacken und die Joghurteismasse geben.

Die Sahne mit dem Honig, der ausgekratzten Vanilleschote, dem Zucker, Puderzucker und dem Abrieb der Limette in einem Topf erhitzen, bis sich Zucker und Honig vollständig gelöst haben, anschließend auf Zimmertemperatur kalt rühren und den Joghurt zufügen. In eine Eismaschine füllen und gefrieren lassen.

Selleriecremesuppe mit Chili-Birnen-Chutney und Kürbisfrühlingsröllchen

40 Minuten | für 4 Personen | Suppe

Selleriecremesuppe
400 g Sellerie
1 Zwiebel
2 Pastinaken
250 ml Sahne
400 ml Gemüsebrühe
etwas Salz, Pfeffer, Muskat

Chili-Birnen-Chutney
2 Birnen
2 Schalotten
1 Chili
20 ml Essig
40 ml Weißwein
40 g Zucker

Kürbisfrühlingsröllchen
4 Frühlingsrollenteig, Scheiben
150 g Kürbis
1 Schalotte
1 Prise Zimt
etwas Salz, Pfeffer
1 EL Butter
100 ml Apfelsaft

Pesto Genovese
1 Bund Basilikum
120 ml Olivenöl
40 g Pininenkerne
40 g Parmesan
1 Knoblauchzehe
etwas Salz, Pfeffer, Zucker

Selleriecremesuppe
Die Zwiebel in Streifen schneiden und glasig anschwitzen. Den Sellerie und die Pastinaken schälen und in grobe Würfel schneiden, zu den Zwiebeln geben und ebenfalls mit anschwitzen, dann mit der Gemüsebrühe auffüllen, mit Salz, Pfeffer und Muskat würzen und alles gemeinsam für etwa 20 Minuten weich kochen lassen. Mit der Sahne aufgießen, pürieren und nach Geschmack nachwürzen.Wer die Suppe etwas kräftiger mag, kann zum Ende hin noch etwa 20g Creme Double dazu geben.

Chili-Birnen-Chutney
Die Birnen schälen, entkernen und klein würfeln. Die Schalotten schälen und in kleine Würfel schneiden. Die Chili entkernen und fein hacken. Die Birnen und Zwiebeln in der Butter etwas anschwitzen, dann den Zucker zugeben und mit dem Wein und dem Essig langsam weich köcheln. Nun die Chili zugeben. Wenn die Birne weich genug ist, mit Salz und Pfeffer abschmecken.

Kürbisfrühlingsröllchen
Den Kürbis und die Schalotte fein würfeln und in der Butter anschwitzen. Mit dem Saft ablöschen, weichköcheln und pürieren. Mit dem Zimt, Salz und Pfeffer abschmecken. Den Teig ausbreiten und die Ränder mit etwas Wasser einstreichen, nun mittig mit der Kürbismasse befüllen, die Ränder einschlagen und vorsichtig zusammenrollen. Dabei darauf achten, dass die Rollen schön fest sind. Nun in Öl bei etwa 180 °C ausbacken.

Pesto Genovese
Das Olivenöl in einen Messbecher geben, die Basilikum-Blätter dazuzupfen und die geschälte Knoblauchzehe zugeben. Alles mit einem Pürierstab durchmixen, dann die gerösteten Pinienkerne und den geriebenen Parmesan einpürieren und mit Pfeffer, Salz und etwas Zucker würzen.

Feta-Gemüse-Törtchen mit Ratatouille und Süßkartoffelstampf

30 Minuten | für 4 Personen | Hauptspeise

Feta-Gemüse-Törtchen
200 g Feta
3 Eier
100 g Butter, sehr weich
200 g Milch
200 g Mehl
50 g schw. Oliven, entsteint
½ Bund Frühlingslauch
100 g getrockn. Tomaten
2 Tomaten
2 Knoblauchzehen
50 ml Olivenöl
½ Bund gemischte Kräuter
etwas Salz, Pfeffer, Muskat

Ratatouille
½ Aubergine
½ Zucchini
1 Fenchel
2 getr. Tomaten
2 Schalotten
1 Knoblauchzehe
3 EL Tomatenmark
60 ml Olivenöl
500 ml Gemüsebrühe
etwas Salz, Pfeffer, Zucker
5 Thymianzweige
5 Rosmarinzweige

Süßkartoffelstampf
2 Süßkartoffeln
3 Kartoffeln
200 ml Milch
50 g Butter
etwas Kreuzkümmel, Cayenne, Salz, Pfeffer, Muskat

Feta-Gemüse-Törtchen
Den Fetakäse zerbröseln und kurz beiseitestellen. Eier, Butter, Milch und Mehl zu einem glatten Teig verrühren. Oliven, Frühlingslauch, getrocknete Tomaten und Knoblauch klein schneiden/hacken und kurz in einer Pfanne für 3 Minuten braten. Die Tomaten vierteln, Kerngehäuse entfernen und in kleine Würfen schneiden. Die Kräuter waschen, trocken tupfen und fein hacken. Nun alle Zutaten (außer Feta) in den Teig geben, mit Salz und Pfeffer und Muskatnuss abschmecken und alles gut verrühren. Die Hälfte des Fetakäse unterheben, in ausgefettete Muffinförmchen füllen und mit dem restlichen Feta bestreuen. Bei 180 °C ungefähr 20–25 Minuten im Backofen backen. Diese Törtchen schmecken warm und kalt.

Ratatouille
Als Erstes das Gemüse waschen und in 0,5 cm starke Würfel schneiden. Jetzt den Knoblauch und die Schalotten in Olivenöl anschwitzen, die getrockneten Tomaten und den Fenchel dazugeben und mitschwitzen. Die Kräuter hacken. Anschließend die Zucchini und Auberginenwürfel mit dazugeben und mit dem Tomatenmark vermengen. Mit einem halben Liter Brühe ablöschen und die gehackten Kräuter hinzufügen. Jetzt bei geringer Hitze schmoren lassen und mit Salz, Pfeffer und Zucker abschmecken.

Süßkartoffelstampf
Die Süßkartoffeln und Kartoffel schälen und in Würfel schneiden, diese dann in der Milch weich kochen und anschließend stampfen und mit Salz, Pfeffer, Cayenne, Muskatnuss und Kreuzkümmel würzen.

Gemüsejus

120 Minuten | für 4 Personen | Jus

Gemüsejus

2 TL	*helle Misopaste*
100 g	*Karotten*
100 g	*Sellerie*
100 g	*Zwiebeln*
½	*Lauchstange*
4 EL	*Tomatenmark*
700 ml	*Rotwein*
2 l	*Gemüsebrühe*
1 EL	*gehackte Kräuter, z. B. Rosmarin, Thymian, Schnittlauch*

Gemüsejus

Karotten, Zwiebeln, Lauch und Sellerie in ca. 1x1 cm Würfel bzw. den Lauch in breite Ringe schneiden und in einem großen Topf ohne Fett kräftig anrösten. Je 1/2 TL Salz und Zucker dazugeben. Das Tomatenmark und die Misopaste zufügen und ebenfalls anrösten lassen, alle Zutaten sollen komplett damit ummantelt sein und am Boden sollte sich eine Lage brauner Röstbelag gebildet haben, dann mit Rotwein ablöschen und bei mittlerer Hitze auf die Hälfte einreduzieren lassen. Zur geschmacklichen Intensivierung den Vorgang 1–2-mal wiederholen. Anschließend mit Brühe (falls nicht vorhanden mit Wasser) auffüllen und für mindestens 1,5 Stunden köcheln lassen und durch ein Sieb passieren. Wer mag, püriert vorher alles. Wenn die Sauce noch nicht die gewünschte Konsistenz erreicht hat, gegebenenfalls leicht mit Stärke abbinden. Anschließend nach Belieben mit Sherry oder Portwein verfeinern.

Mandarinenkompott mit dunkler Schokoladenerde und Salzkaramelleis

45 Minuten | für 4 Personen | Dessert

Mandarinenkompott

4	*Mandarinen*
60 g	*Zucker*
1	*Vanillestange*
1	*Sternanis/ Zimtstange*
2 cl	*Grand Manier*
etwas	*Speisestärke*

Schokoladenerde

75 g	*Mehl*
10 g	*Kakaopulver*
50 g	*Zucker*
50 g	*Butter*

Salzkaramelleis

400 ml	*Sahne*
150 g	*Zucker*
4	*Eigelbe*
1 TL	*Fleur de Sel*

Mandarinenkompott

Die Mandarinen pellen und die Segmente trennen. Eine Mandarine pressen, den Saft mit Vanillemark, Zimtstange, Sternanis und Zucker zum Kochen bringen und mit der angerührten Speisestärke abbinden; die Mandarinensegmente dazugeben und leicht garen, dann den Grand Manier eingießen und abkühlen lassen.

Schokoladenerde

Das Mehl zusammen mit dem Kakaopulver und dem Zucker vermischen, dann die weiche Butter in Flocken dazugeben und mit dem Knethaken eines Handrührgerätes einarbeiten, bis Streusel entstanden sind. Diese auf ein Backpapier geben und bei 180 °C etwa 12 Minuten lang backen.

Salzkaramelleis

Den Zucker in einem Topf zu Karamell schmelzen, mit der Sahne ablöschen und vorsichtig aufkochen lassen. In der Zwischenzeit die Eigelbe schaumig aufschlagen und die heiße Karamell-Sahne-Masse vorsichtig einrühren, dann erneut ankochen und erkalten lassen. In der Eismaschine gefrieren lassen und beim Servieren auf die Kugeln etwas Fleur de Sel geben.

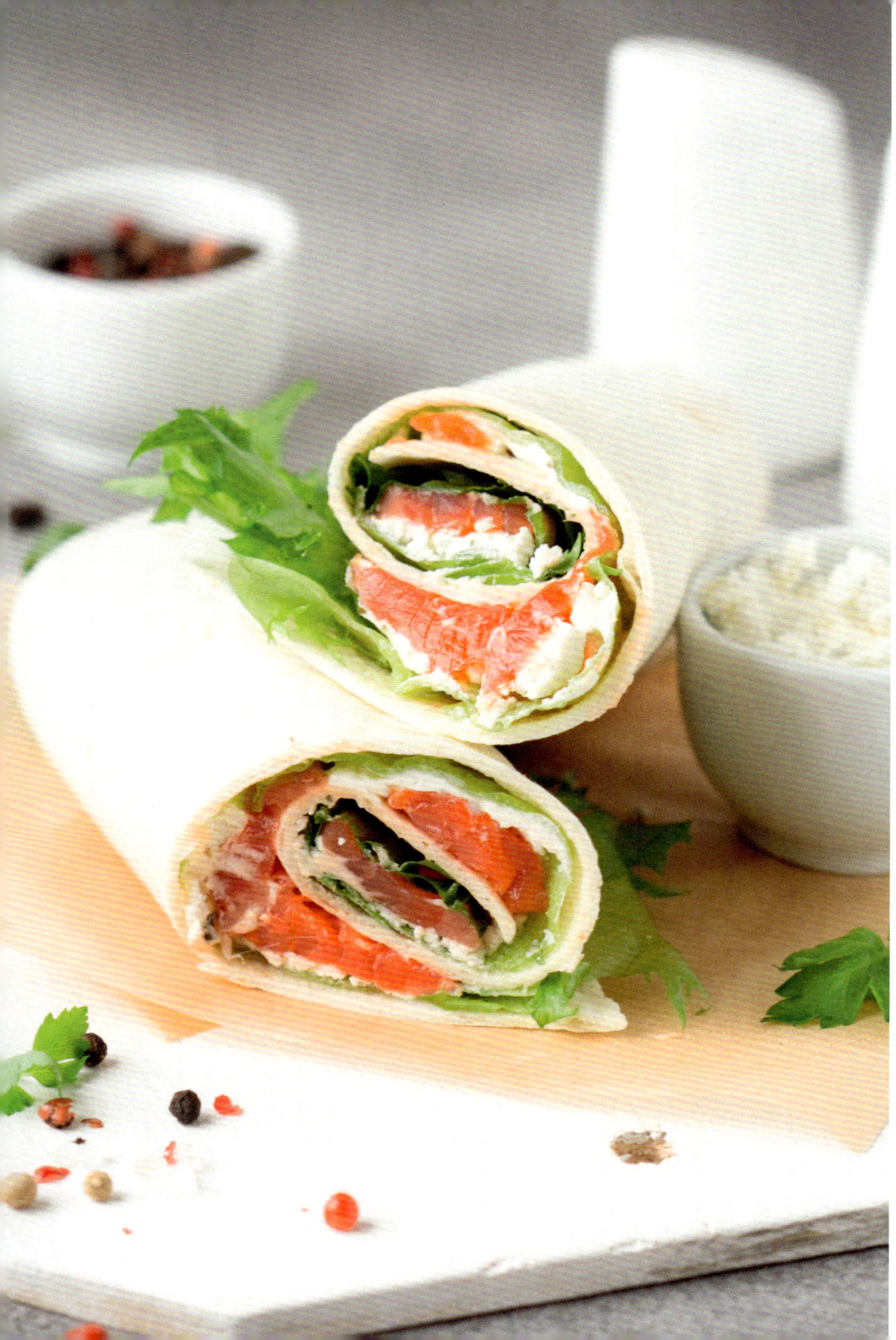

Räucherlachswrap mit Dillfrischkäse, Blattsalate mit Cranberry-Vinaigrette und Honig-Senf-Dip

45 Minuten | für 4 Personen | Vorspeise

Räucherlachswrap

4	Weizentortillas
200 g	Räucherlachs
100 g	Rucola
200 g	Frischkäse
½ Bund	Dill und Petersilie
1	Zitrone (Saft + Abrieb)
1	Avocado
2	Tomaten
etwas	Salz, Pfeffer

Blattsalate mit Cranberry-Vinaigrette

200 g	Blattsalate nach Wahl
100 g	Cranberrys
1 EL	Senf
1 EL	Honig
1 EL	heller Essig
6 EL	Apfelsaft
6 EL	Oliven-/Walnussöl
etwas	Salz, Pfeffer

Honig-Senf-Dip

50 g	Senf (mittelscharf)
50 g	grober Dijon Senf
30 g	Honig
¼ Bund	Dill
120 ml	Pflanzenöl
etwas	Salz, Pfeffer

Räucherlachswrap

Die Blätter der Kräuter waschen und klein schneiden. Die Avocado schälen und in dünne Streifen schneiden. Die Tomate in dünne Scheiben schneiden. Den Frischkäse mit den Kräutern vermengen und mit Salz, Pfeffer, Zitronensaft und Abrieb abschmecken. Die Weizenmehltortillas ausbreiten und mit der Frischkäsemasse dünn bestreichen. Den Räucherlachs, Rucola, Avocado und Tomaten darauf verteilen und alles fest zusammenrollen.

Blattsalate mit Cranberry-Vinaigrette

Die Blattsalate waschen und trocken schleudern. In einem Messbecher alle Zutaten mithilfe eines Pürierstabes mixen und mit Salz und Pfeffer abschmecken.

Honig-Senf-Dip

Den groben und den feinen Senf in eine Schüssel geben und den fein geschnittenen Dill sowie den Honig dazugeben und verrühren. Anschließend das Öl langsam einfließen lassen und dabei mit dem Schneebesen direkt verrühren. Nach Geschmack mit Salz und Pfeffer würzen.

Hirschkalbsrücken mit Maronen-Kräuterhaube, Madeirajus, Mandelrosenkohl und Serviettenknödel

40 Minuten | für 4 Personen | Hauptspeise

Hirschkalbsrücken

800 g Hirschkalb (Rücken)
2 Rosmarin-/Thymianzweige
etwas Salz, Pfeffer

Hirschkalbsrücken

Den Hirschkalbsrücken von Fett und Sehnen befreien und in vier gleichmäßige Portionen teilen. Eine Pfanne mit etwas Fett erhitzen und die Medaillons von allen Seiten gut anbraten. Das Fleisch aus der Pfanne nehmen, pfeffern und salzen und den Rosmarin und das Thymian unter das Fleisch legen. Mit der Mangoldpaste bestreichen und bei 110 °C ca. 15–20 Minuten im Ofen auf bis zur gewünschten Kerntemperatur garen. In den letzten 4 Minuten die Temperatur auf 200 °C erhöhen und die Grillfunktion des Ofens zuschalten.

Maronen-Kräuterhaube

50 g Maronen
40 g Butter
1 Ei
40 g Pankow
4 Rosmarinzweige
4 Thymianzweige

Maronen-Kräuterhaube

Die Maronen bei 160 °C etwa 12 Minuten lang im Ofen rösten. Die Butter weiß aufschlagen und die gehackten Maronen sowie das Ei dazugeben. Mit Meersalz würzen und nach und nach das Paniermehl dazugeben. Dann in eine Form füllen und bis zum Erhärten kalt stellen. Nun können Scheiben heruntergeschnitten werden, diese auf das Fleisch geben und alles gemeinsam im Ofen bei 180 °C für etwa 10 Minuten garen. In den letzten 4 Minuten die Grillfunktion des Ofens zuschalten.

Mandelrosenkohl

500 g Rosenkohl
1 Zwiebel
40 g Butter
150 ml Sahne
etwas Salz, Pfeffer, Muskatnuss

Mandelrosenkohl

Den Rosenkohl von den äußeren Blättern befreien und in kochendem Wasser etwa 4 Minuten blanchieren, anschließend in Eiswasser abschrecken, gut abtropfen lassen und halbieren. Die Zwiebel würfeln und braten. Den Rosenkohl zugeben, ebenfalls mit braten und die Sahne angießen. Ca. 5 Minuten köcheln lassen und zum Schluss die Butter und Mandelblätter einrühren. (dadurch, dass der Rosenkohl mit anbrät, wird der Kohlgeschmack deutlich milder). Mit Salz, Pfeffer und Muskatnuss abschmecken.

Serviettenknödel

400 g Brötchen vom Vortag
1 Gemüsezwiebel
4 Eier
250 ml Milch
½ Bund Blattpetersilie
etwas Muskat, Salz, Pfeffer

Serviettenknödel

Die Brötchen in etwa 1 cm große Würfel schneiden und in eine Schale geben. Die Gemüsezwiebel würfeln und in einem Topf glasig anschwitzen, mit der Milch ablöschen und einmal aufkochen lassen, dann zu den Brotwürfeln geben und etwa 10 Minuten ziehen lassen. Währenddessen die Blattpetersilie in feine Streifen schneiden und dazugeben, ebenso die Eier. Mit Salz, Pfeffer und Muskatnuss kräftig würzen, auf eine Frischhaltefolie geben und zusammenrollen. Anschließend bei 100 °C im Dämpfer für 20 Minuten garen. Die Serviettenknödel werden danach in Scheiben geschnitten und diese noch einmal in einer Pfanne mit etwas Butter ausgebraten.

Madeirajus

1 kg Kalbsknochen
2 Karotten
½ Sellerie
2 Zwiebeln
½ Lauch
4 EL Tomatenmark
200 ml Madeira
700 ml Rotwein
2 l Fleischbrühe
etwas Pfefferkörner, Salz, Lorbeer, Wacholder, Nelken

Madeirajus

Die Kalbsknochen im Ofen bei 160 °C für 90 Minuten rösten. Karotten und Sellerie in walnussgroße Stücke schneiden und in einem großen Topf kräftig anrösten. Nebenbei die Zwiebeln und den Lauch gleich groß schneiden und zufügen. Wenn alles gut angeröstet ist, die Kalbsknochen zugeben. Das Tomatenmark zufügen und ebenfalls anrösten lassen, dann mit Rotwein und Madeira ablöschen und reduzieren lassen und zwei weitere Male wiederholen. Anschließend mit Fond (falls nicht vorhanden, Wasser) auffüllen und für mindestens 3 Stunden köcheln lassen (am besten mindestens 4 Stunden kochen). Danach durch ein Sieb passieren, das Fett von der Oberfläche abschöpfen und erneut kochen lassen, bis die gewünschte „Kräftigkeit" erreicht ist. Noch leicht mit Stärke abbinden.

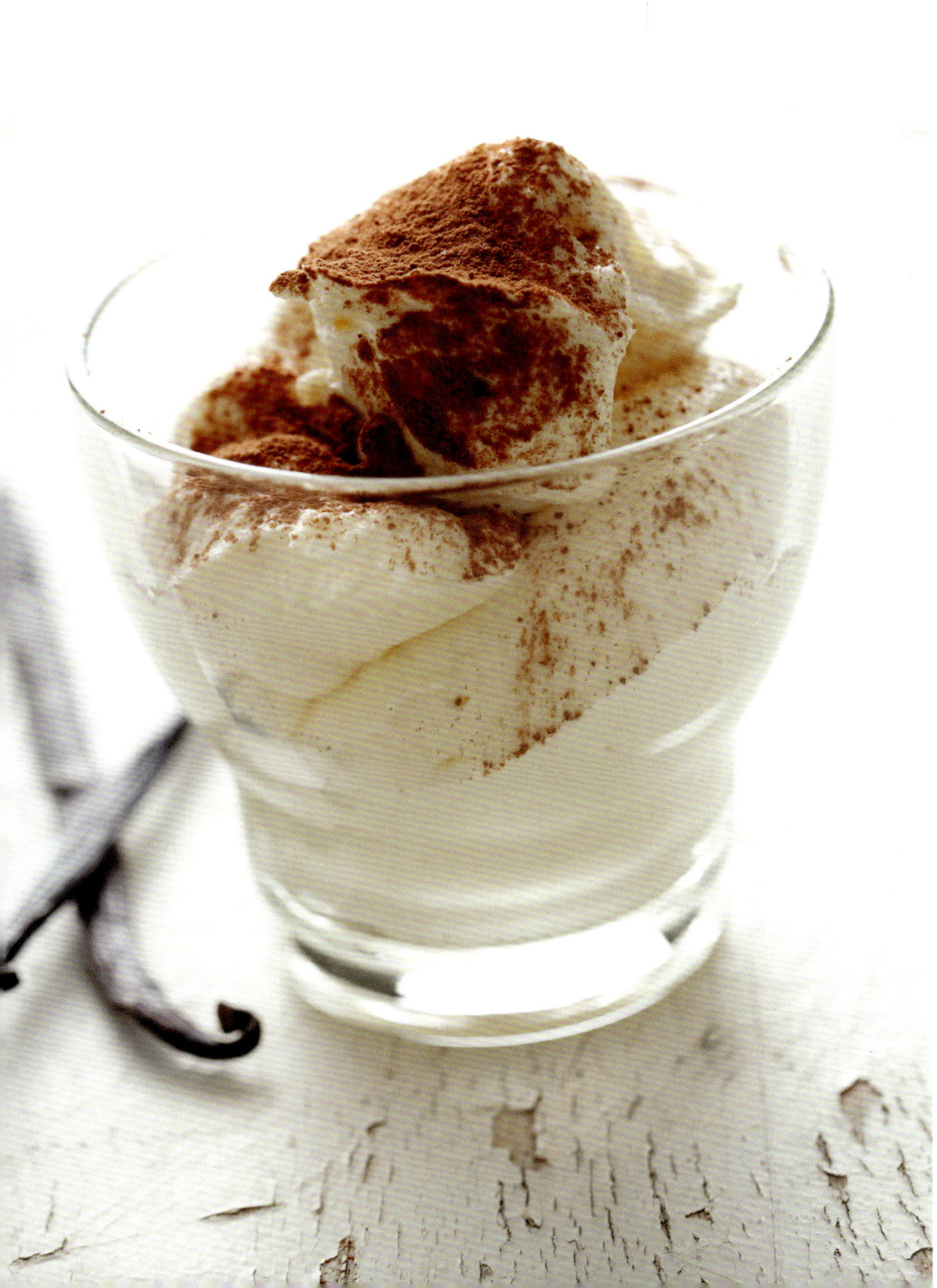

Weiße Schokoladenmousse mit Zimt, geschmolzenen Blaubeeren und Mandelkrokant

10 Minuten | für 4 Personen | Dessert

Weißes Schokoladen-mousse

200 g Kuvertüre, weiß
125 ml Sahne
2 cl Rum
5 Eigelbe
30 g Zucker
3 Blatt Gelatine
etwas Zimt

Weißes Schokoladenmousse

Kuvertüre im Wasserbad schmelzen lassen, in der Zwischenzeit Eigelb mit dem Zucker und Zimt cremig schlagen. Sahne steif schlagen. Die Gelatine in kaltem Wasser einweichen, gut ausdrücken und mit dem Rum erwärmen, bis sich die Gelatine aufgelöst hat. Rum schnell unter die geschmolzene Kuvertüre rühren. Jetzt das cremige Eigelb unterrühren und zum Schluss die Sahne unterheben. In eine Schüssel füllen und mindestens drei Stunden kalt stellen.

Blaubeeren

200 g Blaubeeren
80 ml Rotwein
70 g Zucker
20 g Speisestärke
1 Zimtstange
½ Vanillestange

Blaubeeren

Den Zucker in einem Topf zu einem Karamell schmelzen lassen, mit Rotwein ablöschen und den Zimt und die Vanille dazugeben. Nun kochen lassen, bis sich das Karamell komplett aufgelöst hat. Dann die Flüssigkeit mit der Stärke abbinden und die Blaubeeren dazugeben. Alles gemeinsam erneut erhitzen und servieren.

Mandelkrokant

200 g Zucker
1 EL Wasser
50 g Mandeln, gerieben
50 g Butter

Mandelkrokant

Zucker und Wasser in einem Topf karamellisieren lassen. Er sollte bernsteinfarben aussehen. Die Hitze nicht zu hoch wählen, damit nichts verbrennt. Im Zweifel den Topf schnell von der Hitze ziehen. Butter und Mandeln dazugeben und gut rühren. Nicht mehr erhitzen. Nun alles aus dem Topf auf ein Backpapier laufen lassen. Wenn die Masse etwas ausgekühlt ist, kann man sie mit einem Pizzaroller in Streifen und dann in kleine Rechtecke teilen. Wenn der Krokant ausgekühlt ist, lässt er sich so schnell in Stücke brechen. Und jetzt genießen!

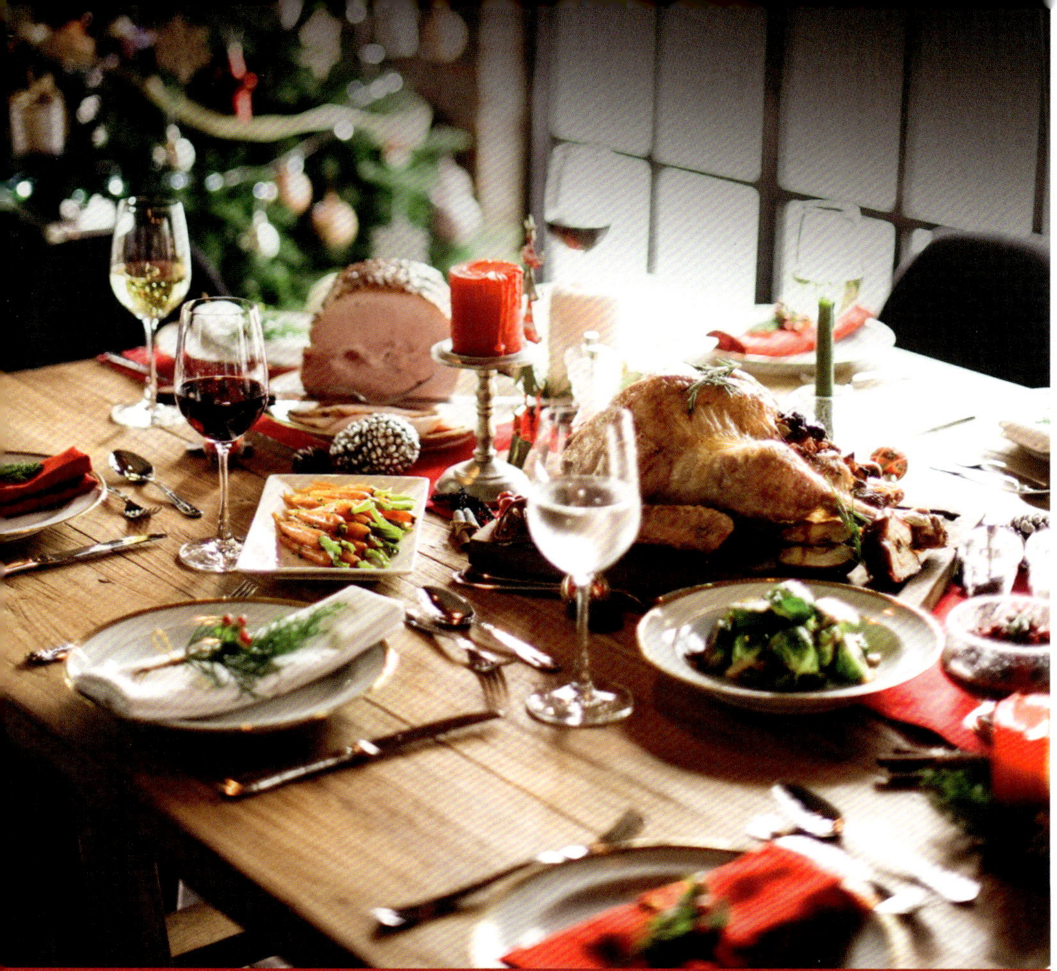

Saltimbocca von der Garnele mit Feldsalat, Datteldressing und Kräuterbaguette

60 Minuten | für 4 Personen | Vorspeise

Garnelen Saltimbocca

12	*Garnelen, geschält u. entdarmt*
6	*Parmaschinkenscheiben*
12	*Salbeiblätter*
1	*Zitrone*
etwas	*Pfeffer*

Limettenmayo

3	*Eigelbe*
50 ml	*Milch*
150 ml	*Sonnenblumenöl*
1 TL	*Senf*
2	*Limetten*

Datteldressing

200 g	*Feldsalat*
1	*Orange*
50 g	*Datteln*
50 g	*Nüsse*
100 ml	*Olivenöl*
etwas	*Salz, Pfeffer, Honig*

Kräuterbaguette

½ kg	*Weizenmehl*
1	*Hefeblock, frisch*
2 EL	*Honig*
300 ml	*warmes Wasser*
100 g	*getrocknete Kräuter*
etwas	*Salz*

Garnelen Saltimbocca

Die Garnelen mit Zitronensaft beträufeln und pfeffern. Ein Salbeiblatt auf die Garnele legen und mit dem Parmaschinken straff umwickeln. Bei 180 °C ca. 10 Minuten im Ofen backen.

Limettenmayo

Die Limetten heiß waschen und die Schale abreiben und danach auspressen. Die Eigelbe mit der Milch und dem Senf pürieren. Dann nach und nach langsam unter ständigem Pürieren das Öl einlaufen lassen, sodass sich eine Emulsion bildet. Wenn die Mayonnaise die gewünschte Konsistenz hat, nach Belieben mit Salz und Pfeffer abschmecken und die Schale und den Saft der Limette dazugeben.

Datteldressing

Feldsalat waschen und trocknen. Orange schälen, und in einen Messbecher geben. Datteln klein schneiden und mit den Nüssen dazugeben. Olivenöl eingießen und mit dem Pürierstab pürieren. Mit Salz, Pfeffer und Honig abschmecken.

Kräuterbaguette

Mehl, getrocknete Kräuter und Salz in eine Schüssel geben. Hefe mit Wasser und dem Honig verrühren. Nach ca. 5 Minuten fängt die Hefe an zu arbeiten, und wirft Bläschen. Wasser-/ Hefemischung zum Mehl geben und zu einem glatten Teig verarbeiten (ggf. Wasser oder Mehl hinzufügen). Teig zu Brötchen oder Baguettes formen und bei 60 °C im Ofen ca. 30 Minuten gehen lassen. Wenn sich das Volumen verdoppelt hat, den Ofen auf 180 °C hochdrehen und das Brot ca. 30 Minuten zu Ende backen.

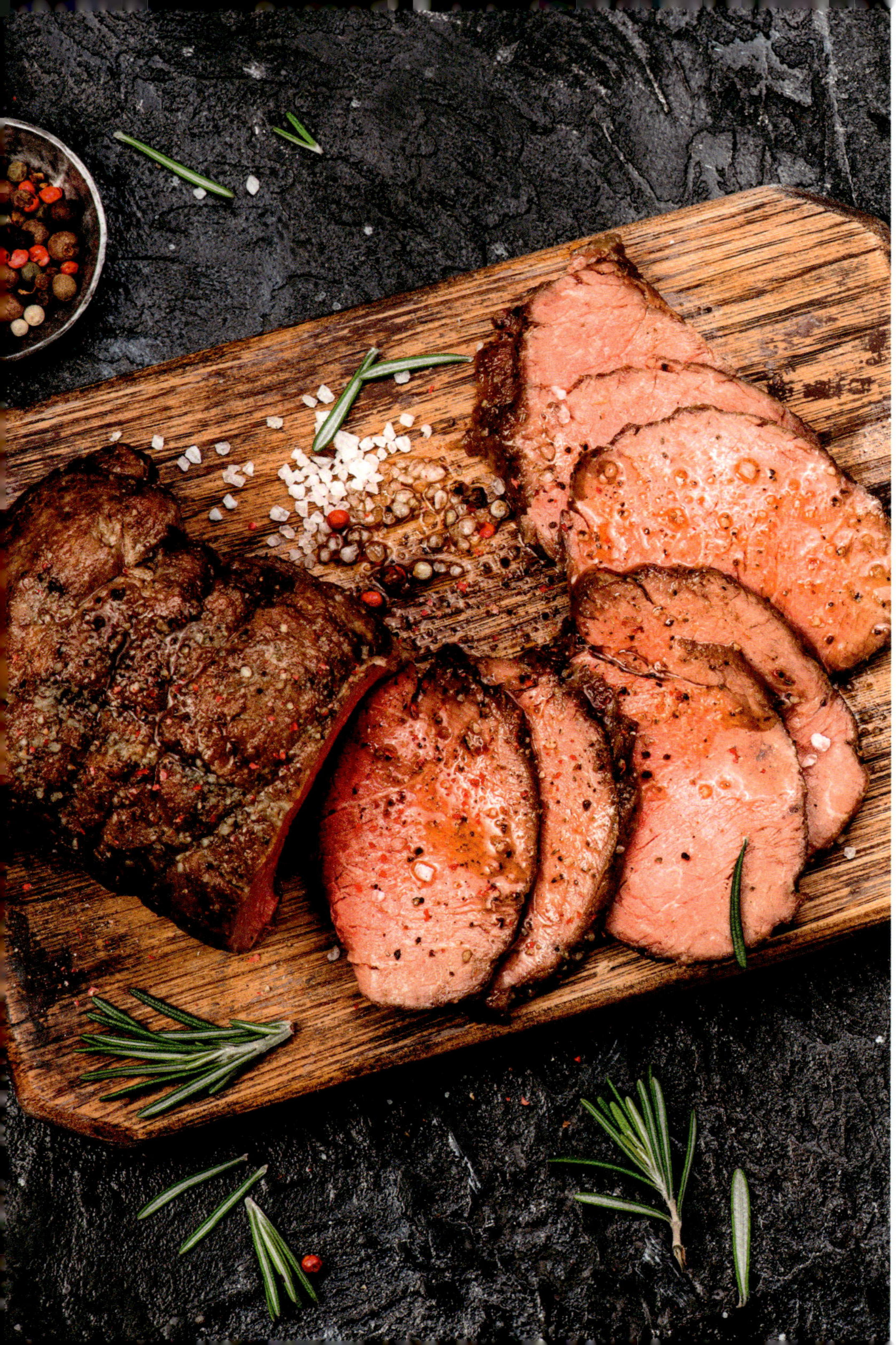

Roastbeef, im Ganzen gegart mit Portweinjus, Wintergemüse und Kartoffelgratin

40 Minuten | für 4 Personen | Hauptspeise

Roastbeef

800 g	*Roastbeef*
4	*Knoblauchzehen*
	Salz, Pfeffer
	Thymian,
	Rosmarin

Roastbeef

Zuerst die Sehnen und gewünschte Abschnitte entfernen. Eine Pfanne mit etwas Fett erhitzen und den Rücken von allen Seiten anbraten. Das Fleisch aus der Pfanne nehmen, pfeffern und salzen. Die Knoblauchzehe in Scheiben schneiden und das Fleisch damit einreiben. Dann Rosmarin und Thymian unter das Fleisch betten und darauf verteilen. Im Ofen etwa 45–90 Minuten bei 90 °C garen (je nach Größe). Bei 58 °C Kerntemperatur ist das Fleisch fertig. Nun nur noch aufschneiden und servieren.

Wintergemüse

2	*Karotten*
100 g	*Blumenkohl*
1	*Pastinake*
100 g	*Weißkohl*
40 g	*Tomatenmark*
60 ml	*Rotwein*
100 ml	*Brühe nach Wahl*
60 g	*Butter*
etwas	*Thymian,*
	Rosmarin,
	Salz, Pfeffer,
	Zucker

Wintergemüse

Die Karotten und die Pastinaken schälen und mit dem Blumenkohl in mundgerechte Größe schneiden. Den Weißkohl in etwa 1 cm dicke Streifen schneiden. Alles gemeinsam in einem Topf anbraten. Wenn sich Röstaromen gebildet haben, das Tomatenmark dazugeben und ebenfalls für etwa 2 Minuten anbraten, dann den Rotwein und Brühe zugeben, mit Salz, Pfeffer, Zucker und Kräutern würzen, die Butter zugeben und einen Deckel auf den Topf geben. Etwa 15 Minuten lang weich garen lassen.
Final abschmecken und servieren.

Kartoffelgratin

600 g	*Kartoffeln*
150 ml	*Milch*
200 ml	*Sahne*
1	*Knoblauchzehe*
100 g	*Parmesan*
etwas	*Salz, Pfeffer,*
	Muskat, Butter

Kartoffelgratin

Milch und Schlagsahne in einem Topf aufkochen. Mit Salz, Pfeffer & Muskat würzen. Kartoffeln schälen und in dünne Scheiben schneiden oder hobeln. Die Auflaufform mit einer Knoblauchzehe einreiben und mit Butter fetten. Kartoffeln schuppenförmig einschichten, mit der Sahnemischung übergießen. Mit geriebenen Parmesan und 2 TL Butter bestreuen. Im heißen Ofen bei 200 °C (Umluft 180 °C) auf der mittleren Schiene 30–35 Minuten backen. Evtl. kurz vor Ende der Garzeit abdecken.

Portweinjus

45 Minuten | für 4 Personen | Jus

Portweinjus

1 kg	*Kalbsknochen*
1	*Karotte*
½	*Sellerie*
2	*Zwiebeln*
½	*Lauchstange*
4 EL	*Tomatenmark*
200 ml	*Portwein*
700 ml	*Rotwein*
2 l	*Fleischbrühe*

Portweinjus

Die Kalbsknochen im Ofen bei 160 °C für 90 Minuten rösten. Karotten und Sellerie in walnussgroße Stücke schneiden und in einem großen Topf kräftig anrösten. Nebenbei die Zwiebeln und den Lauch gleich groß schneiden und zufügen. Wenn alles gut angeröstet ist, die Kalbsknochen zugeben. Das Tomatenmark zufügen und ebenfalls anrösten lassen, dann mit Rotwein und Portwein ablöschen und reduzieren lassen und zwei weitere Male wiederholen. Anschließend mit Fond (falls nicht vorhanden, Wasser) auffüllen und für mindestens 2 Stunden köcheln lassen (am besten mindestens 4 Stunden kochen). Danach durch ein Sieb passieren, das Fett von der Oberfläche abschöpfen und erneut kochen lassen, bis die gewünschte „Kräftigkeit" erreicht ist. Noch leicht mit Stärke abbinden.

Karamellisierte Mandeltarte mit Orangensalat und Vanilleschaum

60 Minuten | für 4 Personen | Dessert

Karamellisierte Mandeltarte

5	*Eier*
250 g	*gemahlene Mandeln*
100 g	*Zucker*
etwas	*Vanillepaste*
50 g	*Puderzucker*
½ TL	*Essig*
4 EL	*Orangensaft*
1 Prise	*Salz*
100 g	*brauner Zucker*
100 g	*Mandelblättchen*

Karamellisierte Mandeltarte

Die Eier trennen. Die Eiweiße in einer großen Schüssel mit dem Essig und Salz steif schlagen. Nach und nach den Puderzucker einrieseln lassen. Dabei nicht mit dem Rühren aufhören. Der Eischnee muss so lang steif geschlagen werden, bis er glänzt und beim Rausheben der Mixstäbe Spitzen stehen bleiben. Kurz beiseitestellen. In einer zweiten Schüssel die Eigelbe, den Zucker und Orangensaft verquirlen, bis der Zucker sich aufgelöst hat. Die gemahlenen Mandeln einrühren und zum Eischnee geben und mit einem Teigschaber vorsichtig unterheben. Den braunen Zucker mit den Mandelblättchen vermengen und auf dem Teig verteilen. Im vorgeheizten Backofen bei 160 °C 20 Minuten lang backen lassen. Dann die Temperatur auf 180 °C erhöhen und 10 weitere Minuten backen. Die Oberfläche sollte fest sein, aber auf Druck noch nachgeben.

Orangensalat

1	*Orange*
1	*Blutorange*
2	*Minzzweige*
2 EL	*Campari*
etwas	*Zucker, Zimt*

Orangensalat

Die Orangen schälen und in eine Schüssel filetieren. Die Minze in feine Streifen schneiden und zu den Orangen geben. Mit Zucker, Zimt und Campari abschmecken und 30 Minuten zum Durchziehen kalt stellen.

Vanilleschaum

150 ml	*Milch*
250 ml	*Sahne*
80 g	*Zucker*
1	*Vanilleschote*
4	*Eigelbe*
100 ml	*Sahne*

Vanilleschaum

Die Milch zusammen mit 100 ml Sahne, Zucker und Vanilleschote zum Kochen bringen. In der Zwischenzeit die Eigelbe schaumig aufschlagen, dann die heiße Milch-Sahne-Masse zu den Eigelben rühren (vorher die Vanilleschote entfernen), dann alles gemeinsam kurz ankochen lassen, damit eine Bindung entsteht. Die Vanillesauce unter gelegentlichem Rühren abkühlen lassen. Kurz vor dem Servieren die restliche Sahne steif schlagen und unter die abgekühlte Vanillesauce heben.

Rund um die Welt

Reisen Sie mit uns einmal um die Welt und entdecken Sie neue Spezialitäten und Gerichte – die Rezeptvielfalt in den verschiedenen Kulturen ist vielfältig und grenzenlos.

Die internationale Küche macht nicht nur im Urlaub, sondern auch in den eigenen vier Wänden viel Spaß.

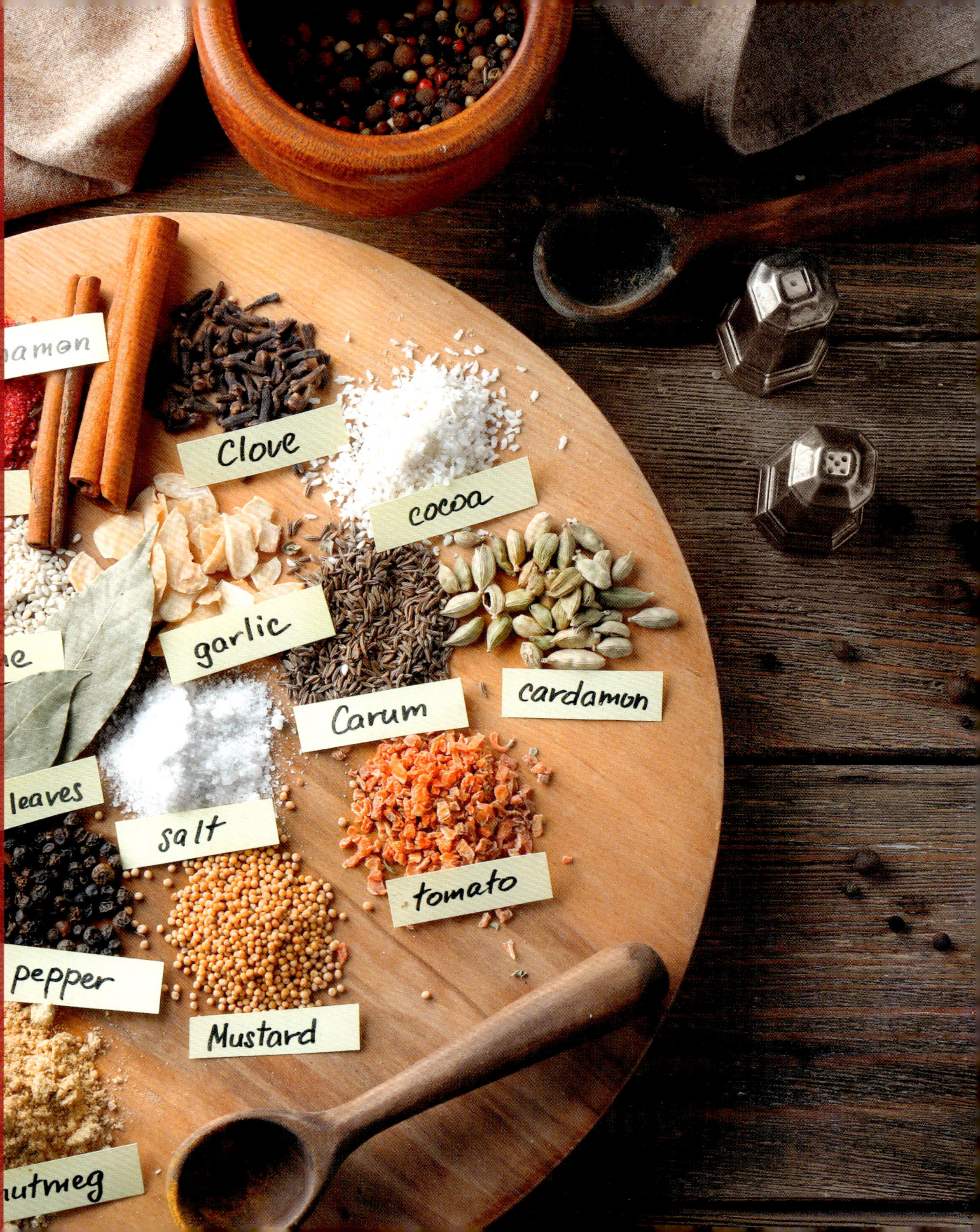

Fruchtige Süßkartoffel-Ingwersuppe, Tomaten-Garnelen Ceviche, Mojo verde und Maisbrot

45 Minuten | für 4 Personen | Vorspeise

Süßkartoffel-Ingwersuppe

300 g	Süßkartoffeln
¼	Sellerie
1	Karotte
1	Zwiebel
400 ml	Gemüsebrühe
200 ml	Sahne
30 g	Ingwer
etwas	Cumin, Cayenne, Salz, Pfeffer, Muskatnuss

Süßkartoffel-Ingwersuppe

Süßkartoffel, Sellerie, Karotte und Zwiebel schälen, grob würfeln und in etwas Öl farblos anschwitzen. Die Gemüsebrühe sowie die Sahne angießen, den Ingwer dazureiben und alles gar kochen lassen, anschließend pürieren und mit Salz, Pfeffer und Muskatnuss abschmecken. Mit etwas Cumin und Cayenne verfeinern.

Wer mag, kann die Suppe noch mit etwas Limettensaft verfeinern.

Tomaten-Garnelen Ceviche

2	Flaschentomaten
200 g	Garnelen, geschält und entdarmt
1	rote Zwiebel, klein
¼	Salatgurke
1	grüne Chili
½ Bund	Koriander
½ EL	geriebener Ingwer
1	Zitrone
1	Limette
1 EL	Mirin
1 TL	Worcestersauce
1 EL	Sojasauce
etwas	Salz, Pfeffer, Zitrone

Tomaten-Garnelen Ceviche

Die Zwiebel schälen, halbieren und in feine Ringe schneiden. Die Tomate vom Kern befreien und in feine Streifen schneiden, die Gurke in feine Würfel schneiden. Die Chilis fein hacken. Wer es nicht so scharf mag, entfernt die Kerne. Chili, Zwiebel und den geriebenen Ingwer in eine Schüssel geben. Mirin und Sojasauce dazu geben und von der Limette und Zitrone die Schale abreiben und dazugeben. Den Saft von allen Zitrusfrüchten hinzufügen und das Ganze 10 Minuten ziehen lassen. Die Garnelen etwas klein schneiden und in einer Schüssel mit den Tomaten, der Gurke und dem gehackten Koriander vermischen. Die Marinade (die sogenannte Tigermilch) darübergeben und alles 5 Minuten ziehen lassen. Mit der Worcestersauce abschmecken.

Mojo verde

3	Knoblauchzehen
2 Bund	Schnittlauch
1 Bund	Frühlingslauch
½ TL	Kreuzkümmel
1 TL	Salz
100 ml	Olivenöl
1 EL	Weißweinessig Zitronensaft, Pfeffer

Mojo verde

Den Knoblauch schälen und kurz in der Pfanne etwas anrösten. Schnittlauch und Lauchzwiebel grob klein schneiden. Vom Lauch auch den weißen Teil verwenden.
Alle Zutaten bis auf den Essig mit dem Pürierstab fein pürieren bis eine gleichmäßige Creme entsteht. Mit Salz, Pfeffer, Zitronensaft und dem Essig abschmecken.

Maisbrot (pan de elote)

Für ein 12er Muffinblech oder 1 Backblech

100 g	zerlassene Butter
100 ml	Kondensmilch
100 g	Zucker
5	Eier
1	mittlere Dose Mais mit Saft
2	grüne Peperoni
100 g	Cheddar, gerieben
100 g	Peccorino, gerieben
200 g	Mehl
200 g	Maismehl (Maisgrieß, fein)
2 EL	Backpulver
1 TL	Salz
etwas	Zitronensaft, Pfeffer, Öl

Maisbrot (pan de elote)

Zucker mit Eiern und Salz schaumig rühren. Peperoni fein hacken und dazugeben. Nun alle restlichen Zutaten, bis auf den Mais und den geriebenen Käse, zu einem gleichmäßigen Teig verarbeiten. Zum Schluss den Käse und den Mais dazugeben und gut verrühren. Mit Salz, Pfeffer und Zitronensaft abschmecken. Muffinblech gut einölen und die Förmchen zu 2/3 befüllen. Bei 180 °C ca. 25 Minuten goldbraun backen.

(Alternativ: Auf ein mit Backpapier ausgelegtes Backblech geben und bei 160 °C im vorgeheizten Backofen 45 Minuten durchbacken).

Südamerikanisches Vacío (Flanksteak) mit hausgemachtem Rub, Kaffee-Schoko Mole, Paprikagemüse und herzhaftem Bohnenreis

90 Minuten | für 4 Personen | Hauptspeise

Vacío mit hausgemachtem Rub

800 g Vacío (Flank Steak)
2 EL Koriander
2 EL Senfsaat
2 EL Paprikapulver, edelsüß
1 EL Paprikapulver, geräuchert
1 EL Cayennepfeffer
1 Knoblauch, gepellt

Paprikagemüse

3 Paprika
6 Kirschtomaten
3 Schalotten
1 Knoblauchzehe
3 Rosmarinzweige
4 Basilikumstängel
etwa Salz, Pfeffer, Zitronensaft

Bohnenreis

200 g Kidney Bohnen
300 ml Gemüsebrühe
1 Knoblauchzehe
2 Frühlingszwiebeln
3 Zweige Thymian
1 TL Salz
½ TL gemahlener Pfeffer
200 ml Wasser
100 g Reis

Vacío mit hausgemachtem Rub

Das Vacío von eventuellen Sehnen befreien, das Fett darf bleiben, da es beim Garen schmilzt und das Fleisch saftig hält. Nun kräftig salzen.
Für das Rub: Koriander und Senfsaat in einer Pfanne rösten und abkühlen lassen. Die gerösteten und ungerösteten Gewürze in einen Mörser geben und alles gut zermahlen. Anschließend das Vacío großzügig damit einreiben. Von beiden Seiten kräftig anbraten und ca. 25 Minuten bei 120 °C im Ofen zu Ende garen.

Paprikagemüse

Paprika putzen, waschen und in Streifen schneiden. Tomaten waschen, vierteln und auch in Streifen schneiden. Schalotten schälen und in feine Würfel schneiden. Knoblauchzehen hacken. 1 EL Olivenöl erhitzen. Schalotten, Knoblauch, Paprika und Tomaten darin unter Wenden ca. 4 Minuten braten. Rosmarin und Thymian kurz mitbraten. Mit Salz, Pfeffer und Zitronensaft abschmecken. Basilikumstreifen unterrühren.

Bohnenreis

Den Thymian abzupfen und die Frühlingszwiebeln und den Knoblauch fein hacken. Nun alle Zutaten zusammen in einen Topf geben und einmal zum Kochen bringen. Die Hitze reduzieren und den Reis abgedeckt ca. 15–20 Minuten quellen lassen.

Flan Casero mit Cocoda und marinierter Ananas

60 Minuten | für 4 Personen | Dessert

Flan Casero

5 Eigelbe
250 ml Sahne
100 ml Milch
70 g Zucker
50 g brauner Zucker

Flan Casero

Die Eier trennen. Den Zucker in einem Topf zu Karamell schmelzen und diesen mit Sahne und Milch ablöschen und loskochen. Die heiße Flüssigkeit vom Herd nehmen und unter ständigem Rühren in die Eigelbe hineingießen (aufpassen, dass das Ei nicht ausflockt).
In Crème-Brûléeschalen gießen und auf ein Backblech mit etwas Wasser (ca.1 cm hoch) in den Backofen bei 110 °C circa 1 Stunde backen.
Wenn der Flan fest geworden ist, herausnehmen und zum Abkühlen in den Kühlschrank stellen. Den braunen Zucker dünn darüber streuen und mithilfe eines Bunsenbrenners goldbraun karamellisieren (wer keinen Bunsenbrenner hat, die Förmchen kurz in einen Backofen bei Oberhitze-Grill geben).

Cocoda

300 g Kokosraspeln
100 g Mandelblättchen
250 ml gezuckerte Kondensmilch
1 TL Maisstärke
2 Eiweiß
1 Limette (Saft und Schale)

Cocodas

Eiweiß mit Salz anschlagen und nach und nach den Zucker einrieseln lassen. Danach alle restlichen Zutaten für die Cocadas in die Schüssel geben und gut verrühren. Ein Backblech mit Backpapier auslegen. Aus der Kokosmasse mit angefeuchteten Händen Kugeln rollen. Mit etwas Abstand zueinander auf das Backblech setzen und etwas andrücken. Im vorgeheizten Ofen bei 180 °C Umluft 20–25 Minuten backen. Die Cocadas sollen außen knusprig braun und innen noch weich sein.

Marinierte Ananas

1 Ananas
75 g braunen Zucker
2 EL Tamarindenpaste
40 ml Tequilla (unbedingt braunen!)
½ Bund Minze
etwas Salz

Marinierte Ananas

Die Ananas schälen und in mundgerechte Würfel schneiden. In einem kleinen Topf den Zucker und die Tamarindenpaste mit 3 Esslöffel Wasser auflösen und einmal aufkochen. In die warme Tamarindensoße den Tequilla geben und alles zur Ananas geben. Salz dazu und gut durchmengen. Im Kühlschrank bis zum Servieren kalt stellen.

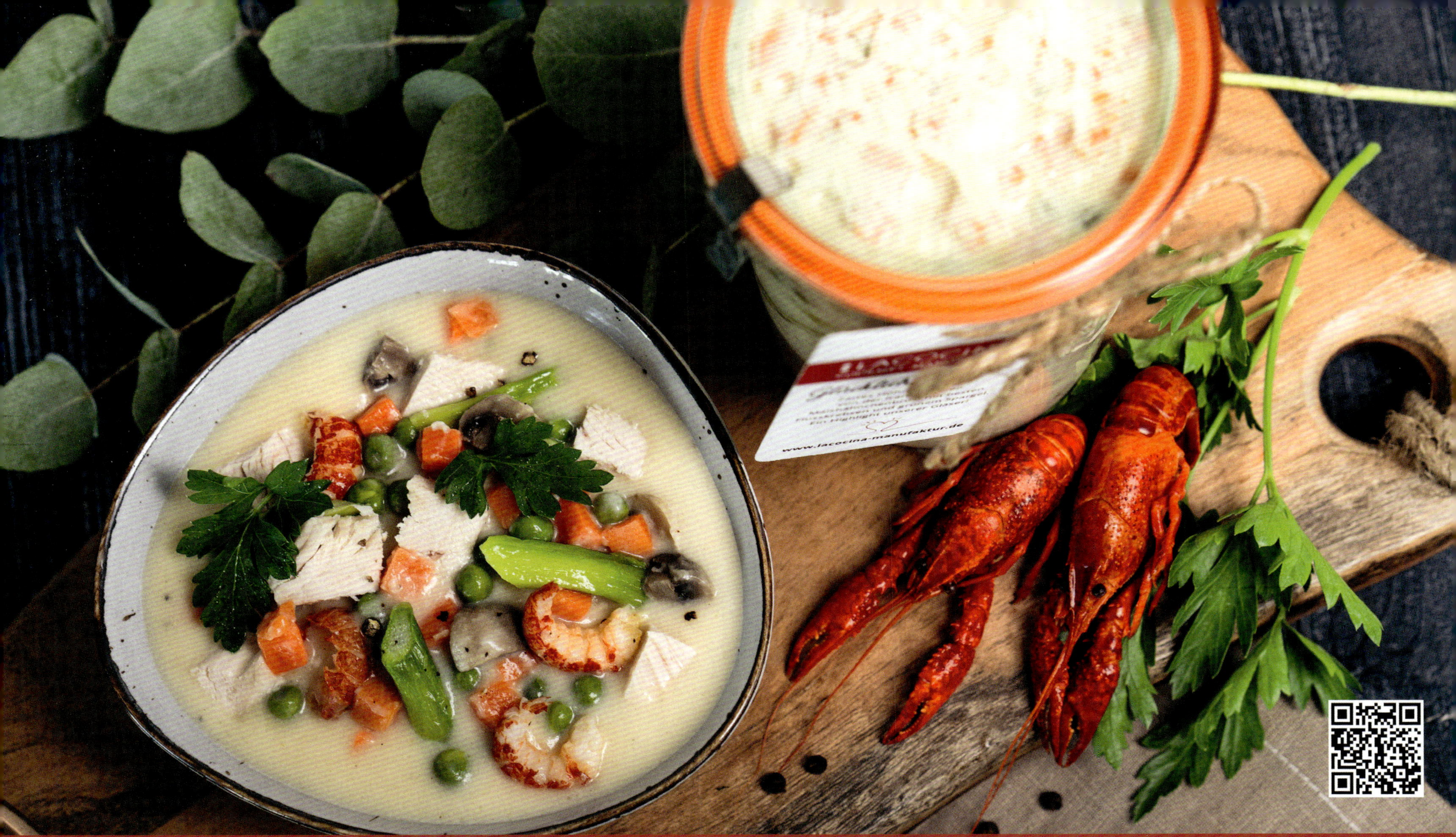

Gourmet-Qualität für Zuhause

Die Auswahl ist perfekt. Saisonale Kochboxen, individuell ausgewählte und zusammengestellte Gourmet-Boxen; bei uns finden Sie alles für ein gelungenes BBQ, Boxen für Business, Homeoffice oder einfach für Sie.

Mehr Vielfalt, mehr Genuss und mehr Umweltbewusstsein. Wir legen größten Wert auf Nachhaltigkeit – vom Einkauf über die Zubereitung bis zum CO2-neutralen Versand in unseren komplett recycelbaren Verpackungen.

Getrüffelte Steckrübensuppe mit Petersilien-Haselnuss-Pesto an nordischem Krabbentatar

30 Minuten | für 4 Personen | Suppe

Steckrübensuppe
- ½ Steckrübe
- ¼ Sellerie
- 1 Gemüsezwiebel
- 400 ml Gemüsebrühe
- 200 ml Sahne
- 3 EL Trüffelöl
- 1 Sommertrüffel
- etwas Salz, Pfeffer

Krabbentatar
- 200 g Büsumer Krabben
- 1 rote Zwiebel
- ¼ Bund Petersilie
- ¼ Bund Dill
- ½ Salatgurke
- 1 Zitrone
- etwas Salz, Pfeffer

Petersilien-Haselnuss-Pesto
- ½ Bund Petersilie
- ½ Bund Basilikum
- 50 g Haselnüsse
- 100 ml Olivenöl
- 1 Knoblauchzehe
- 2 EL Essig
- 2 EL Honig
- 50 g ger. Parmesan
- etwas Salz, Pfeffer

Kräuterbrot
- 500 g Mehl
- 300 ml Wasser
- 1 Hefewürfel
- 5 g Salz
- 3 EL Honig
- 40 g getr. Kräuter nach Wahl

Steckrübensuppe
Die Zwiebel, Steckrübe und Sellerie schälen und in walnussgroße Stücke schneiden. Diese dann mit etwas Öl in einem Topf anschwitzen und dann mit der Gemüsebrühe aufgießen. Alles gemeinsam für etwa 20 Minuten weich kochen lassen, dann die Sahne dazugießen und pürieren, mit Salz, Pfeffer und Trüffelöl abschmecken. Wenn die Suppe im Teller ist, den Sommertrüffel drüber hobeln.

Krabbentatar
Die Gurke halbieren, entkernen und in feine, kleine Würfel schneiden. Die Kräuter und Zwiebel kleinschneiden und mit den Krabben vermischen. Mit Salz, Pfeffer und Zitonensaft abschmecken.

Petersilien-Haselnuss-Pesto
Die Haselnüsse im Ofen bei 160 °C etwa 10 Minuten lang rösten, dann in ein hohes Gefäß geben. Die Kräuter zupfen und alle Zutaten zusammen mit den Nüssen pürieren. Anschließend nach Geschmack mit Salz und Pfeffer abschmecken. Wenn das Pesto etwas fester werden soll, kann geriebener Parmesan dazugegeben werden.

Kräuterbrot
Die Hefe in dem lauwarmen Wasser zusammen mit dem Honig auflösen und etwa 10 Minuten lang gehen lassen. Dann mit den restlichen Zutaten und Kräutern vermengen und etwa 5 Minuten durchkneten, im Anschluss für etwa 30 Minuten abgedeckt aufgehen lassen, dann in die gewünschte Form bringen und erneut für 20 Minuten ruhen lassen. Die Brote dann etwa 25 Minuten bei 180 °C backen.

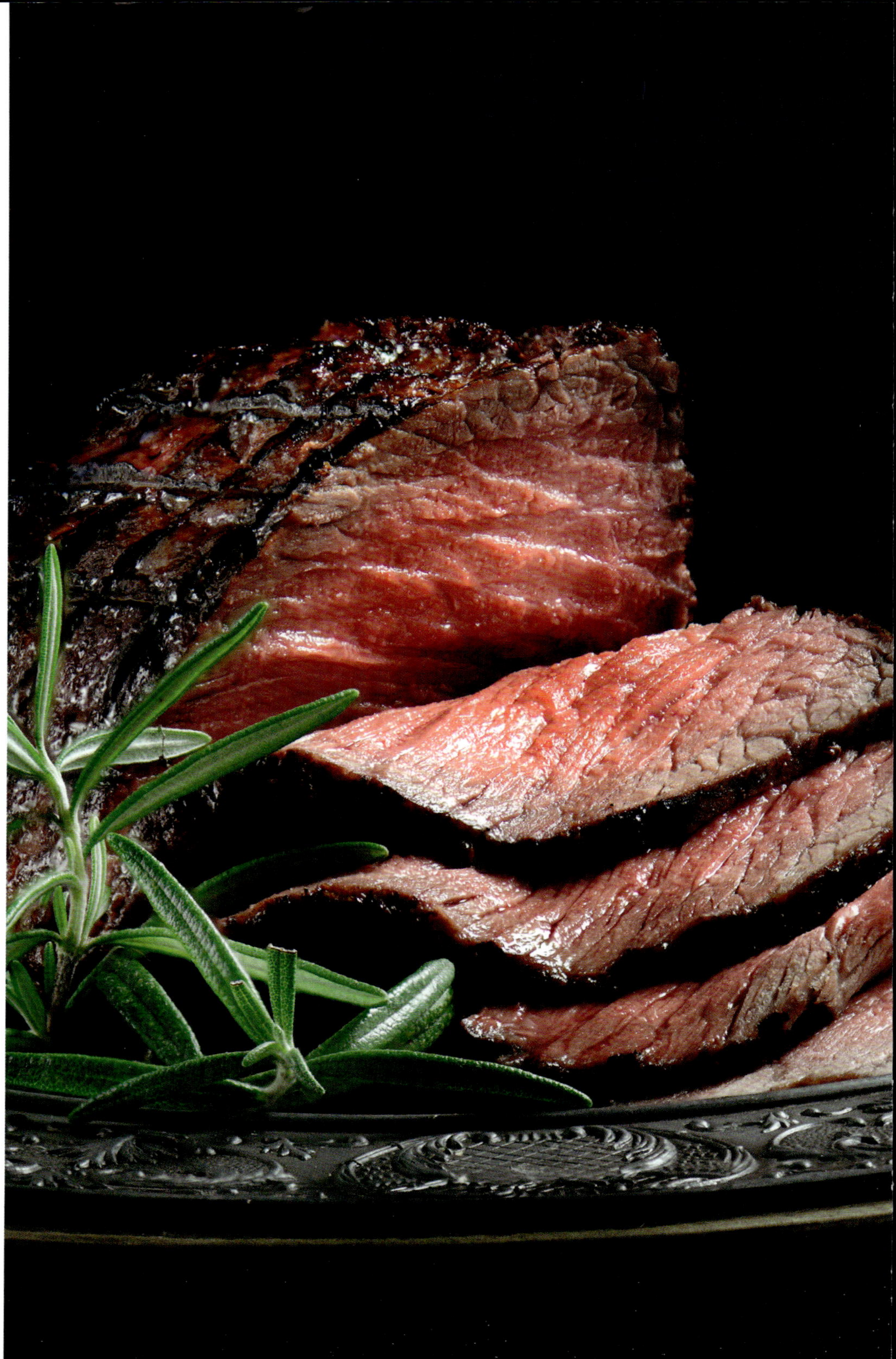

Roastbeef vom norddeutschen Weiderind mit Kräuterkruste, Schwarzbiersauce, saisonales Rübchengemüse und Stampfkartoffeln

60 Minuten | für 4 Personen | Hauptspeise

Roastbeef mit Kräuterkruste

800 g	*Roastbeef*
etwas	*Salz, Pfeffer*
¼ Bund	*glatte Petersilie*
¼ Bund	*Basilikum*
¼ Bund	*Salbei*
3 EL	*grober Dijonsenf*

Roastbeef mit Kräuterkruste

Den Rücken von Sehnen und Fett befreien. In einer heißen Pfanne von allen Seiten kross anbraten und mit Salz und Pfeffer würzen. Die Kräuter hacken, mit dem Senf vermengen und auf dem Fleisch verteilen. Den Rinderrücken bei 110 °C ca. 40–50 Minuten bis zur gewünschten Kerntemperatur garen.

Garstufen:	48–20 °C	rare
	51–54 °C	medium-rare
	55–58 °C	medium
	60 °C+	medium well

Schwarzbiersauce

300 ml	*Dunkelbier*
200 ml	*Rinderbrühe/Jus*
1 EL	*Speisestärke*
3	*rote Zwiebeln*
etwas	*Salz, Pfeffer*

Schwarzbiersauce

Zwiebeln kleinschneiden, in einem Topf anbraten und mit den Flüssigkeiten ablöschen. Die Sauce um die Hälfte einkochen, alles pürieren und abschmecken. Falls die Sauce zu dünn ist, mit etwas angerührter Speisestärke binden.

Rübchengemüse

1	*Karotte*
1	*Kohlrabi*
2	*Rübchen*
2	*Schalotten*
½ Bund	*Petersilie*
150 ml	*Gemüsebrühe*
2 EL	*Butter*
etwas	*Salz, Pfeffer, Zucker*

Rübchengemüse

Das Gemüse schälen und in gleichmäßig große Stücke/Würfel schneiden. Die Petersilie waschen und fein schneiden. Schalotten pellen, in Würfel schneiden und mit dem Gemüse in einem Topf anschwitzen. Mit der Gemüsebrühe ablöschen und alles weich dünsten. Kurz vor Ende die Petersilie und Butter dazugeben und mit Salz, Pfeffer und ein bisschen Zucker abschmecken.

Stampfkartoffelduett

300 g	*Kartoffeln*
250 g	*Süßkartoffel*
150 ml	*Sahne*
etwas	*Salz, Pfeffer, Muskatnuss, Cayennepfeffer*

Stampfkartoffelduett

Die Süßkartoffeln und Kartoffeln waschen, schälen und in Würfel schneiden. Diese dann in Wasser weich kochen und anschließend mit der Sahne stampfen. Mit Salz, Pfeffer, Muskat und Cayenne nach Geschmack würzen.

Luftiger Grießflammerie von der roten Grütze mit echter Vanillesauce

30 Minuten | für 4 Personen | Dessert

Grießflammerie

400 ml	*Milch*
1	*Orange*
40 g	*Weichweizengrieß*
50 g	*Zucker*
2	*Eier*
1	*Tonkabohne, gerieben*

Grießflammerie

Die Orange waschen und mit Hilfe einer feinen Reibe die äußere, orangene Schale abreiben. Die Tonkabohne fein reiben. Die Eier trennen, das Eiweiß mit Hilfe eines Handmixers zu Eischnee schlagen und kaltstellen.
Die Milch, Zucker, Orangenschale und die Tonkabohne in einen Topf geben und zum Kochen bringen. Den Grieß hineingeben und unter ständigem Rühren bei kleiner Flamme ca. 5–10 Minuten quellen lassen.
Das Eigelb unter den heißen, garen Grieß geben und kräftig rühren. Wenn alles schön vermengt ist, den Eischnee unterheben noch mal aufkochen lassen und von der Herdplatte ziehen. Zusammen mit der Roten Grütze schichtweise in Förmchen abfüllen, glattstreichen und für ca. 3 Stunden in den Kühlschrank stellen. Herausnehmen und servieren.

Rote Grütze

200 g	*Beeren nach Wahl*
80 ml	*Rotwein*
70 g	*Zucker*
20 g	*Speisestärke*
1	*Zimtstange*
1	*Vanillestangen*

Rote Grütze

Den Zucker in einem Topf zu einem Karamell schmelzen lassen, mit Rotwein ablöschen und den Zimt sowie die ausgeschabte Vanille dazugeben. Nun kochen lassen bis sich das Karamell komplett aufgelöst hat. Die Flüssigkeit mit der Stärke abbinden und die Beeren dazugeben. Alles gemeinsam erneut erhitzen und servieren.

Vanillesauce

250 ml	*Milch*
250 ml	*Sahne*
80 g	*Zucker*
1	*Vanillestangen*
4	*Eigelbe*

Vanillesauce

Die Milch zusammen mit der Sahne, 60 g des Zuckers und dem Mark, sowie der Schote der Vanille zum Kochen bringen. In der Zwischenzeit die Eigelbe mit den restlichen 20 g Zucker schaumig aufschlagen und die heiße Milch-Sahne-Masse zu den Eigelben rühren (vorher die Vanilleschote entfernen). Zum Schluss alles gemeinsam kurz ankochen lassen, damit eine Bindung entsteht. Die Vanillesauce unter gelegentlichem Rühren abkühlen lassen.

Tomatencremesuppe mit Garnelen und Ragout von Chorizo und Olive, dazu Röstzwiebel-Pestobrot

45 Minuten | für 4 Personen | Suppe

Tomatencremesuppe
300 g geschälte Tomaten
200 g Strauchtomaten
200 ml Gemüsebrühe
100 ml Sahne
1 Gemüsezwiebel
2 Knoblauchzehen
1 Chili
2 EL Tomatenmark
3 EL Olivenöl
Salz, Pfeffer, Zucker

Ragout und Garnelen
8 Garnelen
80 g Chorizo
80 g Oliven
1 Schalotte
¼ Bund Basilikum

Röstzwiebel-Pestobrot
½ Bund Basilikum
30 g Pinienkerne
30 g Parmesan
1 Knoblauch
50 ml Olivenöl
etwas Salz, Pfeffer
500 g Mehl
1 Hefewürfel
300 ml Wasser (lauwarm)
3 EL Honig
50 g Röstzwiebeln
etwas Salz

Tomatencremesuppe
Den Knoblauch und die Zwiebel schälen und mit dem Chili in feine Würfel hacken. Die Tomaten waschen, den Strunk entfernen und in Würfel schneiden. Den Knoblauch und die Zwiebelwürfel in einem Topf mit dem Olivenöl anschwitzen. Das Tomatenmark und Chili dazugeben und kurz mit rösten. Nun die geschälten Tomaten, Brühe und Tomatenwürfel dazugeben. Mit Salz, Pfeffer und Zucker würzen und bei mittlerer Hitze 20 Minuten köcheln lassen. Nun die Sahne zugeben, pürieren und abschmecken und gegebenenfalls nachwürzen.

Ragout und Garnelen
Die Garnelen von Schale und Darm befreien, trocken tupfen und am Kopfende etwa 2 cm einschneiden. Die Garnele mit Salz und Pfeffer würzen und beidseitig anbraten. Die Chorizo in etwa 1 cm große Würfel schneiden, die Oliven halbieren und die Schalotte in feine Würfel schneiden. Zuerst die Chorizo anbraten, bis etwas Fett austritt, dann die Schalottenwürfel dazugeben und leicht rösten. Zum Schluss die Oliven sowie den grob gezupften Basilikum dazugeben und in der Suppe als Einlage anrichten, die Garnelen darauf platzieren.

Röstzwiebel-Pestobrot
Das Basilikum mit dem lauwarmen Wasser, dem Knoblauch und dem Honig fein pürieren, dann die Hefe darin auflösen. Nun mit dem Mehl einen Teig kneten und diesen etwa 20 Minuten aufgehen lassen, dann Salz, Röstzwiebeln und Pinienkerne einkneten, in Form bringen und weitere 15 Minuten aufgehen lassen. Die Brotlaibe nun mit dem Olivenöl bestreichen und den geriebenen Parmesan darüber streuen. Bei 180 °C etwa 30 Minuten lang backen.

Saltimbocca von der Maispoularde mit Salbeijus, mediterranem Gemüse und Röstkartoffeln

60 Minuten | für 4 Personen | Hauptspeise

Saltimbocca von der Maispoularde
4 Maispoulardenbrust
8 Parmaschinkenscheiben
8 Salbeiblätter
etwas Salz, Pfeffer

Salbeijus
500 g Geflügelknochen
100 g Karotten
100 g Sellerie
100 g Zwiebeln
½ Lauchstange
4 EL Tomatenmark
200 ml Sherry
700 ml Rotwein
2 L Geflügelbrühe
8 Salbeiblätter, fein gehackt
etwas Speisestärke, Salz, Pfeffer

Saltimbocca von der Maispoularde
Die Haut der Maispoulardenbrüste vorsichtig abziehen und zwei Salbeiblätter auf das Fleisch legen. Die Brust nun mit wenig Salz und Pfeffer würzen, mit dem Parmaschinken umwickeln und in einer Pfanne zunächst kurz anbraten. Anschließend auf ein Ofengitter legen und bei 85 °C etwa 25 Minuten lang garen. Zum Schluss den Ofen für etwa 5 Minuten auf etwa 160 °C aufheizen. Durch diese Garmethode bleibt die Maispoulardenbrust sehr saftig.

Salbeijus
Die Geflügelknochen im Ofen bei 160 °C für 90 Minuten rösten. Karotten und Sellerie in walnussgroße Stücke schneiden und in einem großen Topf kräftig anrösten. Nebenbei die Zwiebeln und den Lauch gleich groß schneiden und zufügen. Wenn alles gut angeröstet ist, die Knochen zugeben. Das Tomatenmark zufügen und ebenfalls anrösten lassen, anschließend mit Rotwein und Sherry ablöschen und reduzieren lassen und zwei weitere Male wiederholen. Anschließend mit Brühe (falls nicht vorhanden Wasser) auffüllen und für mindestens 1,5 Stunden köcheln lassen (am besten mindestens 4 Stunden kochen). Danach durch ein Sieb passieren, das Fett von der Oberfläche abschöpfen und erneut kochen lassen, bis die gewünschte „Kräftigkeit" erreicht ist. Noch leicht mit Stärke abbinden und den gehackten Salbei dazugeben.

Mediterranes Gemüse
500 g mediterranes Gemüse
2 EL Tomatenmark
1 Bund Italienische Kräuter
etwas Oliven-Tresteröl
etwas Salz, Pfeffer

Mediterranes Gemüse
Das mediterrane Gemüse nach Geschmack und Saison auswählen (z. B. Zucchini, Aubergine, Paprika, Fenchel, Artischocke, Zwiebeln, Oliven, etc.). Die Kräuter hacken. Das gewählte Gemüse in mundgerechte Größe schneiden und in dem Olivenöl kräftig anbraten, sodass Röstaromen entstehen. Mit Salz und Pfeffer abschmecken, die Kräuter und Tomatenmark hinzufügen und erneut erwärmen.

Röstkartoffeln
600 g Drillinge
8 Rosmarinzweige

Röstkartoffeln
Die Kartoffeln gründlich waschen, trocken tupfen und halbieren. Die Kartoffeln in einer Schüssel mit Meersalz würzen und mit Olivenöl vermengen. Alles auf ein Backblech geben und den Rosmarin darüber zupfen. Bei 180 °C für 35–40 Minuten im Ofen garen.

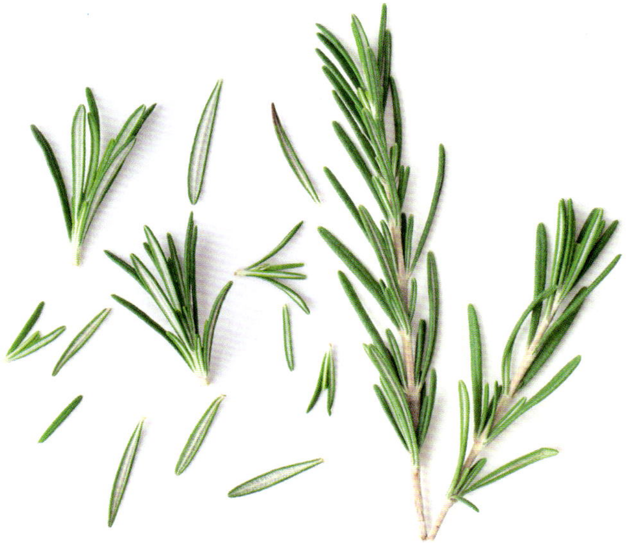

Mandel-Ricotta-Törtchen auf Aprikosenspiegel

40 Minuten | für 4 Personen | Dessert

Mandel-Ricotta-Törtchen
60 g zimmerwarme Butter
65 g gemahlene Mandeln
65 g Zucker
2 große Bio-Eier
etwas Orangenschalenabrieb
25 g Mehl
65 g Ricotta
etwas Prise Salz
3 EL Aprikosenkonfitüre
50 g Schokolade nach Wahl (fein gerieben)
Muffinförmchen

Aprikosenspiegel
6 Aprikosen
60 g Zucker
50 ml Weißwein
50 ml Orangensaft
1 Tonkabohne
1 Zitrone
etwas Speisestärke

Mandelkrokant
200 g Zucker
1 EL Wasser
50 g Mandeln, gerieben
50 g Butter

Mandel-Ricotta-Törtchen: Den Backofen auf 190 °C vorheizen. Die weiche Butter mit dem Zucker mischen. Eigelb einzeln und danach Orangenschale unterrühren. Das Mehl darübersieben und mit dem Ricotta und den Mandeln unterziehen. In einer zweiten Schüssel das Eiweiß mit einer Prise Salz zu festem Schnee schlagen. Anschließend vorsichtig unter die Teigmasse heben. Den Teig in Muffinförmchen füllen und in der Mitte des Ofens bei 190 °C 15–20 Minuten backen. Aus dem Ofen nehmen und abkühlen lassen. Anschließend in einem kleinen Topf die Aprikosenkonfitüre mit 4 EL Wasser aufkochen lassen und damit die Kuchenoberfläche einstreichen. Sobald diese abgekühlt ist, die Schokoladenstreusel darüber streuen. Mit Crème Fraîche, Schlagrahm oder auf einem Aprikosenspiegel servieren.Der Mandel-Ricotta-Kuchen kann sehr gut mehrere Tage im Kühlschrank aufbewahrt werden.

Aprikosenspiegel: Die Tonkabohne fein reiben. Die Aprikosen waschen, halbieren, den Strunk entfernen und achteln. Den Zucker in einem Topf karamellisieren und mit dem Weißwein, dem Orangensaft und dem Saft der Zitrone ablöschen. Die Tonkabohne hineingeben und für ca. 8 Minuten leicht köcheln lassen, bis sich der karamellisierte Zucker aufgelöst hat. Mit der angerührten Speisestärke die Flüssigkeit abbinden, die Aprikosenspalten zugeben, noch mal aufkochen lassen und vom Herd ziehen.

Mandelkrokant: Zucker und Wasser in einem Topf karamellisieren. Er sollte bernsteinfarben aussehen. Die Hitze nicht zu hoch wählen, damit nichts verbrennt. Im Zweifel den Topf schnell von der Hitze ziehen. Butter und Mandeln dazugeben und gut rühren. Nicht mehr erhitzen. Nun alles aus dem Topf auf ein Backpapier laufen lassen. Wenn die Masse etwas ausgekühlt ist, kann man sie mit einem Pizzaroller in Streifen und schließlich in kleine Rechtecke teilen. Wenn der Krokant ausgekühlt ist, lässt er sich schnell in Stücke brechen.

Tranchen von der rosa gebratenen Barbarie Entenbrust mit glasierten Weintrauben, Wildkräutersalat und Baguette

60 Minuten | für 4 Personen | Vorspeise

Entenbrust
2 Entenbrüste
etwas Salz, Pfeffer
4 Rosmarinzweige

Glasierte Weintrauben
150 g Trauben, kernlos
50 ml Weißwein
50 ml Traubensaft
50 g Zucker
1 EL Speisestärke

Wildkräutersalat/ Apfelvinaigrette
1 Schale Wildkräuter
1 Zwiebel
1 Apfel
50 ml Rapsöl
50 ml Apfelessig
10 g Senf
etwas Salz, Zucker, Pfeffer

Baguette
500 g Mehl
300 ml Wasser (lauwarm)
1 Hefe
10 g Salz
2 EL Honig
3 EL Olivenöl

Entenbrust
Das Fett der Entenbrust rautenförmig einschneiden (damit sie sich beim Anbraten nicht verformt, mehr Fett ausgebraten wird und sie dadurch knuspriger wird) und bei mittlerer Hitze ohne Öl in einer Pfanne auf der Fettseite zuerst für etwa 4 Minuten anbraten. Für weitere 3 Minuten auf der Fleischseite anbraten. Anschließend auf einem mit Backpapier ausgelegten Ofenblech auf den ausgebreiteten Rosmarin betten und nun bei 120 °C bis zu einer Kerntemperatur von 62° C garen. Im Anschluss noch kurz ruhen lassen.

Glasierte Weintrauben
Den Zucker in einem Topf schmelzen und mit dem Saft und Wein ablöschen. Die Trauben kurz mit aufkochen und anschließend mit der Speisestärke abbinden.

Wildkräutersalat / Apfelvinaigrette
Für die Apfelvinaigrette die Zwiebel und den Apfel in sehr feine Würfel schneiden. Nun den Essig und den Senf glattrühren und die Würfel unterheben. Jetzt unter ständigem Rühren das Öl tröpfchenweise dazugeben. Zum Schluss die Vinaigrette unter die Wildkräuter geben und mit Salz, Pfeffer und Zucker abschmecken.

Baguette
Den Hefewürfel zusammen mit dem Honig in das lauwarme Wasser geben und sich auflösen lassen. Die Flüssigkeit zusammen mit dem Olivenöl und Salz in das Mehl einarbeiten und für etwa 5 Minuten gründlich durchkneten. Denn Teig an einem warmen, nicht zugigen Ort mit einem Tuch bedeckt für etwa 30 Minuten aufgehen lassen. Danach noch einmal gut durchkneten und in die gewünschte Form geben. Das Brot nun im Ofen bei 200 °C für etwa 12–14 Minuten backen. Nach Geschmack können dem Brot auch weitere Zutaten wie Kräuter, Körner u. Ä. zugegeben werden.

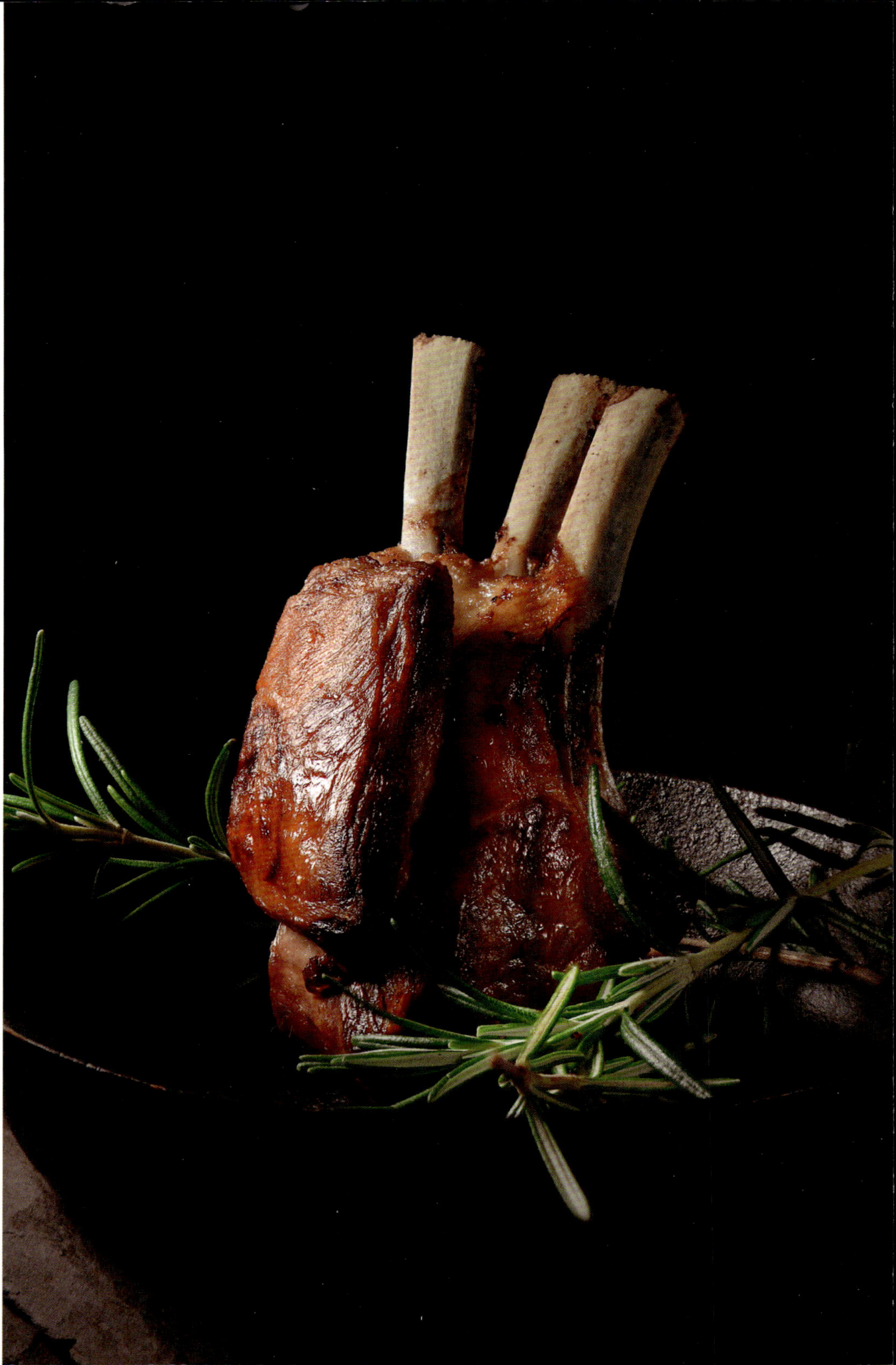

Lammkaree mit frischem Rosmarin, Bohnen im Speckmantel und Kartoffelgratin

für 4 Personen — Hauptspeise

Lammkaree

3	*Lammkarree*
6	*Rosmarin*
2	*Knoblauchzehen*
etwas	*Salz, Pfeffer, Olivenöl*

Lammkarree

Die Lammkarrees von der Fettschicht und Silberhaut befreien und in Olivenöl mit Rosmarin und Knoblauch von beiden Seiten anbraten. Nun alles im vorgeheizten Ofen bei 90 °C langsam garen bis eine Kerntemperatur von 52 °C (medium) erreicht ist. Wer sein Fleisch etwas durchgegarter haben möchte, dem empfehle ich eine Kerntemperatur von 60 °C. Danach das Fleisch mit Alufolie abdecken und noch ca. 5 Minuten ruhen lassen.

Bohnen im Speckmantel

600 g	*Bohnen*
1	*Speck in Scheiben*
20 g	*Butter*
etwas	*Salz, Pfeffer*

Bohnen im Speckmantel

Die Bohnen an den Enden abschneiden und in kochendem Salzwasser für etwa 7 Minuten blanchieren. Anschließend bündelweise mit Speck umwickeln, mit Salz und Pfeffer würzen und in einer Pfanne knusprig ausbraten. Zum Schluss die Butter beigeben und aufschäumen lassen.

Kartoffelgratin

500 g	*Kartoffeln*
200 ml	*Sahne*
100 g	*Hartkäse*
2	*Knoblauchzehen*
etwas	*grobes Meersalz Muskatnuss*

Kartoffelgratin

Die Kartoffeln waschen und schälen, mit einer Vierkantreibe in feine Scheiben hobeln und diese auf ein Ofenblech geben. Die Sahne in einem Topf aufkochen und mit Salz, Muskatnuss und dem Knoblauch kräftig würzen und über die Kartoffeln verteilen. Den Hartkäse fein reiben und ebenfalls auf die Kartoffeln geben. Das Gratin bei 180 °C etwa 35–40 Minuten lang backen.

Schalotten-Rotwein-Sauce

10	*Schalotten*
3 EL	*Butter*
750 ml	*guter Rotwein*
3	*Lorbeerblätter*
10	*Wacholderbeeren*
300 ml	*Jus*
etwas	*Salz, Pfeffer, Muskatnuss*

Schalotten-Rotwein-Sauce

Die Schalotten in feine Würfel schneiden und anschließend in Butter glasig, ohne Farbe, anschwitzen. Nun die Gewürze zufügen. Dann mit dem Rotwein auffüllen und langsam so lange köcheln lassen, bis die Zwiebeln nur noch bedeckt sind. Die Jus zufügen und abschmecken. Zum Schluss die Gewürze entnehmen und nochmals abschmecken.

Tarte aux Chocolat mit geschmolzenen Kirschen und Tokabohnen Eis

für 6 Personen — Dessert

Tarte aux chocolate

200 g	*Butter*
100 g	*Zartbitter-schokolade*
100 g	*Puderzucker*
4	*Eier*
2 EL	*Speisestärke*
2 EL	*Kakaopulver*
½ TL	*Backpulver*
etwas	*Salz, Vanille*
6	*ofenfeste Förmchen*

Tarte aux chocolat

Butter und Schokolade in einem Topf unter ständigem Rühren schmelzen lassen. Von der Herdplatte nehmen und abkühlen lassen.
Kakaopulver, Speisestärke sowie Backpulver mischen. Eier, Vanillezucker, Salz und Zucker hell-cremig schlagen. Nun vorsichtig die Schokoladen-Buttermasse langsam hinzugeben und kurz weiter schlagen, oder mit einem Löffel unterheben. Fein gehackte Schokolade unterrühren. Nun als letztes das Kakaopulver-Stärkegemisch unter den Teig heben.
Den Teig in die gut gefetteten Förmchen füllen. Die Förmchen in den vorgeheizten Ofen geben und bei 175 °C Ober-/Unterhitze ca. 20 Minuten backen. Die Förmchen nach Ende der Backzeit aus dem Ofen nehmen und abkühlen lassen, da der Kuchen direkt nach dem Backen noch relativ weich bzw. flüssig ist.

Geschmolzene Kirschen

300 g	*Kirschen, entsteint*
80 ml	*Rotwein*
70 g	*Zucker*
20 g	*Speisestärke*
1	*Zimtstange*
½	*Vanilleschote*

Geschmolzene Kirschen

Den Zucker in einem Topf zu einem Karamell schmelzen lassen, mit Rotwein ablöschen und den Zimt sowie die Vanille dazugeben. Nun kochen lassen bis sich das Karamell komplett aufgelöst hat. Dann die Flüssigkeit mit der Stärke abbinden und die Kirschen dazugeben. Alles gemeinsam erneut erhitzen und servieren.

Tonkabohnen Eis

350 ml	*Sahne*
150 ml	*Milch*
150 g	*Zucker*
8	*Eigelbe*
2	*Tonkabohnen*
2 EL	*Ahornsirup*

Tonkabohnen Eis

Das Eigelb mit 25 g Zucker schaumig aufschlagen. Die Tonkabohne fein reiben. Tonkabohne, Ahornsirup, restlicher Zucker, Sahne und Milch auf dem Herd aufkochen lassen. Danach unter ständigem Rühren die heiße Flüssigkeit in die Eigelbe geben. Die Eimilchmasse auf 80 °C erhitzen. Die Eismasse in der Eismaschine cremig rühren.

Mezzevariation

60 Minuten | für 4 Personen | Vorspeise

Baba Ganusch
1 Aubergine
½ Bund Petersilie
3 Rosmarinzweige
3 Thymianzweige
2 Knoblauchzehen
50 ml Olivenöl
etwas Salz, Pfeffer, Kreuzkümmel

Baba Ganusch

Die Auberginen längs halbieren und rautenförmig einritzen. Knoblauch pellen und fein hacken. Die Kräuter abzupfen. Rosmarin, Thymian und Knoblauch mit dem Olivenöl vermengen und auf die eingeritzte Seite der Aubergine pinseln. Salzen und bei 140 °C circa 45 Minuten im Ofen backen. Nach kurzer Abkühlphase das Innere der Aubergine mit einem Löffel auskratzen und hacken, bis eine dicke Masse entsteht. Mit Salz, Pfeffer, Kreuzkümmel und der fein gehackten Petersilie abschmecken.

Fladenbrot
500 g Mehl
300 ml lauwarmes Wasser
1 Hefewürfel
3 EL Olivenöl
1 TL Zucker
etwas Salz

Fladenbrot

Hefe, Wasser und Zucker in eine mittelgroße Schüssel geben. Für 5 Minuten an einen warmen Platz stellen, bis sich Bläschen bilden. Mehl, Hefemischung und Öl mit den Händen zu einer Kugel kneten. Den Teig auf ein gut bemehltes Brett setzen und kneten, bis er sich glatt und elastisch anfühlt. Den Teig in eine sorgfältig geölte Schüssel legen, mit Klarsichtfolie abdecken und ein sauberes Küchentuch darüber legen. Die Schüssel für 20 Minuten an einen warmen Platz stellen, bis der Teig sein Volumen beinahe verdoppelt hat. Den Teig noch einmal durchkneten und in zwölf Stücke gleicher Größe teilen. Jedes Stück zu einem 5 mm dicken Fladen ausrollen. Die Fladen auf gefettete Backbleche legen und gut mit Wasser bestreichen. Noch einmal 20 Minuten gehen lassen. Den Backofen auf 250 °C (Gasherd Stufe 6) vorheizen. Falls die Fladen austrocknen, noch einmal mit Wasser bestreichen. Dann 4–5 Minuten backen. Pita-Brot sollte weich und hell, leicht aufgebläht und innen hohl sein.

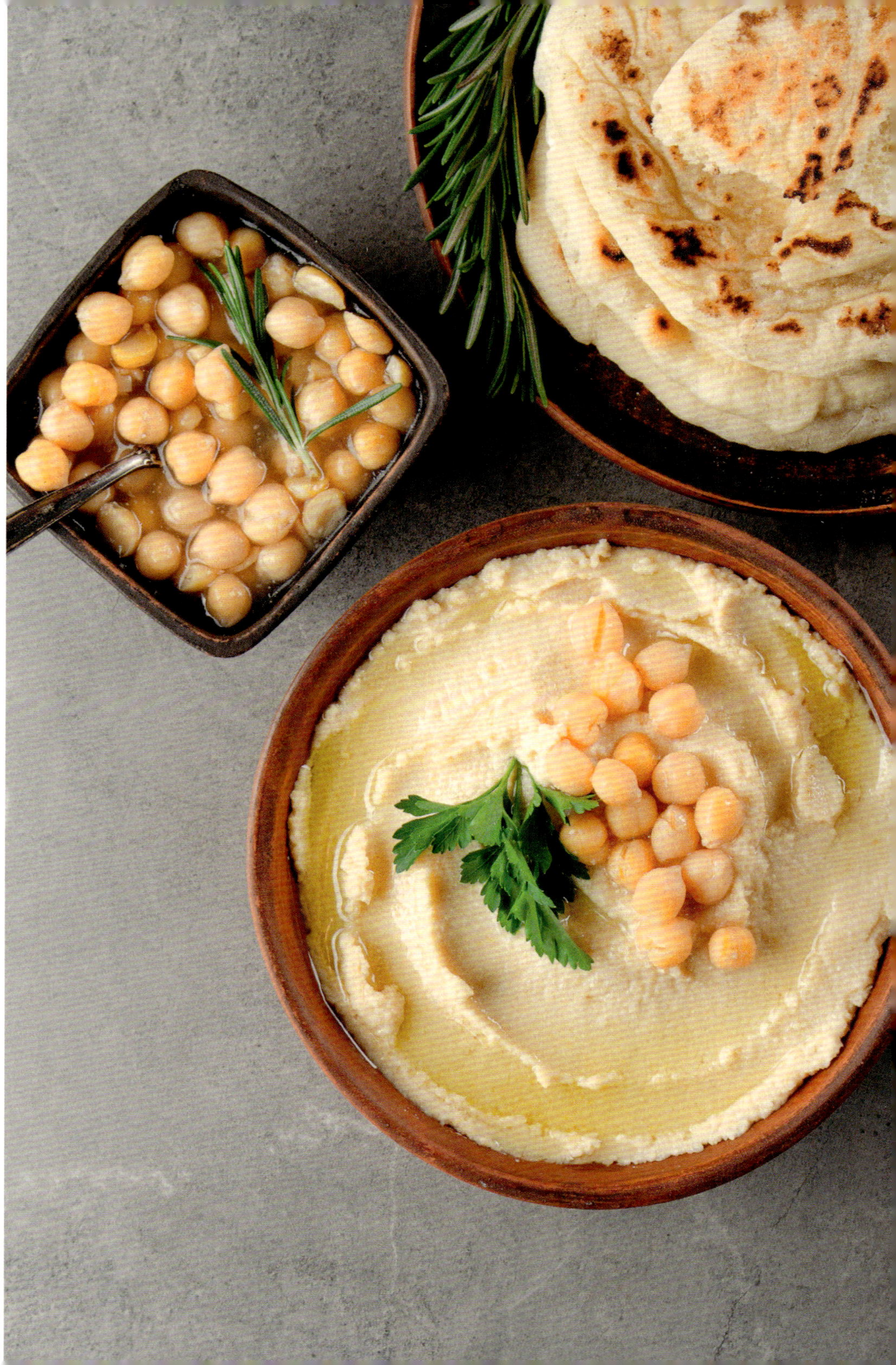

Falafel mit Minz-Joghurtdip		
200 g	*Kichererbsen, Dose*	
25 g	*Pankow*	
1	*Zwiebel*	
2	*Knoblauchzehen*	
½ Bund	*Petersilie*	
1 TL	*Backpulver*	
2 EL	*Mehl*	
500 ml	*Öl zum Frittieren*	
etwas	*Salz, Pfeffer, Zucker, Kreuzkümmel, Koriander*	

Falafel mit Minz-Joghurtdip

Die Kichererbsen gut abtropfen lassen. Zwiebel und Knoblauch schälen und grob zerkleinern. Petersilie waschen und die Blättchen abzupfen. Pankow, Zwiebel, Knoblauch, Petersilie und Kichererbsen im Mixer fein zerkleinern. Das Püree mit Koriander, Kreuzkümmel, Pfeffer und Salz abschmecken und mit Mehl und Backpulver verkneten. Aus dem Teig walnussgroße Bällchen formen. Das Öl zum Frittieren erhitzen. Es ist heiß genug, wenn an einem hölzernen Kochlöffelstiel, den man ins Fett hält, viele Bläschen aufsteigen. Die Falafel darin portionsweise in 4–5 Minuten goldbraun frittieren. Jeweils auf einer dicken Lage Küchenpapier abtropfen lassen.

Minz-Joghurtdip	
200 g	*Joghurt*
½ Bund	*Minze*
1	*Knoblauchzehe*
etwas	*Salz, Pfeffer, Zucker, Garam Masala, Chilipulver*

Minz-Joghurtdip

Alle Zutaten in ein hohes Gefäß geben und mit dem Stabmixer pürieren. Die recht flüssige Konsistenz ist so gewollt. Bitte gekühlt servieren.

Hummus	
250 g	*Kichererbsen, Dose*
3	*Knoblauchzehen*
100 ml	*Olivenöl*
1	*Zitrone (Schale + Saft)*
2 EL	*Tahina*
	Salz, Pfeffer, Zucker

Hummus

Die Kichererbsen gut abtropfen lassen. Knoblauch schälen und grob zerkleinern. Kichererbsen und Knoblauch in der Hälfte vom Olivenöl anschwitzen. Die warmen (nicht mehr heißen) Kichererbsen mit der Tahina, dem Olivenöl, Zitronensaft und Abrieb pürieren und mit Salz, Pfeffer und Zucker abschmecken. Insidertipp vom Profikoch: Zunächst muss man sagen, dass man natürlich auch frische Kichererbsen verwenden kann. Dies dauert mit Einweich- und Kochzeit natürlich länger. Der Geschmacksunterschied ist meiner Meinung nach nicht so groß, als dass es sich lohnt. Mein Vater sagte mir, dass sie es in Damaskus auch schon mit Kichererbsen aus der Dose gemacht haben. Man muss einfach darauf achten, dass die Kichererbsen in der Dose von guter Qualität sind.

Tabouleh	
1 Bund	*Petersilie*
25 g	*Couscous*
2	*Knoblauchzehen*
1	*Tomate*
40 ml	*Gemüsebrühe*
1	*Zitrone (Schale und Saft)*
50 ml	*Olivenöl*
	Salz, Pfeffer, Curcuma

Tabouleh

Couscous mit Curcuma in etwas Olivenöl anschwitzen, dann mit der Gemüsebrühe ablöschen und ca. 10 Minuten abgedeckt quellen lassen. Tomaten vierteln, entkernen und in feine Würfel schneiden. Petersilie und Knoblauch zupfen/schälen und grob zerhacken. Mit den Tomatenwürfeln und abgekühltem Couscous in eine Schüssel geben, den Abrieb und Saft der Zitronen dazugeben und mit Olivenöl, Salz und Pfeffer abschmecken.

Geschmortes Pamye mit Rindfleisch, Okraschoten und Tomaten, dazu locker würziger Safran-Glasnudelreis

60 Minuten | für 4 Personen | Hauptspeise

Pamye mit Rindfleisch

600 g Rinderhüfte
400 g Okraschoten
½ l Passierte Tomaten
2 Schalotten
1 Chilischote
1 TL Kreuzkümmel
1 TL Summac
2 TL Paprikapulver
½ TL Zimtpulver
½ TL Cayennepfeffer
etwas Salz, Pfeffer

Safran-Glasnudelreis

200 g Jasminreis
100 g dünne Suppennudeln
500 ml Gemüsebrühe
4 EL Olivenöl
0,2 g Safran
etwas Salz, Pfeffer

Frittierter Blumenkohl

1 Blumenkohl
½ Bund Petersilie
100 ml Olivenöl
2 Zitronen (Abrieb + Saft)
½ Bund Frühlingslauch
1 TL Razel Hanout
250 ml Öl zum Frittieren
etwas Salz, Pfeffer

Pamye mit Rindfleisch

Rinderhüfte in Würfel schneiden. Den Stiel bei den Okraschoten abschneiden und in mundgerechte Stücke schneiden. Schalotten pellen, würfeln und mit der Rinderhüfte und Gewürzen scharf anbraten. Die Chilischote kleinhacken und mit den passierten Tomaten zum gebratenen Fleisch geben. Salzen und pfeffern und abgedeckt bei mittlerer Hitze ca. 1 Stunde schmoren. Die Okraschoten dazugeben und für weitere 30 Minuten schmoren. Erneut abschmecken und servieren.

Safran-Glasnudelreis

Die Suppennudeln in Olivenöl anbraten, bis sie goldbraun sind und wieder herausnehmen. Den Reis gut waschen und mit der Gemüsebrühe und Safran gar kochen. Die Nudeln wieder dazugeben und mit Salz und Pfeffer abschmecken.

Frittierter Blumenkohl

Den Blumenkohl in mundgerechte Röschen zerteilen und im heißen Öl ca. 4–5 Minuten frittieren. Die Petersilie hacken, den Frühlingslauch in feine Ringe schneiden und zusammen mit dem Olivenöl, Razel Hanout, Zitronensaft und Abrieb in einer Schüssel vermengen, mit Salz und Pfeffer würzen und den frittierten Blumenkohl in der Ölmischung schwenken.

Baklava mit cremigem Datteleis

60 Minuten | für 4 Personen | Dessert

Baklava

450 g Filouteig
250 g Butter
200 g Zucker
125 g Honig
150 ml Wasser
75 g Pistazien, gehackt
150 g Walnüsse, gehackt
100 g Mandeln, gemahlen

Baklava

Mandeln, Walnüsse, Haselnüsse und 50 g Pistazien mit 4 EL Zucker und dem Zimt mischen. Die Butter schmelzen und abkühlen lassen. Eine ofenfeste Backform mit Butter einfetten und den Backofen auf 200 °C (Umluft 180 °C) vorheizen. Alle Teigblätter aufeinander legen, dann die ofenfeste Backform umgedreht auf die Teigblätter legen und mit einem scharfen Messer einmal um die Form schneiden. Die ausgeschnittenen Teigblätter mit Butter einpinseln und nacheinander in die Form legen. In der Regel hat man um die 20 Teigblätter in einer Packung. Nach ca. 5 Teigblättern (ist variierbar) 1/3 der Nussmischung darauf verteilen. Wieder 5 Teigblätter auflegen, dann Nussmischung und dies noch mal wiederholen. Die restlichen Teigblätter darauf legen. Mit einem scharfen Messer zu einem Rautenmuster oder zu Rechtecken schneiden. Mit der restlichen Butter bestreichen und in ca. 25 Minuten (beobachten!) goldbraun backen. Während der Backzeit 150 ml Wasser mit dem Honig und dem restlichen Zucker in ca. 10 Minuten zu einem Sirup kochen. Danach einen Spritzer Zitronensaft (aber nicht zu viel) einrühren und abkühlen lassen. Das Baklava aus dem Ofen nehmen, ca. 5 Minuten stehen lassen und dann mit dem Sirup übergießen. Die restlichen Pistazien darüber streuen und weiter abkühlen lassen.

Datteleis

250 g Joghurt
250 ml Sahne
12 Datteln
3 EL Honig
1 Prise Kardamom

Datteleis

Zuerst sollten die Datteln so klein wie möglich gehackt werden, damit sie später ihren vollen Geschmack in der kalten Nachspeise entfalten können. Anschließend werden sie in der kalten Sahne püriert. Dann den Honig und den Kardamom unter die Dattelsahne mengen und unter leichtem Rühren langsam erwärmen. Die Flüssigkeit darf nicht kochen. Der Topf mit der süßen Flüssigkeit wird anschließend auf die Schüssel mit den Eiswürfeln gestellt und um den Joghurt bereichert. In einer Eismaschine gefrieren lassen.

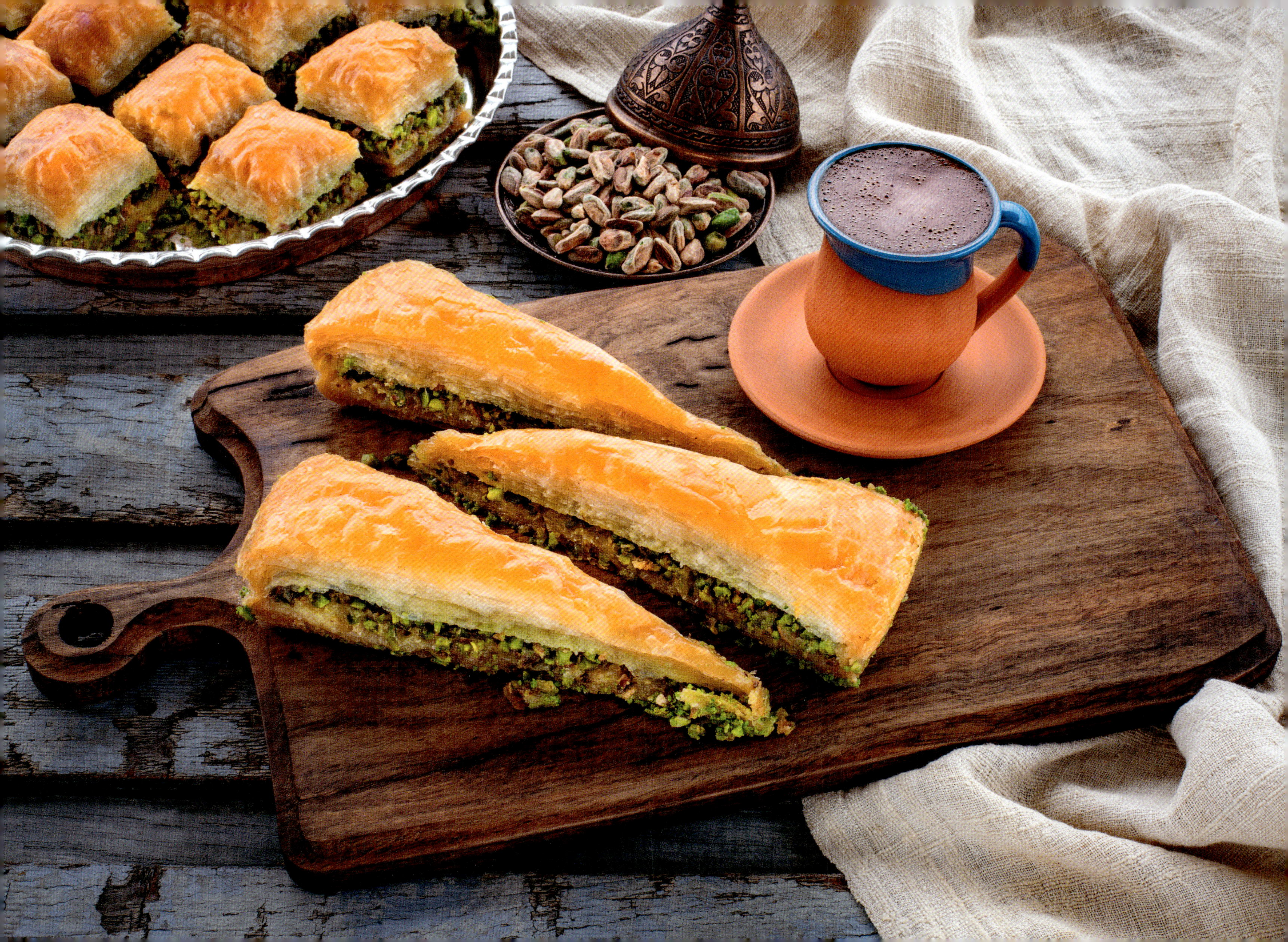

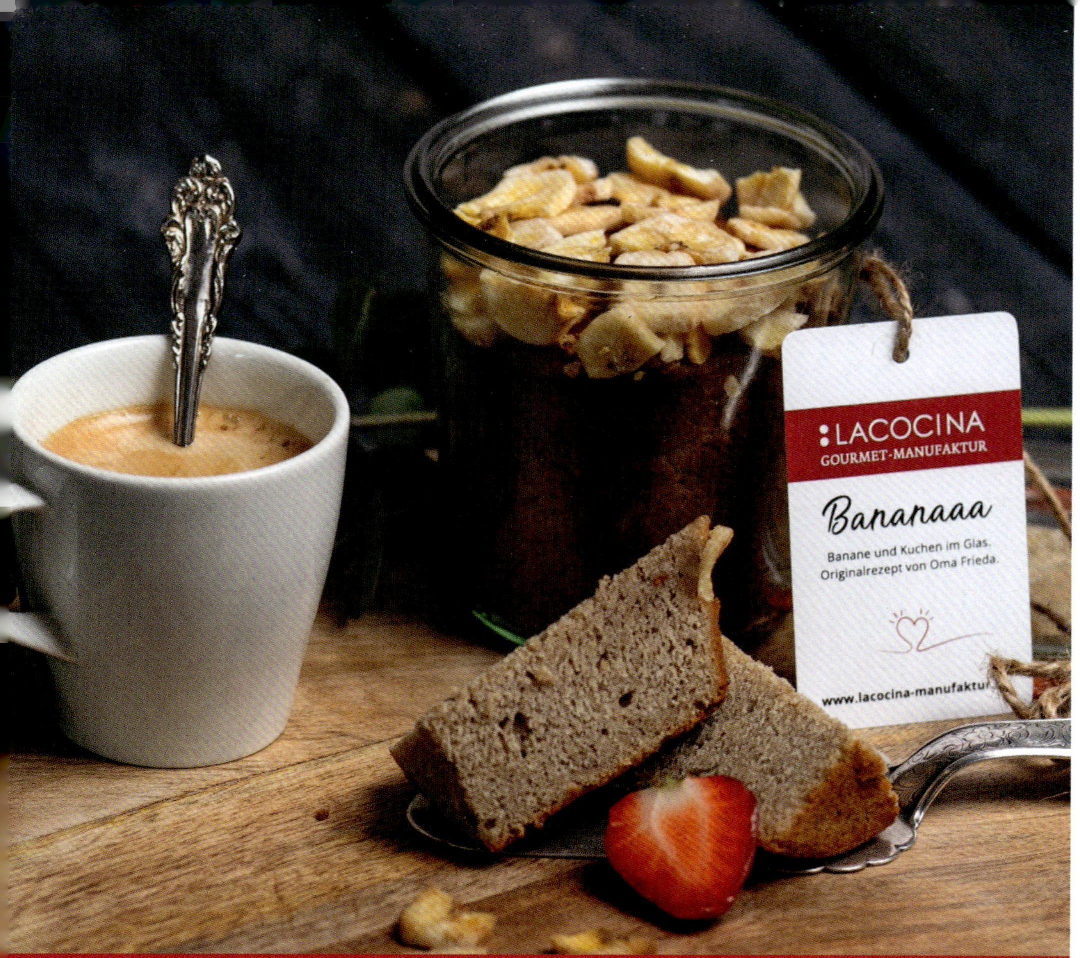

Sommerrollen und Dim Sum mit leckeren Dips

40 Minuten | für 4 Personen | Vorspeise

Wan Tan

8	*Wan Tan Teig*
100 g	*Hackfleisch nach Wahl*
½ Bund	*Frühlingslauch*
2	*Knoblauchzehen*
3	*Kaffir-Limonenblätter*
etwas	*Salz, Pfeffer*
3 EL	*Sojasauce*
1	*Chili*

Würziger Sojadip

8 EL	*Sojasauce*
4 TL	*Sriracha-Sauce*
2 TL	*Agavendicksaft*
1	*Frühlingslauch*

Erdnuss-Limettendip

200 g	*Erdnussbutter, cremig*
5 EL	*Kokosmilch*
2 EL	*Sojasauce*
2 EL	*Reisessig*
2	*Limetten*

Mirindip

70 ml	*Reisessig*
50 ml	*Mirin*
50 g	*brauner Zucker*
1	*Chili*
1	*Limette*

Wan Tan

Die Kaffir-Limonenblätter vom Mittelstrunk befreien und sehr fein hacken. Den Chili und den Knoblauch ebenfalls fein hacken. Den Frühlingslauch in sehr feine Ringe schneiden. Alles mit dem Hack vermischen und mit der Sojasauce sowie etwas Pfeffer würzen und nach Belieben abschmecken. Den Wan Tan Teig ausbreiten und mittig mit einer Portion der Masse befüllen, die Ränder mit etwas Wasser befeuchten und zu einem Dreieck zusammenklappen. Die Wan Tans im Wasserdampf (Wer hat, nimmt einen Bambuskorb) 7–10 Minuten dämpfen.

Würziger Sojadip

Alle Zutaten vermengen, umfüllen und mit der in Scheiben geschnittenen Frühlingszwiebel garnieren.

Erdnuss-Limettendip

Die Limette heiß abwaschen und mithilfe einer Reibe die Schale und anschließend den Saft in eine Schüssel pressen. Mit den restlichen Zutaten gut verrühren.

Mirindip

Die Chili fein hacken. Von der Limette die Schale abreiben und den Saft auspressen. Alle Zutaten für die Dipping Sauce (bis auf die Chili) in einem Topf einmal zum Kochen bringen. Wenn der Zucker sich aufgelöst hat, die Chili dazugeben und abkühlen lassen.

Curry von der Kichererbse und Spinat mit Eierbratnudeln aus dem Wok

für 4 Personen | Hauptspeise

Curry von der Kichererbse und Spinat

200 g	*Kichererbsen, Dose*
250 g	*Babyspinat*
1	*rote Zwiebel*
20 g	*Ingwer*
2	*Knoblauchzehen*
10 g	*Kurkuma*
10 g	*Kreuzkümmel*
2 EL	*Currypaste, gelb*
400 ml	*Kokosnussmilch*
200 ml	*Gemüsebrühe*
3 EL	*Sesamöl*
etwas	*Salz, Pfeffer, Zucker, Zitronensaft*

Eierbratnudeln aus dem Wok

300 g	*Minudeln (asiat. Eiernudeln)*
300 g	*Gemüse n. Wahl*
4	*Eier*
1 TL	*Szechuanpfeffer*
3 EL	*Teryakisauce*
3 EL	*Sojasauce*
4 EL	*Sesamöl*
2 EL	*Fischsauce*

Curry von der Kichererbse und Spinat

Die Kichererbsen abspülen und abtropfen. Die Zwiebel und Knoblauch pellen und in feine Würfel schneiden. Das Sesamöl in einem Topf erhitzen und die Zwiebelwürfel darin glasig anschwitzen. Nun die Currypaste, Knoblauch, Ingwer, Kurkuma und Kreuzkümmel dazugeben und ein paar Minuten mit anrösten. Mit der Gemüsebrühe ablöschen und kurz aufkochen lassen. Anschließend die Kichererbsen und Kokosnussmilch dazugeben, mit Salz und Pfeffer würzen und für 20 Minuten schwach köcheln lassen. Erst kurz vor dem Servieren den Spinat dazugeben und erneut mit Salz, Pfeffer, Zucker und Zitronensaft abschmecken.

Eierbratnudeln aus dem Wok

Die Miu Nudeln in kochendem Salzwasser „zu Dreiviertel" gar kochen, herausnehmen und kaltspülen. Das Gemüse in feine Streifen scheiden. Die Eier in einer kleinen Schale verquirlen und kurz kalt stellen.

Das Gemüse in einem Wok mit Öl anrösten. Wenn sich am Topfboden ein kleiner Belag gebildet hat, mit zu gleichen Anteilen mit je 3 EL Sojasauce und Teryaki-Sauce ablöschen. Wenn gewünscht etwas Sake dazugeben. Die Nudeln und die Eier dazugeben und für ein paar Minuten weiterbraten, bis das Ei gestockt ist. Final den Szechuanpfeffer dazugeben und mit Fischsauce und etwas Sesamöl abschmecken.

Kokos Traum mit karamellisierter Ananas

30 Minuten | 12 Portionen (1 Muffinblech) | Dessert

Kokos Traum

Teig:

80 g	*Butter*
150 g	*Zucker*
1	*Vanillezucker*
2	*Eier*
etwas	*Salz*
140 g	*Mehl*
2 TL	*Backpulver*
100 g	*Kokosraspeln*
240 ml	*Kokosmilch*

Frosting:

300 g	*Frischkäse*
120 g	*Butter, zimmerwarm*
250 g	*Puderzucker*
2 EL	*Zitronensaft*
12	*Raffaellos*
50 g	*Kokosraspeln, geröstet*

Karamellisierte Ananas

½	*Ananas*
100 g	*braunen Zucker*

Kokos Traum

Backofen auf 180 °C (160 °C Umluft) vorheizen. Für den Teig Butter mit Zucker und Vanillezucker cremig rühren und nacheinander die Eier hinzugeben und gut vermischen. Nacheinander Mehl, Backpulver, Kokosraspel und Salz hinzugeben. Als letztes die Kokosmilch hinzugeben und gut vermischen, sodass eine glatte Masse entsteht. Den Teig in 12 Muffinförmchen füllen und 15–17 Minuten backen.

Frosting: Die zimmerwarme Butter mit dem Puderzucker und Zitronensaft cremig aufschlagen (dauert ca. 5 Minuten und ist am Anfang sehr krümelig). Danach den Frischkäse nur noch unterheben und in einen Spritzbeutel füllen. In der Mitte der abgekühlten Muffins eine Öffnung ausstechen, in diese Öffnung eine Raffaello-Kugel setzen (muss nicht vollständig im Muffin sein). Schließlich das Frosting aufspritzen. Als letztes die Cupcakes mit den gerösteten Kokosraspeln bestreuen.

Tipp: Man kann die Cupcakes mit Erdbeeren oder Himbeeren dekorieren, um noch einen Farbtupfer und eine fruchtige Note zu erhalten.

Karamellisierte Ananas

Die Ananas von der Schale befreien und längs zum Kern/Strunk das Fruchtfleisch in einem großen Block ablösen. Daraus lange breite Streifen schneiden. Diese dann mit dem braunen Zucker bestreuen und im Kontaktgrill grillen. Wer keinen Grill hat, legt die Ananas auf ein mit Backblech ausgelegtes Backpapier und schiebt das Ganze für 5–7 Minuten in den Backofen unter den vorgeheizten Grill.

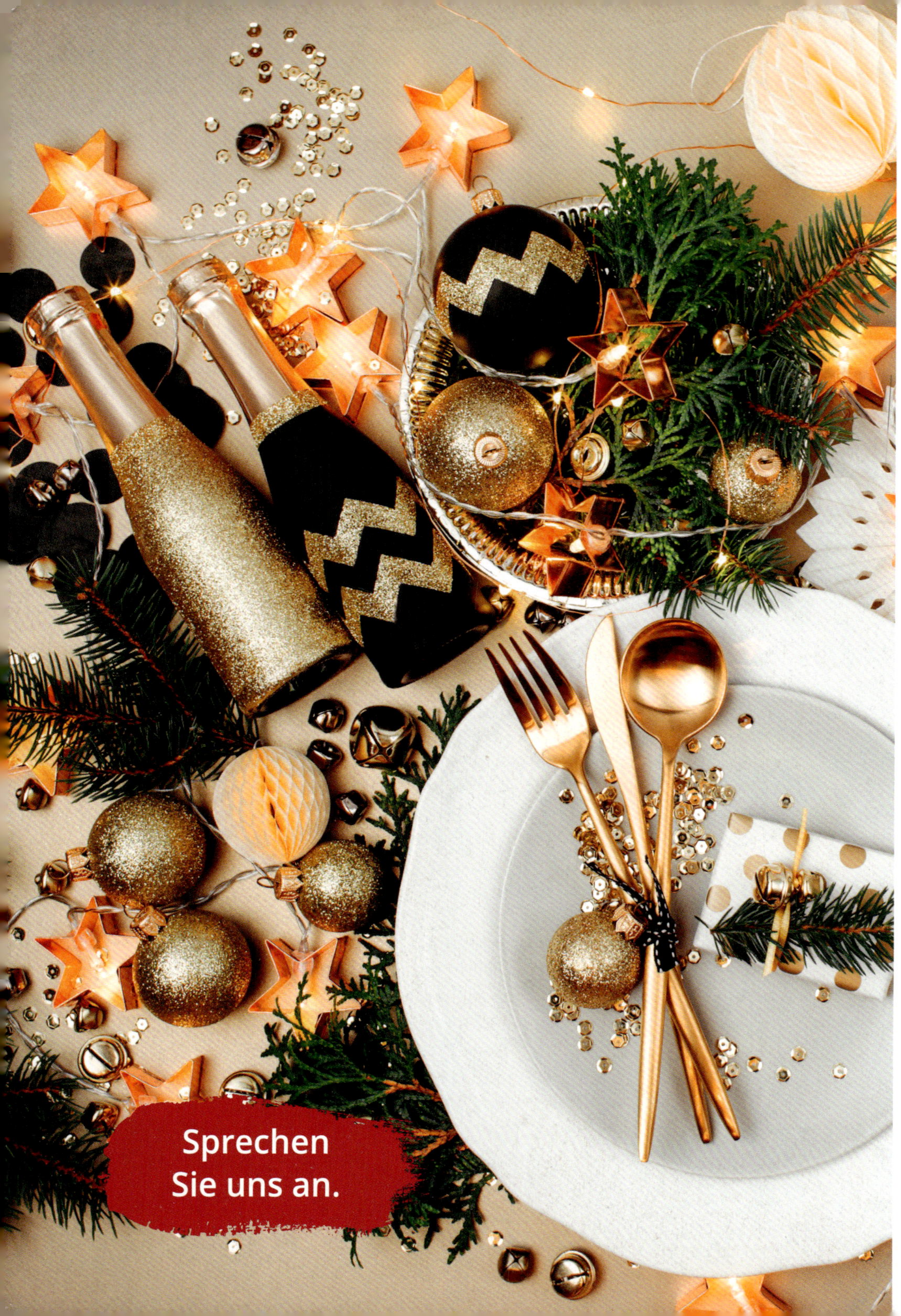

Die kulinarische Silvesterparty in der Lacocina.

AUSGELASSEN INS NEUE JAHR FEIERN

- ✔ Eine exklusive Location im Herzen Hannovers und Hamburgs
- ✔ unbegrenzte Getränkepauschale mit Longdrinks, Bier, Wein, Wasser, Softgetränke und Kaffee
- ✔ köstliche hochwertige Speisen
- ✔ DJ und Live Musik